Case Approach to Counseling and Psychotherapy

(Seventh Edition)

心理洛询与治疗经典案例

（原著第7版·中文第2版）

［美］杰拉德·科里（Gerald Corey） 著

谭 晨 译

中国轻工业出版社

图书在版编目（CIP）数据

心理咨询与治疗经典案例：原著第7版／（美）杰拉德·科里（Gerald Corey）著；谭晨译．—2版．—北京：中国轻工业出版社，2022.6（2025.3重印）

ISBN 978-7-5184-3845-7

Ⅰ．①心…　Ⅱ．①杰…　②谭…　Ⅲ．①心理咨询－案例　②精神疗法－案例　Ⅳ．①R395.6　②R749.055

中国版本图书馆CIP数据核字（2022）第003107号

责任编辑：陈　理　　责任终审：张乃柬
策划编辑：陈　理　　责任校对：刘志颖　　责任监印：吴维斌

出版发行：中国轻工业出版社（北京鲁谷东街5号，邮编：100040）
印　　刷：三河市鑫金马印装有限公司
经　　销：各地新华书店
版　　次：2025年3月第2版第3次印刷
开　　本：850×1092　1/16　印张：26.25
字　　数：350千字
书　　号：ISBN 978-7-5184-3845-7　定价：92.00元
读者热线：010-65181109
发行电话：010-85119832　010-85119912
网　　址：http://www.chlip.com.cn　http://www.wqedu.com
电子信箱：1012305542@qq.com

如发现图书残缺请拨打读者热线联系调换
250352Y2C203ZYW

译者序

作为心理学专业的毕业生和从事心理学相关工作的从业人员，我相信很多学习过心理咨询与治疗或对其感兴趣的人们都和我一样存在着这样的问题：面对众多的咨询理论和模型，似乎很难明确界定自己从属于哪个学派；或者，当我们选择了适合自己的理论时，在实际运用的过程中又发现我们所学习的理论原则和实际运用之间似乎依然存在着不小的差距。我也曾为此购买并阅读过很多相关的专业书籍，但是所耗费的大量时间和精力似乎也没能起到多大的作用。

如果你对心理咨询与治疗已有了一定的学习经验，如果你也拥有和我一样的困惑，那么我强烈建议你阅读本书，你会发现这本书绝对是帮助自己整合种种心理学理论、并将理论与实践联系起来的绝佳资料；如果你刚刚接触心理咨询与治疗，那么我也建议你阅读本书，你会发现，借助本书特定的案例和治疗对话能帮助你深化所学知识，促进学习过程事半功倍，并且得到很多无法在课堂上学习取得的收获；如果你只是对心理咨询与治疗略感兴趣，不想阅读艰涩难懂、过于专业的书籍，那么本书也是一个不错的选择，其中有秉持不同理论、不同风格的治疗师在治疗同一个个案的过程中展现他们各自的魅力和不同理论的卓越之处。总之，本书算得上是一本内容丰富、实用性强、兼容并包、“雅俗共赏”的心理咨询方面的优秀著作。

在本书的每一章节中，作者首先对当前主要的十一种心理治疗模型（精神分析疗法、阿德勒疗法、存在主义疗法、来访者中心疗法、格式塔疗法、行为主义疗法、认知行为疗法、现实疗法、女权主义疗法、后现代主义疗法以及家庭系统疗法）进行了概述，之后便通过展现不同理论对同一虚拟个案（露丝）的治疗过程来帮助大家理解不同理论在实践过程中的特点及其理论原则的运用过程。这个虚拟个案几乎包含了大多数来访者可能出现的所有问题。所以，大家可以根据每种疗法对这个个案的详尽治疗过程的介绍（包括治疗师与来访者之间的对话）来充分深化你的所学、了解每种方法的实际运用并对各种疗法进行比较。值得称道的是，本书原著在不断再版的过程中不仅对内容进行了精练，而且还整合了大量的新近研究内容和材料，这对于大家更新不同理论的新发展和新技术的知识而言具有很高的价值。

除了帮助大家更新相关理论研究的知识外，本书专门设立的第十三章和第十四章可以很好地帮助大家融入当代心理治疗的两大潮流——多元文化治疗和利用整合型方法进行治疗——之中。相信大家在结束本书的阅读之后，能够和我一样解除对心理治疗的诸多困惑，并能够像作者所希望的那样：形成自己的整合型治疗风格。

本书的翻译建立在前几版本的翻译之上，在此我要特别感谢前几版本的译者石林老师等人所做出的卓越贡献，他们的努力使得这一版本的翻译有了一个很好的起点。我所做的不过是在将原有语言进行精练的同时努力做好新增添内容的翻译工作。其中也难免出现偏差，敬请广大读者批评指正。

谭　晨

金秋于北京

前　言

实证研究方法和个案研究方法可以很好地将心理治疗的理论与实践连接起来，而这一点则可以在本书中得到充分体现。我的学生常常会发现，实证研究往往可以帮助他们学会将不同的治疗方法付诸实践。通过参照各个治疗方法的实际运用来进行学习——这种独特的学习方式正是本书所倡导的主旨。同时，本书也为学生提供了一个可以利用不同疗法（精神分析疗法、阿德勒疗法、存在主义疗法、来访者中心疗法、格式塔疗法、行为主义疗法、认知行为疗法、现实疗法、女权主义疗法、后现代主义疗法以及婚姻与家庭系统疗法）解决同一个案的机会。

本书将给大家呈现的是如何使用不同疗法来解决同一个来访者——露丝·沃尔顿——的问题。同时，大家还将看到秉持这些不同疗法观点的一个或多个治疗师针对露丝的问题进行的分析。新版本增添的内容是秉承多元文化以及整合型观点的六名治疗师对露丝的治疗过程。这些出色的治疗师会采用各自独特的理论取向并整合多种治疗方法来对露丝的问题进行评估和处理；同时，他们还提供了对话范例，以说明他们辅导露丝时的独特风格。

在探讨不同理论的章节中，我们采用了统一的介绍范式，这样你就可以更轻松地对不同理论方法进行比较。这种范式包括：理论概述和专家评论，接着会介绍我是如何采用该章节的理论对露丝进行治疗的。具体来说，在每章中，我会首先探讨该理论的基本假设，接着是对露丝的初步评估，然后是对治疗目标和治疗过程的介绍。我们将通过具体的治疗师－来访者对话来帮助大家理解整个治疗过程，其中对治疗过程的评论则可以帮助大家明晰该疗法的基本原理。最后的思考题可以为大家提供一定的指导方针，帮助大家将所学应用到自己的实际生活中，从而便于大家采取不同取向的理论来对露丝进行治疗。

第七版与前面的几个版本相比，多出了第十三章的内容——“以多元文化和整合的视角对露丝进行治疗”。其中，我们为大家提供了一定的治疗指导方针——当露丝属于来自不同文化群体的成员时，这些指导方针可以帮助大家了解应注意的事项。在这个新的章节中，我们向大家展现了如果露丝来自不同文化群体——非裔美国人、拉丁美洲人或亚裔美国人时，不同治疗师会如何在考虑文化因素的背景下开展对露丝的治疗。除此之外，第十三章的最后部分还会有一位治疗师向大家介绍如何使用整合型治疗方法来开展对露丝的治疗，这可以帮助大家了解采用整合型治疗方法进行治疗的独特价值。而所有这些治疗师的治疗过程都将多元文化以及整合型观点的理论和技术完美地结合在了一起。

在第十四章中，我们将本书中探讨过的所有疗法都放到了一起，以便帮助大家发展出自己独特的治疗风格。而我也会向大家示范如何综合运用本书中探讨的大部分方法来对露丝进行治疗。

➢ 补充材料

理想状况下，本书应该作为整个“心理治疗理论与实践”学习过程中的有机组成部分。在我的另外一本书——《整合型心理治疗的艺术》(*The Art of Integrative Counseling*)中，我向大家介绍了如何才能发展出你自己独特的整合型心理治疗方法，并且我也列举了一系列指导方针便于大家在治疗实践的过程中发展出自己的特色。而露丝这个个案则被用来具体说明这种整合型观点的特点。作为对核心教材的补充，本书通过介绍治疗的具体实施步骤，从而可以帮助大家更深入地学习不同的心理治疗理论。而在《心理咨询与治疗的理论及实践(第八版)》(*Theory and Practice of Counseling and Psychotherapy*, 8th edition)一书中，我们向大家介绍了当代治疗方法模型的核心概念以及技术。《心理咨询与治疗的理论与实践——学生操作手册》(*Student Manual for Theory and Practice of Counseling and Psychotherapy*)则涉及一些根据经验设计出来的练习与活动，从而可以帮助学生们学会自己运用各种理论并将理论与实践结合起来。

——杰拉德·科里（Gerald Corey）

目　录

第一章　绪论

➢ 本书结构

我在教授理论类课程时发现，即使在学习了某种治疗理论并对其进行了充分讨论之后，学生有时仍然不了解如何将该理论加以应用。于是我开始了教学上的实验：我要求学生志愿作为“来访者”接受我的治疗，这样我就可以为整个班级的学生示范如何将该理论加以运用。通过观察理论概念的运用，学生就可以清晰地理解秉承该理论的治疗师是如何运用不同的治疗方法完成其工作的。本书将从实际运用的角度阐明十一种不同的治疗理论，并向大家说明如何有选择地从其他治疗方法中借鉴有用的概念与技巧。除此之外，我建议你整合出一种可以适用于你的来访者群体的、具备你个人特点的治疗风格来。你最好将治疗过程与你的人格特点以及治疗技巧相结合。而为了能更好地发挥各种技巧的作用，你应该在考虑每个来访者独特生活经历的基础上将你的个人风格与理论取向结合起来。

然而，在你完成发展出具有个人特色的治疗风格这个艰巨任务之前，你需要先了解每种理论的基本要素，并积累一定程度的实践经验。本书既介绍了秉持不同理论的治疗师的治疗过程，又鼓励各位通过自己的方式去处理同一位来访者的问题——寻求这二者的平衡就是本书的主旨所在。

这个起始章节会首先使你对本书涉及的这个个案有个初步的概念，并且向各位介绍一下本书的核心人物——露丝·沃尔顿——的背景材料。11个理论章节中，你将会频繁地看到她的自传以及初诊表格的信息。露丝并不是一位真正的来访者，但是我将自己在治疗工作中遇到的来访者的常见问题都整合在了她的身上。我相信她身上的问题对你们将面临的来访者的问题而言应该具有代表性。

露丝将出现在每个介绍理论的章节中（第二章到第十三章），而我将在第十四章中介绍我自己的整合型方法。在第二章到第十三章中，我们都会以一个或多个专家对露丝这个个案的评价作为开始。在对露丝的问题进行评估和处理的方面，共计有26名治疗师展示了他们自己独具特色的方式。每位治疗师都清楚地了解了露丝的背景信息，并且他们也阅读了我在每种理论观点的背景下对露丝个案的治疗观点。一般来说，这些治疗师会按照以下的内容进行论述：

- 他秉持的理论方法中的核心概念与治疗目标
- 露丝生活中可能成为治疗目标的主题
- 对于露丝的评估，尤其要探讨其当前的生活状态
- 在对露丝进行治疗的过程中可能用到的治疗技术或步骤
- 通过露丝和治疗师的对话来具体说明某治疗方法的实际运用

每章中，在每个专家探讨完对露丝个案的观点之后，我会转到每种方法的基本假设上来，其中包含该理论的治疗目标和步骤，以及对露丝的初步评估。通过我和露丝的对话，大家就可以清晰地看到整个治疗过程；而伴随我对整个过程的注释与评论，大家就可以明白地看到整个治疗的方向所在。除此之外，我还会按照自己的治疗方式来选择我认为适用于治疗露丝的核心概念以及技术，从而可以让大家理解我对该种理论的解读。

你会发现，在第七章（行为主义疗法）、第八章（认知行为疗法）和第九章（现实疗法）中有两名专家。而在第十章（女权主义疗法）中，为露丝治疗的是由三名专家组成的治疗团体。在第十一章（后现代主义疗法）中也有三名专家，不过每名专家秉承的是后现代主义疗法中不同的方法：社会建构疗法、焦点解决短期疗法以及叙事疗法。因此，从第七章到第十一章中，你可以比较秉承相同的理论取向但采用不同治疗方法的治疗师在对露丝的治疗工作中的不同风格。第十三章（以多元文化和整合的视角对露丝进行治疗）是这个版本新加入的内容；这个章节将探讨当露丝来自不同的种族 / 文化背景时，治疗师应如何采用整合的观点来实施整个治疗过程。其中，不同的治疗师将展示的是：

当露丝来自不同的种族/文化背景（拉丁美洲人、非裔美国人或亚裔美国人）时，他们各自的治疗过程会如何开展。而另外一位治疗师将展示自己在整合型观点的指引下对露丝的治疗过程。

通过观察我与这些治疗师的工作，你就能看到27种不同风格的治疗过程，我们的治疗将帮助露丝挑战那些外在的以及她强加于自己的界限，并最终帮助她建立起新的自我认同感。从某种意义上讲，所有治疗师的治疗都旨在帮助来访者超越自身的界限并充分利用自己的内在力量。在我们所介绍的各种不同方法中，我们尝试帮助露丝最终认识到自己其实有着无限的选择，从而成为她做梦也不敢想象的那个人。

我们鼓励你成为一个积极主动的学习者，你可以通过考察在不同理论下我和其他治疗师对露丝的治疗过程来完成这个任务。同时，我们还建议你根据每章中所介绍的理论来开展你对露丝这名来访者的治疗。为了引导你按照每章中所介绍的理论来进行思考并解决露丝的问题，我们还特意在每章的最后设置了"思考题"的部分。除了独立思考这些问题外，我还建议你和其他同学一起组成讨论小组来对不同的方法加以探索。

此外，你还可以进行一系列的角色扮演练习，其中你可以扮演"露丝"；你也可以和其他同学一起讨论如何开展对露丝的治疗，这样你就可以进一步精进你的学习。这样，你就不仅仅是在阅读她的个案了，你可以通过不同的观点来思考当你作为露丝时的感受。而在体验练习的部分，你还可以将自己的注意力集中在怎样成为一名治疗师上。请想出尽可能多的方法来利用这个案例，从而激发出生动而内省的课堂讨论来。

在第十四章中，我们鼓励你思考发展出自己的整合型方法和治疗风格的好处所在。这种整合型的观点可以帮助你从不同的理论和资源中选择不同的概念与方法并加以运用。整合型方法并不必然产生一种新的理论；相反，它旨在将不同理论体系中的潜在原理与方法整合起来。我建议大家尝试去创造出一种既适合你自身又能适合于你的工作场合的理论体系。而在你进行实践的过程中，请对你的基本假设进行质疑，检验你的假设并且修正你的理论——这些对你而言同样十分重要。

《整合型心理治疗的艺术》一书也使用了露丝这个个案来说明如何运用整合型方法进行治疗。本书的内容在第十四章有所扩展，这个章节致力于将所有的方法统合在一起，从而向你展示如何才能发展出具有自己特色的治疗风格来。

➢ 治疗理论概述

在本书中的各个章节中，你将看到秉持不同理论的治疗师对露丝个案的分析与讨论。对于每种理论而言，我们都会涉及其基本假设、对来访者问题的观点、治疗的目标及其程序。这个部分我们会向大家介绍不同方法的核心内容，从而为大家发展出整合型的方法打好基础，我们会寻找这十一种理论方法的相同点和不同点[1]。如果你希望能进行更加深入的学习，那么我强烈推荐以下关于整合型心理治疗方法的书籍：《整合型心理治疗手册》（*Handbook of Psychotherapy Integration*，Norcross & Goldfried，2005）、《整合型心理治疗案例集》（*A Casebook of Psychotherapy Integration*，Stricker & Gold，2006）。

基本假设

治疗师与来访者进行初步接触时，他们的理论观点决定了他们所寻找并看到的问题。而这也将大体上决定其治疗过程的焦点和进程，并进而影响其治疗策略和步骤的选择。在你发展自己的治疗风格时，请特别注意你所秉持的基本假设。发展出自己的治疗观点远不止仅仅接受某个理论的原则或将若干理论结合起来那么简单。你的理论方法是你独特生活经历的表达。

理论假设如何影响你的治疗过程呢？你对来访者的看法、你认为重要的治疗目标、你为达到这些目标所采取的策略和技术、你划分来访者和治疗师之间责任的方式，以及你对治疗师的功能和角色的看法等都由你的理论取向所决定。如果想在没有任何理论背景的情况下进行治疗，那就好像你在没有导航系统或地图的情况下驾驶飞机一样。但是某个特定的理论并不是对治疗工作特定步骤的硬性规定。相反，理论取向是帮助你明晰自己应该做什么的一系列一般准则。

了解某种主要理论取向的基本假设的一个方法就是参考它在当代六大类心理治疗理论体系中的类别：①心理动力学疗法，强调个体的顿悟（精神分析疗法与阿德勒疗法）；②经验与人际关系疗法，强调个体的主观感受及经历（存在主义疗法、来访者中心疗法以及格式塔疗法）；③认知及行为疗法，强调思维和行为的重要性，是活动取向的（行为主义疗法、理性情绪疗法、认知疗法以及现实疗法）；④女权主义疗法，强调的是男女平等，并致力于为女性争取平等的社会以及政治地位；⑤后现代主义疗法，其中包含社会建构法、焦点解决短期疗法以及叙事疗法；⑥家庭治疗，强调在整个家庭系统的背景下来探讨个体的问题。

虽然我已经将这些理论按照常规方法进行了分类，但不得不说这种分类方法存在一定的主观性。因为存在着相互交叠的概念与主题，因此想对这些理论进行清晰的划分几乎是个不可能的任务。以下便是对这十一种理论基本假设的简要介绍。

精神分析疗法　精神分析理论认为，人们会受到无意识动机、冲动与压抑之间的冲突、防御机制和早期经验的重大影响。由于个体行为的动力深埋在其无意识之中，因此整个治疗过程就需要治疗师花费大量精力去探讨根植于个体过去经历的内在冲突。治疗过程大体上是一个人格重构的过程，因此，来访者必须自愿参与到这个长期而深入的过程中来。

阿德勒疗法　根据阿德勒的治疗理论，人是社会性的，会受到社会力量的影响和激发。人类的本性是创造性的、主动的、决策性的。这一疗法注重个体的整体性以及对个体主观想法的了解。阿德勒认为这种内在的自卑情感或认为自己不如他人的感觉会激起个体的内在动机，从而帮助我们建立起一种力争上游的生活方式并成为命运的主人。人类和其他生物体一样，终其一生都在努力让自己成长和发展，成为更有能力且更成熟的个体。个体的生活方式（或人格特点）将决定个体为之努力的方向，而个体的主观决定必然受到这种方向的影响。这种生活方式包括：我们看待他人、世界以及自身的方式；而这些观点则使得我们在追求人生目标时采取不同的行为。通过主动和大胆的冒险，并在不可预知的情况下做出决定，我们可以塑造自己的未来。在阿德勒疗法中，来访者不被看作是有病的、需要治疗的个体，而被看作是受到挫折的个体，其自我挫败以及自我局限的机能导致了问题的持续存在以及个体的自我保护行为。因此，来访者被看作是迫切需要通过鼓励来改正其（针对自己及他人的）错误感知，学会新的行为互动方式的个体。从这个意义上讲，治疗就不是简单地由治疗师开出改变的处方，它是一个需要双方共同努力的过程，要由来访者和治疗师朝着双方的共同目标积极努力，并在认知和行为水平上都做出改变。

存在主义疗法 存在主义理论认为，我们通过自己的选择去定义自我。虽然外部因素会限制我们选择的范围，但是生活的主宰最终是我们自己。我们进入的是一个无意义的世界，挑战来自于接受孤独并创造出有意义的存在价值来，因为我们有觉察的能力，因此基本上讲我们是自由的个体。然而，与自由相伴的是我们还负有做出选择的责任。存在主义的治疗师认为，来访者经常有一个“受限制的存在”，他们中只有极少数人能自由面对生活环境，而大多数人常常会觉得自己对生活无从选择并感到无助。治疗师的工作是让来访者面对自己受限制的生活，帮助他们开始意识到自己对自己的现状应负的责任。认识到自己错误的生活模式并开始承担改变未来的责任，都是来访者能从治疗中收获的成长。

来访者中心疗法 来访者中心疗法的基本假设为：我们有了解自己问题的能力。我们自己也有解决这些问题的资源。用这种观点看待来访者，意味着治疗师必须注重来访者本身的建设性以及健康的一面。这一方法把重点放在来访者对自身的感觉上。治疗师的目标在于使来访者通过观察自身（而不是注重外部影响）来求得成长和完善。这样，他们不需要治疗师的过多干预和指导就能够产生变化。他们需要治疗师给出的是理解、真诚、支持、接受、关心以及积极的评价。

格式塔疗法 格式塔疗法的基本假设是：个体和自己的行为只有在其所处的环境中才能被充分理解。治疗师的任务是在来访者探索当前的体验时为其提供支持。而对这种探索提供支持的基本方法就是帮助来访者探索其内心（内在）世界以及外界环境。治疗师会设计一个实验以增进来访者对自己在做什么及如何做的自我察觉，通过参与这些实验，来访者将尽可能多地进行自我治疗。而随着来访者这种察觉的不断深入，改变就自然会悄然地发生。当来访者察觉的能力得以提升并知觉到自己所处的环境时，治疗就可以中止了。这样，通过提高来访者的察觉能力，来访者就能更彻底地将自己那些被分离的、未知的部分整合到一起。

行为主义疗法　行为主义疗法假设：从根本上讲，每个人都在被学习以及社会文化的条件作用所塑造。该疗法相信个体有能力消除自己的适应不良行为并重新获得建设性的行为。行为主义疗法是一种系统性疗法，一般它会先对来访者进行全面的评估以便判断来访者当前的机能水平，从而为下一步建立治疗目标做准备。在来访者确定了清晰且明确的行为目标之后，治疗师会为达到这些目标而为来访者制定适合的策略。该疗法假定来访者会通过在其现实生活中实践新的行为而不断取得进步。之后，治疗师会不断对来访者进行评估以便能了解这些策略和技术对来访者的适用性如何。

认知行为疗法　根据理性情绪行为疗法（Rational Emotive Behavior Therapy，REBT）的观点，我们的问题并非来源于我们的生活情景、他人或我们的过去经历，而是来源于我们的想法以及我们对生活情景的观点。因此，我们有责任改变那些导致我们情绪以及行为问题的自我挫败性的想法。理性情绪行为疗法还认为人们从外在的资源而将这些机能不良的观点加以内化，之后会继续向自己灌输这些错误的想法。为了克服这些非理性的想法，治疗师会使用一些积极且富有指导性的治疗手段，包括：教导、建议以及留家庭作业。理性情绪行为疗法强调教导的作用。其中，治疗师会以指导者的身份出现，而来访者则是接受指导的学生。尽管理性情绪行为疗法充满说教与指导的色彩，但其目标还是要让来访者按照自己的意愿去思考、感受并做出行动。治疗师会不断鼓励并提醒来访者行动起来，去完成那些会引发其长期、根本变化的行为。

其他的认知行为疗法和理性情绪行为疗法的基本假设相类似。很多方法都假设人们总是倾向于去学习那些错误的、自我挫败性的想法，但是他们也有能力摆脱这种状况。人们总会通过自我对话来帮助这种问题继续根深蒂固地存活下去。但是通过指出并修正这些错误观点，来访者可以创造出一种更加富有自我实现色彩的生活来。在这些疗法中，认知重构起着核心作用。这些理论假设，通过完成听取自我对话、学会新的内在对话以及学习行为改变所需的应对技巧，来访者就能有所改变。

现实疗法　现实疗法的假设前提是：所有的问题都存在于当前，而且必须在当前加以解决。而来访者所有的问题症状都是个体想要处理当前不满意的人际关系的结果。一旦个体的重要人际关系得到了改善，那么造成个体困扰的问题也将随之消失。现实疗法的目的在于帮助个体考察自己当前的行为是否有助于获得自己想要的目标。治疗师会鼓励来访者探索其感受、分享其需求并承诺自愿进行治疗。因为来访者可以直接控制自己的行为和想法，但对于控制自己的感受却可能无能为力，因此该疗法的目标聚焦于个体的行为上。来访者会探索自己行为的方向并对自己的行为进行评估。之后，他们就会建立一个行动计划并逐步进行自己想要的改变。

女权主义疗法 女权主义疗法的主要假设在于：权力上的不平等以及对性别角色的期待会在很早期的时候就对个体产生影响。而这种对性别社会化造成的有害影响是男性和女性都无法幸免的。如果个体的行为或个性不被严格而僵化的文化刻板印象所接受，那么无论是谁都无法摆脱这种有害的影响。这种疗法以一种性别敏感化的方式进行。其中包括建立对女性的积极态度，鼓励来访者挑战父权体系，通过帮助个体超越其性别社会化而赋予个体力量，帮助女性来访者找到内心的声音并发现自己生活的意义。治疗师的任务就是帮助来访者发现性别、阶级、种族以及其他因素如何影响自己的生活。秉承女权主义疗法的治疗师会及时发现在治疗关系中潜在的具有破坏性的因素，从而创建出治疗师与来访者之间的平等关系。在治疗师眼中治疗关系是一个平等协作的过程。

后现代主义疗法 后现代主义疗法对许多传统疗法的假设提出了挑战。后现代主义疗法的标志在于接纳个体的多样化，后现代主义疗法认为是来访者自己创造了自己的现实世界。其中主要的假设有：人们都是健康且有能力的，他们有能力找到处理困境的方法，而每个人都是自己生活的专家。后现代主义疗法的共同假设是：我们会创造出一系列的故事来使得我们的生活更富有意义。当人们学会使自己和自己的问题相分离时，他们就有了解决问题的能力。来访者会习得这样的观点——人本身不是问题，问题的本身才是问题。治疗师会帮助来访者将自己从充满问题的故事中解脱出来，同时去接纳其他更富建设性的故事。本质上讲，来访者可以重新编写有关自己以及自己的人际关系的新故事。治疗本身是一个协作的传奇之旅，其目标旨在帮助来访者创建出更富意义的目标，而这些目标将引领个体走向更加光明的未来。

家庭系统疗法　家庭系统疗法根植于这样的假设：只有在家庭的背景下才能对个体进行充分的理解。该疗法的基本原则是：系统中某个部分的改变将改变该系统中的其他部分。如果家庭单位中出现了显著的变化，那么这个变化将会对个体本身造成深远的影响。同样地，如果个体本身出现改变，那么整个家庭系统也将受到这种变化的影响。因此，该疗法会在个体与家庭其他成员交互作用的背景下来对个体的问题进行评估与处理。从系统的观点来看，一个健康的个体应该既是某个家庭系统的从属者，又是一个独立的个体。家庭系统疗法认为个体的行为：①可能是为其家庭的特定机能或目的服务；②可能是整个家庭系统机能失调的结果；③可能是代代相传的机能不良模式的结果。秉承家庭系统疗法的治疗师会帮助个体来访者学会积极地处理自己和重要他人之间的关系——无论这个重要他人是否也处于治疗过程中。

治疗中潜在的文化差异问题

现代有关治疗的种种理论都根植于西方文化。而当你面对的来访者来自非西方文化时，很多假设可能就不那么合适了。本书中提到的大部分理论的基本假设反映出的都是诸如选择、个体的独特性、个人主义以及自我膨胀等方面的价值观。而这些模式所强调的治疗成果往往是通过改变环境、改变个体的应对行为、帮助个体学会管理压力等方法来帮助个体建立更加自信的应对技巧。相反，在那些非西方的文化中，强调的则是个体之间的依赖性、降低个人主义以及强调牺牲小我成全大局，等等。

西方的治疗理论旨在帮助个体进行改变，而非西方的治疗方法则聚焦于改善整个社会框架而非单一个体的改变。因此当你面临的是非西方的种族或文化群体时，有些治疗模型的内容可能需要加以调整。在第十三章中，不同的治疗师会向大家展示他们如何在不同文化的背景下来对露丝进行治疗。而其中将主要涉及三个主要的文化背景：露丝为拉丁美洲人、露丝为非裔美国人、露丝为亚裔美国人。其中，露丝来自于不同的文化背景，而治疗师则会分别采用自己的整合型治疗方法来处理由不同文化导致的差异。

在很多来访者所处的文化中，寻求专业的帮助并非主流传统，因此处在这些文化中的个体可能会先寻求一些非正式机构（家庭、朋友或社区）的帮助。在当今多元化的社会中，出于伦理的考虑，我们不能忽视来访者所处文化的特点而采取同一种治疗模式。

作为治疗师，我们需要时刻认识到自己的假设以及潜在的理论取向对治疗实践所造成的影响。

从所有的疗法中借鉴技术

无论你秉承的是何种疗法，你都需要时刻将来访者的需求记在心中。有些来访者可能需要通过认知技术来帮助其进行改变，还有一些来访者可能需要通过行为疗法的技术来促进其发展，其他来访者则需要旨在激发情绪情感的治疗技术。而即使是同一来访者，当处于治疗的不同阶段时，也可能需要不同的治疗技术。

作为一名治疗师，你应该设法让自己学会从所有的疗法中借鉴治疗技术，这样，你就可以对处在任何发展阶段的来访者进行治疗了。例如，当面对露丝（你应该可以通过本书对她有相当的了解）时，你在一开始的治疗中可能是直接帮助她识别并表达出平时生活中深藏起来的感受。如果你倾听她的倾诉并为她提供一个可以体验自己感受的地方，那么她就更可能表达出那些被自己歪曲并否认的情感。

随着治疗过程的深入，你可能会引导她思考那些她所做出的、危险的、至今仍对其生活有重大影响的决定。此时，你可能会将焦点从探索其感受转而上升到探索其态度、思考过程、价值观以及基本信念上来。再之后，你的焦点可能会更多地放在如何帮助她制订出行动计划，这样，露丝就可以同时在治疗内外实践新的行为方式了。

除了针对露丝进行个别治疗，也许将其原生家庭成员、当前家庭成员以及其他重要他人囊括进治疗也会有重大的治疗意义。如果你将露丝看作一名被性别角色刻板印象所压迫的个体，那也可能对治疗有帮助。将露丝看作家庭系统的一部分，可以提供另外一种视角深化治疗。在对露丝进行治疗的过程中，鼓励露丝的社交行为可能是一个重要的组成部分，因为这样做可以在某些方面改善引发其问题的环境。在治疗中，治疗师可能会选择只关注露丝问题的一个方面而忽略掉其他方面，这种做法本身并不成问题；相反，这是在不同治疗阶段中选择不同治疗焦点的典型做法。而你在治疗过程中将遇到的真正挑战是，考虑如何利用整合型的观点、采用不同的技术来帮助露丝应对自己的问题。

在采用多元文化的观点进行治疗时，灵活运用各种技术尤为重要。来访者不能被迫接受一种一成不变的治疗模型。相反，根据来访者的需求而选择的技术才是最为有效的。这也就意味着你必须不时修正你的治疗策略。有些来访者可能会拒绝那些力图激发强烈情感并需要其表达强烈情感的治疗策略，而高对质性技术则可能会吓跑一些来访者。在这些情况下，最好的办法可能是采用更多的认知或行为技术，或者对那些情绪治疗策略进行修正，使之适合来访者的实际情况。而有时采取对质的技术可能更能帮助一些来访者成长。对质这种技术只有在出于真正关心来访者的情况下才能最好地发挥其作用。这种技术被用来激励来访者去检验自己当前的思考、感受以及行为。对某些来访者而言，支持性的技术可能无法为他们提供逐步改变的推动力。那些帮助来访者在其文化背景下探索自己的想法、感受以及行为的治疗策略才是最有效的技术。在此我们还想强调，要让来访者成为一名充分知情的治疗伙伴，成为你在治疗过程中的合作者，这一点无论强调几次都不过分。

对评估的观点

有些疗法特别强调在治疗的起始阶段就要对来访者进行全面综合的评估。其基本原理在于：只有在对来访者的过去以及当前的机能有了透彻的了解之后，治疗师才能建立清晰的治疗目标并选择合适的治疗策略。在下面这个部分中，我会描述不同疗法对评估的观点。我还会向大家展示一些界定个案的方法，并强调在治疗初期应该收集哪些信息。

精神分析疗法　精神分析疗法假设：个体健康人格的形成源自于个体在性心理与社会心理上的良好发展。如果个体没有处理好特定的发展冲突，那么个体的人格就会存在一定缺陷。治疗师感兴趣的是个体的早年生活经历，而通过这些经历，治疗师就可以知道过去的情境如何导致了个体当前机能不良的问题。这种方法强调综合性评估的重要性，并把它作为理解个体人格动力和情绪问题的起源的基础。然而，有些精神分析治疗师并不愿意在治疗起始时就收集信息，他们更愿意在治疗过程中逐步让这些内容——个体的相关信息——浮出水面。

阿德勒疗法　有些秉承阿德勒疗法的治疗师更倾向于进行结构化的评估过程，其中治疗师将采用那些关注来访者生活方式细节的问卷，并收集关于来访者原生家庭、父母关系、兄弟姐妹关系以及家庭价值观等方面的信息，从而对来访者对生活以及其发展环境的看法——其中包括个体对他人、自我以及生活的观点——加以理解。而还有一些治疗师更偏爱非正式的过程，他们既会收集正式的生活方式问卷中包含的信息（例如：原生家庭的信息、出生顺序等），又会将其他一些能够揭示影响个体人格发展的潜在认知因素的评估技术囊括其中。此外，秉承阿德勒疗法的治疗师还会使用类似童年早期回忆、家谱图、童年时最喜欢的故事、原生家庭故事、艺术疗法等其他类似的投射性技术。

存在主义疗法　存在主义疗法的治疗师认为：了解个体的唯一方式就是要深入个体的主观世界。而存在主义疗法评估的主要目的就是要了解来访者用来构建自身存在的假设。这一疗法与传统的诊断框架不同，它的着眼点不在于从外部了解个体，而是要掌握来访者内心世界的精髓所在。存在主义疗法的治疗师更关注探索并理解个体的主观现实，而不是去简单地做诊断性的陈述。

来访者中心疗法　和存在主义疗法的治疗师类似，来访者中心的治疗师认为传统的评估与诊断有百害而无一益，因为这些都是从外部理解来访者的方式。治疗师认为：①理解他人的最好方式是理解其主观世界；②治疗师可能会过度关注来访者的过去而忽视了来访者当前的观点和行为；③治疗师可能会发展出一种审判型的观点来，从而过多地指导来访者应该怎样做。过度重视收集来访者的信息可能会导致对来访者的理解过于主观化。而来访者应该被视作可以理解自己动态化行为的个体。来访者要发生改变，那么他必须在感知上有所变化，而不是简单地接收他人给予的信息。因此，治疗师应该积极地倾听、尽量深入理解来访者，从而让来访者界定出自己想要探索的主题来。

格式塔疗法　格式塔疗法的治疗师会以个体的背景作为指导自己工作的主要方向。很多格式塔治疗师会收集来访者的特定信息以弥补评估或诊断方面的不足。格式塔治疗师会帮助来访者由“环境支持”转向“自我支持”，以便来访者从一开始就不依赖他人，从而尽量挖掘其个人潜能。

行为主义疗法　行为主义疗法的治疗师会对来访者当前的机能进行综合性的评估，旨在探讨那些影响来访者当前行为方式的错误学习过程。其中包含对那些特定行为以及维持这些行为的刺激进行的客观评价。而在治疗的起始阶段就进行彻底评估的理由有：①这样做可以找到来访者行为中的不足与长处；②可以为找到来访者的特定问题以及导致来访者机能不良的因素提供相对客观的方法；③可以帮助治疗师选择最适合的治疗技术；④为新的学习和塑造形成具体可操作化的计划；⑤可以预测某种临床障碍的进程及最后可能的结果；⑥为评估治疗程序的有效性提供合适的研究框架。

认知行为疗法　认知行为疗法采用的评估过程旨在了解来访者的思维方式。治疗师会特别重视来访者针对某些事件所发展起来的各种信念。治疗师不仅注重收集过去的信息，他们还会对来访者所内化的错误思维以及认知失调保持高度的注意。一旦治疗师确认了来访者的自我挫败性的信念以及思维方式，治疗师就可以开始其（旨在挑战这些信念并代之以建设性信念的）治疗过程了。

现实疗法　现实疗法中的评估并非常见的正式评估过程；在这里并不会有常见的心理测验以及诊断的过程。现实疗法的治疗师会通过使用技巧性提问来帮助来访者对其现有行为进行评估。治疗师对探索来访者现有行为的成因以及对了解来访者过去的经历并没有什么兴趣。相反，治疗师会帮助来访者以批判性的观点审视自己现有的行为，并评估这些行为的有效性。这种非正式的评估会指导来访者重视自己的需求、愿望、感知、成功以及个体的优势，从而进一步评估自己的生活是否在朝自己希望的方向发展。

女权主义疗法　该种疗法对于传统的诊断方式并不怎么重视。女权主义疗法的治疗师对现有的心理障碍分类体系提出质疑——因为这些往往是那些西方的、父权主义文化背景的衍生物。此外，现有的心理障碍分类体系往往还将注意力放在个体的症状而非导致这些功能不良行为的成因上。该疗法强调来访者问题产生的文化背景，尤其重视来访者所拥有的权力或其权力被压抑的程度。其中的评估或治疗方法包括：性别角色分析、权力分析、自信心训练等。

后现代主义疗法 和女权主义疗法类似，后现代主义疗法并不强调对个体进行评估、诊断或分类。后现代主义疗法的治疗师并不赞成对来访者做评价，也不赞成在现有的病理学分类的背景下对来访者进行评价和讨论。这种疗法的治疗师不赞成对来访者进行笼统的描述，尤其是那些聚焦于来访者问题的描述。相反，治疗师更重视来访者的能力，并在治疗过程中将来访者作为起主导作用的角色。该疗法并不会抓住来访者的问题不放，而是会将注意力放在来访者的能力和可利用的资源上。

家庭系统疗法 在大多数系统疗法中，治疗师和来访者都将卷入到整个评估过程中。有些系统疗法的治疗师会帮助来访者追踪其家族史并寻找其原生家庭中存在的问题。其假设为：来访者的原生家庭是个体学会人际交往模式的地方，而个体会将所学到的模式运用到和家庭外成员的交往过程中。治疗师可能会要求来访者界定那些自己从父母那里学会的交往模式、所观察到的父母的互动模式、所观察到的父母与其他兄弟姐妹的互动模式。治疗师还会要求来访者探讨自己原生家庭中的人际互动规则。这些规则包括：非言语规则、父母向子女发出的各种信息以及其中的虚构成分及秘密等。这些规则有的可能功能良好，有的则可能功能不良。

在治疗和个案管理中评估和诊断的作用

评估过程包括对那些和来访者生活息息相关的变量进行评价，以及为治疗过程的深入探索界定主题。诊断有时会是评估过程中的一部分，其中可能有基于来访者的症状对其心理问题进行分类。诊断有很多类型。医学诊断往往是对身体症状进行调查的过程——推断疾病或身体机能紊乱的成因、明晰疾病的类别并提供合适的治疗手段。心理诊断包含对情绪或行为问题进行界定并对来访者的当前状态进行评估。其中包含探讨来访者情绪、心理以及行为问题的可能成因。其中还包括为已界定出的问题找寻合适的治疗技术并且评估这些治疗技术起效的可能。鉴别诊断是指：通过诊断来访者的症状更加接近何种心理障碍的临床症状而将来访者的心理障碍与另外一种（或更多种）障碍加以区分。2000年由美国精神病学会出版的《精神障碍诊断和统计手册》（第四版，DSM-IV-TR）是这个过程中主要的参考依据[2]。

我们已经看到，治疗师的诊断往往基于其理论的取向。从这个角度来讲，秉承精神分析理论的治疗师会喜欢将诊断看作是一种通过个体的过去经历来理解其当前机能失调的方式。秉承行为主义疗法的治疗师也会对诊断情有独钟，因为他们强调观察以及其他用以评价导致个体机能不良的特定症状的因素的客观方式。他们会在这样的评价过程中使用针对特定症状的技术并对该技术的有效性进行评估。而相对地，秉持来访者中心疗法的治疗师则认为诊断对于治疗过程而言可有可无，因为诊断减少了治疗师对来访者的主观理解，却增加了对来访者的外部知觉成分——这对来访者中心的治疗师而言可不是什么好事。

先不管你的理论取向如何，如果你在一个社区机构工作，那么一般你都会以 DSM-IV-TR 作为你的工作指导方针。即使你在私人诊所中工作，如果你需要从心理健康服务机构获取酬劳，那么你还是要在来访者申请表中填写你对来访者的诊断结果。因为你需要在这个框架下对来访者进行评估和诊断，因此熟悉 DSM-IV-TR 的结构和诊断分类对你而言至关重要。

我个人对评估的观点

从广义上讲，评估是整个治疗的有机组成部分。评估过程并不一定在第一次的面谈中完成。然而，它也并不见得是治疗师对来访者的固定判断。评估过程是一个不断了解来访者的过程。理想化一点来看，评估过程是治疗师－来访者互动过程中的协作努力。双方都应致力于寻找来访者现有问题的本质，而这一过程应该贯穿整个治疗过程的始终。以下问题在早期评估阶段中可能会对治疗师有所帮助。

- 我对来访者的第一印象和总体印象如何?
- 来访者此时的生活怎样?
- 来访者的主要优势和缺陷在哪里?
- 他拥有哪些有助于改变的资源?
- 对于改变其当前的境况，来访者的能力怎样?
- 来访者的问题是一种短期危机情境性的还是长期存在的?
- 来访者进行治疗的主要目标有哪些? 怎样做才能达成这些目标?
- 治疗的焦点应该放在哪里?

- 导致来访者现有问题的内/外因素有哪些？怎样做才能消除它们？
- 文化和来访者所在的系统对其当前行为有着怎样的影响作用？
- 了解其文化背景能如何帮助我为解决来访者问题制订计划？
- 来访者精神方面的信念和经历有哪些？我们如何将这些纳为己用从而将其转变为帮助来访者改变的资源？
- 过去发生的哪些重大事件和来访者现有的机能问题可能存在联系？
- 哪些特定的家庭互动特点与来访者当前的问题及人际关系存在联系？
- 在来访者进行改变的过程中，哪些支持系统可以供其依赖？谁又是来访者生命中的重要他人？
- 我们对来访者改变的预期如何？我们如何才能知道来访者已经发生了改变？

通过类似的问题，治疗师会做出一些临时性假设，他们可以在治疗过程中和来访者一起分享这些假设。

评估的过程并不一定要将来访者的问题划分到某个特定的临床种类中去。相反，治疗师可以就自己观察到的行为进行记录并鼓励来访者思考这些行为背后的意义。通过这样的方法，评估就成了一种来访者对自己问题的思考过程，而不是一位专家治疗师进行的机械化的程序。从这个观点来看，评估和诊断性的思考对治疗师所选的治疗程序而言至关重要，治疗师可以以此来界定来访者的问题。

尽管治疗师可能会出于管理或保险方面的原因来对来访者进行诊断，但是治疗师并不会被这种硬性的诊断结果所限。诊断类别仅仅是看待、理解来访者问题的框架，只是为下一步制订治疗计划作铺垫而已。治疗师并不一定要对来访者贴标签或采取固定的方式来处理他们的问题。治疗师应该对贴标签的危险性保持清醒的认识，并对诊断保持暂定性立场。随着治疗过程的进行，其他信息的出现可能会使得治疗师修改最初的诊断。

评估的一般原则

受理面谈一般会帮助治疗师产生初步的评估结果并以此来制订合适的治疗计划。你已经看到，治疗师的理论取向不同，评估的形式也可能千差万别。例如，秉承阿德勒疗法的治疗师会重视家庭结构对个体发展的影响；反之，秉承精神分析疗法的治疗师则对个体的内心冲突感兴趣。对于如何获取来访者的重要信息以及在做出初步诊断后如何着手治疗，我在这里总结了一些指导原则。在界定个案的过程中，以下十个方面是最基本的内容。

1. 个人资料。收集关于来访者姓名、年龄、性别、外貌、种族、文化背景、社会经济地位、婚姻状态、宗教信仰以及介绍人（是谁以及为什么介绍这名来访者接受治疗）方面的信息。

2. 现有问题。来访者主诉的问题是什么？这其中包括来访者用自己的语言简述自己前来寻求帮助的原因。其中包含：问题的描述、问题持续的时间、来访者为解决问题已做出的努力。

3. 目前的生活环境。治疗师在这里所需要搜集的信息包含来访者的婚姻状态及婚姻史、家庭信息、近期的搬迁、经济状态、法律问题、生活方式的基本冲突、支持系统以及人际关系中存在的问题。

4. 心理分析及评估。即来访者的一般心理状况如何。例如，来访者对自己现状、需求以及问题的态度如何？来访者的成熟度如何？是否有证据说明存在有害因素影响着来访者的生活？来访者当前的主要心理状态是焦虑、激动、害羞还是生气？这个评估的阶段可以对来访者的自我机能进行简要的概括，其中包含个体的自我概念、自尊、记忆、自我定位、幻想、忍受挫折的能力、洞察力以及改变的动机等。而这里的主要焦点则在于来访者对自己的观点，其中包括对自己优势与缺陷的看法、个体的理想自我以及来访者对他人对自己的看法方面的观点等。来访者的安全感如何？对于理解并应对现实问题、做决定、实施自我控制和自我导向，以及应对生活改变与变迁等方面而言，个体的能力如何？在这里治疗师可能会采用一些智力、人格、能力以及兴趣方面的标准化心理测验。

还有一种评估就是**心理状态测试**，即针对个体的心理机能水平所进行的结构化面谈。这种测试聚焦于个体的外貌、行为、感受、观念以及思维等方面的内容。例如，如果治疗师想对来访者的行为问题进行区分，那么治疗师会通过记录特定的行为维度来进行评估，比如面谈过程中来访者的姿势、面部表情、身体动作以及言语质量等。而如果治疗师想对来访者的思维方面进行评估，那么治疗师会采用一些测验来记录关于智力机能、取向、洞察力、判断力、记忆、思维过程或者其他在思考过程中出现的缺陷等方面的内容。心理状态测试还可以用来对来访者的精神状态进行评估。

5. 心理发展史。这里治疗师的焦点放在了那些和来访者现有障碍存在关联的发展因素以及病因方面的因素上。在这里治疗师可以参考以下五个方面的内容：①诱导因素——例如，来自成熟或情境的压力、入学、离婚或父母的离世；②预先影响因素——例如，亲子关系或者其他家庭成员互动方式、人格结构、遗传或生理因素；③促成因素——例如，家庭成员曾经或正在罹患疾病或障碍；④持续因素——例如，罹患偏头疼的患者所产生的附属反应；⑤社会文化因素——例如，风俗习惯、传统、家族模式以及文化价值观等。

从发展的角度来看，我们应该探讨以下问题：来访者早期发展任务的完成情况如何？有哪些证据可以说明来访者现在的冲突/问题源于其童年？在来访者的生活中存在哪些关键的转折点？来访者曾经出现过哪些主要危机，他是如何处理这些危机的？来访者做出的关键决定有哪些？这些过去的决定和现在的机能又有怎样的关系？来访者和其家人的关系如何影响了他的发展过程？来访者在家庭中是怎样的？来访者现在的家庭关系如何？和来访者人格相关的文化经历有哪些？这个部分可能会以个体发展史的概述作为结束，其中会包含来访者的出生以及早期发展、如厕训练、纪律训练、发育延迟、教育经验、性的发展、社会性发展以及宗教、文化、伦理取向的影响作用等。

6. 健康和医疗史。来访者的医疗史如何？来访者最后一次去医师处就诊是何时？结果如何？来访者近期是否曾有过身体创伤或被忽视的小创伤（例如，有被击打或鞭打的痕迹、瘀伤、针眼、衣服潮湿或脸色蜡黄等）？来访者的整体健康状况如何？这个部分还应该包含对来访者心理健康的评估。来访者以前是否因相关问题接受过治疗？之前是否接受过住院治疗？是否接受过药物治疗？前一次治疗的结果如何？家族中是否有人罹患过情绪性疾病？此外，治疗师还需要时刻对来访者的机体症状（比如头疼、个人习惯或人格的突然改变以及其他的身体症状等）保持警觉。无论治疗师的理论取向如何，在进行心理治疗之前，都有必要先对来访者身体症状的器质性原因进行排除。

7. 工作的适应性。来访者当前或准备从事的工作是什么？他对该工作的满意度如何？工作对来访者的意义何在？他是否对工作有明确的未来规划？来访者的工作的优势和缺陷有哪些？来访者的工作史怎样？他是否有长期工作的经历，还是说在工作方面曾长期存在问题？来访者在工作和休闲之间的平衡如何？来访者休闲生活的质量如何？在这里，工作是一个十分广义的概念——无论来访者是否从工作中获得报酬。例如，我们探讨主妇对其家务以及母亲角色——这也属于她的工作——的满意度具有重要意义，即使她在家庭外没有任何有酬劳的工作。

8. 破坏性。来访者是否会对自己或他人造成威胁？他是否考虑自杀或伤害他人或其他物品？来访者对于自杀或伤害他人是否有明确的计划？来访者是否有自杀的可行方法？他之前是否尝试过自杀或伤害他人？来访者是否愿意以不自杀为前提参与到治疗过程中？

9. 当前的人际关系。这部分包含调查来访者和其配偶、兄弟姐妹、父母、孩子、朋友、同事或其他人之间的关系。其中包括来访者的性功能水平、家族观念和价值观体系以及来访者对其人际关系的满意度。来访者当前的主要问题或与他人的冲突是什么？他如何处理这种冲突？来访者从他人那里获得的支持有哪些？

10. 总结以及个案陈述。要总结的内容包括：来访者的主要防御机制、核心观念以及他对当前问题、优势和弱点的自我定义，治疗师还需要对此做出评估。治疗师给出的主要建议有哪些？治疗师建议的治疗干预焦点有哪些？系统陈述中应该明确治疗的频率和持续时间、所采用的理论取向以及治疗模式等。在这里，来访者可能会以协作者的角色出现在评估的过程中，而这可能成为来访者和治疗师协作完成治疗过程的起点。

在对来访者的初步评估完成之后，治疗师需要决定是否推荐来访者接受其他的或额外的治疗。在这里我们要再次强调，需要将来访者纳入到决定过程中。如果治疗师认为自己可以对来访者进行治疗，那么双方可以一起讨论整个评估结果。这些信息可以被用来探讨来访者在思维、情感、行为方面的问题，以及设定治疗目标。而评估过程可以直接和治疗过程联系起来，从而进一步为评估治疗策略的有效性打下基础。因为大部分的治疗工作都建立在摄入性面谈的基础上，所以熟悉这些评估程序十分必要。

治疗目标

在对来访者进行了最初的综合评估之后，紧接着就需要建立治疗目标了。这些目标可能会有所变化，而是否需要改变则部分地取决于治疗师的理论取向。例如，精神分析疗法强调的是领悟，其核心目标在于让来访者退行到早期发展阶段中，因此来访者必须获得有关进行人格重构所需的自我理解方面的信息。而这一过程需要深深根植于来访者的过去，深入到其无意识中，然后通过转换以及旨在改变个体观念和感受的技术来完成。而现实疗法则走了另外一个极端，现实疗法强调对个体当前的行为进行评估，以便来访者能够发展出一个现实可行的计划来，从而获得更加有效的行为方式。现实疗法并不关注探索个体的过去或无意识动机，也不关注来访者可能发展出的转换过程、观点或感受。现实疗法关心的核心问题是："来访者现在做了些什么？来访者希望在哪些方面进行改变？"其假设为：最好的改变方式是将注意力放在个体当前的思考和行为过程上。如果这些方面有所改变，那么来访者的感受或生理反应也会有所改变。

治疗目标多种多样，其中包括人格重构、寻找生活的意义、用有效的行为取代原有适应不良的行为、修正错误的信念和假设、寻找其问题的例外情况、在家庭系统的背景下促进个体的独特性。由于治疗目标存在着巨大差异，因此来访者和治疗师对治疗目标的观点显然将对整个治疗过程以及所选的治疗策略具有重大影响。

先不论治疗目标的差异性，所有的治疗师都存在一些共同的特征。从某种程度上讲，他们都有着确定来访者需求、修正来访者思维、情感和行为方面的共同点。尽管存在共性，但是每种理论取向在改变个体人格方面，都关注着个体经历的不同维度。

我尝试通过聚焦来访者希望改变的内容来将大部分理论取向的治疗目标整合在一起。我的早期干预旨在帮助来访者澄清他们希望改变的内容。一旦他们形成了具体的治疗目标，那么治疗师就可以通过一系列不同的技术来帮助来访者改变其思维过程、情感以及行为方式。

面对来自不同文化背景的来访者时，治疗师还需要考虑另一方面的重要内容——一般的治疗目标和方法对于拥有不同文化背景以及价值观的来访者的适切性如何。治疗师和来访者都需要认识到自己在治疗目标定位上的差异，这一点十分重要。例如，一味鼓励来访者更加自信地面对自己的父母并勇于告诉父母自己的所想所感很可能导致治疗事故——那些来自中东文化的来访者可能会认为和自己的父母当面对质是粗鲁而且不尊敬的行为，而引发冲突也不合时宜。如果治疗师强求这类来访者学会独立并在家庭内部处理冲突的话，那么治疗的结果将会导致来访者被他人孤立。

治疗师必须学会倾听来访者并走进他们的内心世界。治疗的过程最好由每个来访者独特的目标和价值观所引导，而不是按照治疗师认定的方向发展。治疗师应该经常询问来访者："你为什么要来这里寻求治疗？""你希望探索哪些方面的内容？"以及"关于你自己或你的生活，你最希望改变的东西是什么？"通过始终关注来访者的需求，治疗师就可以有效避免将自己的目标强加给来访者的危险了。

在我们对治疗的基本假设、对评估的观点和治疗目标进行了探讨之后，让我们来看一个特殊的个案。在你学习露丝的案例时，尝试将你在前面学到的内容加以运用，以便帮助你更深入地了解她的情况。

➢ 露丝的个案

露丝生活中存在的主要问题在我所治疗过的个案中很具有代表性。就像前面提到过的，我从一系列来访者身上提取了典型的问题并虚构出了这个综合性的临床个案——我将她称为"露丝"。

我们在这里展示了露丝的初诊表格信息（表1.1）以及她的自传，这些可以给你提供足够的信息以便你深入地了解露丝并开展对她的治疗工作。每个理论章节还会提供一些额外的补充信息。在你阅读后面十三章的内容时，你可以回到这里温习有关露丝的信息以便能唤起你对她的记忆。

露丝的自传

在摄入性面谈中，治疗师要求露丝将自己为治疗课而撰写的自传带来。尽管在实践中，大部分治疗师不会要求来访者写自传，但是请相信，这样做绝对大有好处——这样可以帮助来访者重新审视自己生活中的重要经历，并让治疗师洞察来访者的自我知觉。以下是露丝自传中的内容。

最近我开始认识到自己其实更多地是在为周围的人而活。我不停地付出、付出，直到自己没什么可以付出了为止。对于我的丈夫约翰，我奉献了很多，我成为了那个他所希望的"好妻子""好妈妈"。我发现我需要约翰，我担心如果自己改变太多他就会离开我。我竭尽全力来让我的孩子们健康地成长，但是即使这样、即使我已经用尽了全力，我还是担心我做得不够。现在审视我自己的生活，我发现我并不喜欢自己眼中的世界。

表1.1 来访者的初诊表格

年龄	性别	种族	婚姻状态	社会经济地位
39	女	高加索人	已婚	中产阶级

外表

穿着谨慎、有点胖、不断摆弄自己的衣服、避免与人目光接触、语速很快。

生活状况

最近从某大学的小学教育专业毕业，与丈夫（约翰，45岁）和孩子（罗布，19岁；詹妮弗，18岁；苏珊，17岁；亚当，16岁）一起生活。

现在的问题

来访者似乎对所有事情都充满了不满。她说她的生活平凡且一成不变，而39岁之后她开始出现了恐慌，她不知道时光怎么就这么悄然消失了。两年间她一直被躯体化的症状所困扰，包括睡眠紊乱、焦虑、头晕、心悸以及头疼。她时常不得不逼迫自己踏出家门到外边走走。来访者抱怨自己经常会因为一些小事而痛哭流涕，时常觉得抑郁并且存在体重方面的问题。

现有问题的历史

在儿女成年之前，来访者的主要工作便是主妇和母亲。之后，她利用闲暇时间进学校学习并且获得了学士学位。最近她正在努力学习以获得小学教师的职业资格。通过在大学中和其他人的接触，她认识到了自己给自己的限制有多么严重，她还认识到了自己过于重视家庭对自己的依赖以及她对于失去自己好妻子、好妈妈角色的恐惧。

露丝完成了心理治疗导论的课程，这鼓励她开始寻找自己生活的方向。作为课程的一部分，露丝参加到了一个以自我觉知为主题的小组中。其中，她进行了几次个别治疗并撰写了几篇关于如何处理自己生活转折点的论文。小组作业中的一项要求是撰写一篇自传，要求他们运用课上所学的治疗原则分析自己的个人发展史。这些课程以及她和其他同学一起互动的经历使得露丝学会了以更加真诚的视角来看待自己的生活。露丝不知道自己除了母亲、妻子以及学生外还能有什么其他的角色。她发现自己根本不知道自己想要什么，她一直以来都将他人的需求作为自己生活的核心。她决定进行心理治疗，她的理由有：

- 她曾就诊于一位医生，这位医生没有发现她各种症状的机体或医学基础，因此这位医生建议她去寻求心理治疗的帮助。
- 用她自己的话说，她的主要症状有："有时我会觉得特别惊慌，尤其在那些我努力睡觉却睡不着的夜晚。有时我会半夜醒来觉得自己呼吸困难，而我的心脏几乎也要跳出来了。我翻来覆去地希望能让自己放松下来，但是相反，我会觉得更加紧张和焦虑。似乎我很难将大脑中的念头驱逐出去。因此我会在第二天的白天昏昏欲睡，几乎不能让自己的身体正常工作，而最近我发现自己会因为一些小事情而大哭不止。"
- 她知道自己正在过着一种很有规律且很结构化的生活，而她的主要工作就是做家务并满足丈夫和四个孩子的需要。从某种程度上讲，她已经不再满足于这些了。但是她说她不知道"自己除此之外还能做什么"。尽管她更愿意在专业上有所建树，但是这个愿望却着实吓坏了她。她担心自己是否有权利按照自己的意愿去思考并做出行动，她担心自己无法在专业领域有所成就，而她最大的担心则源于害怕这些改变会威胁到她的家庭。
- 她的孩子最大的19岁，最小的16岁，现在孩子们都觉得家庭外的世界更精彩，因此花费越来越多的时间来和朋友们玩在一起。露丝看到了这些变化，她很担心自己会"失去"他们。现在她和女儿詹妮弗之间存在严重的问题，露丝现在根本不知道应该如何与女儿相处。总之，露丝现在对自己的子女很不满意。

表1.1　来访者的初诊表格（续）

- 在设想自己的未来时，露丝似乎不知道自己希望成为怎样的人。她希望在脱离他人期望的情况下来发展自我感知。她发现自己似乎总在“应该”想要什么以及“应该”做些什么上犹犹豫豫。在和自己丈夫约翰的关系上，露丝似乎也存在着不满。她似乎想要尝试进行改变但是似乎又更愿意维持现状。露丝对那些可能威胁到婚姻关系的想法十分焦虑，担心如果她那么做了，可能会以孤独一人的结果告终。
- 最近，露丝开始意识到衰老的问题了。

以上所有因素共同促使她产生希望接受心理治疗的动机，而最重要的催化剂莫过于她日益严重的身体症状和焦虑感。

心理社会方面的历史

露丝是四个兄弟姐妹中年龄最大的，她的父亲是一位正统基督教的牧师，而她的母亲则是一位全职家庭妇女。露丝对自己父亲的描述是冷漠、独裁而专制；而自己对父亲的种种规则和标准则是无条件地、充满敬畏地遵守。露丝认为母亲是一位任何时候都充满批评眼光的人，露丝似乎永远也无法获得母亲的赞赏。但有时她的母亲也会表现出支持性的一面。整个家庭似乎没有什么温暖的亲情成分。露丝在很多方面扮演了照顾弟弟妹妹的角色，而这主要是她希望取悦父母的表现。想玩耍时，她总会受到父亲的反对和直白的嘲笑。总是试图照顾他人的行为模式几乎贯穿在她的整个生活中。

露丝6岁的时候发生了一起重大事件。她回忆说：“我在和一个8岁男孩玩医生游戏时被我父亲当场撞见，他教训了我并在之后的几周中一直拒绝和我说话。我觉得极其内疚和羞愧。”看来露丝将这种内疚感一直带进了自己的青春期，因此她压抑自己的性欲。

在露丝的社交生活中似乎很难交到朋友或维持一段友谊。她总感觉自己在被伙伴们孤立，因为其他人似乎都把她看作是“怪人”。尽管她希望获得他人的支持，但她也不愿因为恐惧而丧失自己的原则。

直到高中毕业之后，露丝才被准许和异性约会；在她19岁的时候，她和自己第一个约会对象结婚了。婚后，她以母亲为榜样成为了一名家庭主妇。

我不喜欢我自己，自然我也不为自己的身体感到骄傲。我很胖，不管我下多么大的决心去减肥，每次却都以失败告终。我喜欢吃，而且我常常吃得很多。小的时候，我的家人总是会为此责骂我，但是他们越希望我停下，我似乎就会吃得越多，有时我甚至会吃出病来。我曾尝试通过锻炼和节食来解决这个问题，但是到目前为止我似乎还没有找到一个有效的办法。

我曾经的一个愿望就是能成为一名小学教师。我认为这能使我的生活更具意义。我很担心当我的孩子们离开我——当家中只剩下约翰和我时我会变成什么样。我知道我至少应该走出家门，去当私立学校的代课老师（这是我所企盼的事情，并且我也已经收到了一份接收函），但是最终我还是止步不前，我没有向前迈出这一步。

特别困扰我的一件事情就是我越来越觉得恐慌。我从来没有过如此糟糕的感受。

有时当白天我还在学校里的时候，我就会觉得自己头晕眼花，似乎马上就要昏厥过去了，并且呼吸困难。有时我在教室里会觉得身上发热、浑身出汗。我的手有时也会颤抖，而且我还很担心别人会发现我的这种状况。有时我夜间醒来发现自己的心跳得厉害，而那时我也往往会是一身冷汗。我感到害怕，但是我不知道为什么。我被这些感觉吓坏了，因为它们似乎正在吞噬我。这让我觉得自己快要疯掉了。

我害怕死亡——害怕自己的死亡——非常害怕。在我还是个孩子的时候，我就有了恐惧感。九年前，我脱离了强硬的正统基督教教会，因为我认为那不适合我。我在社区学校所念的哲学课程让我重新思考被灌输的价值观。于是最终，当我30岁的时候，我脱离了自己一直赖以生存的正统基督教教会。现在我加入了一个相对不那么教条的教会，然而我还是时常感到内疚，因为我没有按照父母从小就教育我的宗教去生活。我的父母并没有正式地否定过我，但是我觉得他们已经通过很多其他途径表达了这一观点。只要我远离那个对他们而言如此重要的宗教，我就永远无法获得他们的赞赏。但是我越来越发现背负着一个你并不相信的宗教去生活实在太难。我现在最大的问题就是我频繁地感到迷失和困惑，我需要生活的方向。我知道自己不相信什么，但是我还是无法将这些曾在我生命中占有一席之地的价值观抹去。有时我甚至怀疑自己是否真的需要将这些价值观丢弃掉。

作为我在学校学习的一部分，我参加了心理治疗导论的课程，这个课程帮助我在很多方面打开了眼界。其中一位教授是获得了职业资格的临床心理医生，他讲述了心理治疗的价值——即使是那些没有严重问题的人也能从心理治疗中获益良多。我开始考虑或许我也能从心理治疗中获益。在那之前我一直以为只有患上心理疾病的人才应该去看心理医生。我知道了自己其实可以解决生活中潜藏的很多问题。然而在我几乎已经决定去看心理医生的时候，那些挥之不去的恐惧又束缚了我的手脚。要是我不喜欢探索到的自己呢？如果我发现自己的内在很空虚该怎么办呢？如果当我振作起来的时候我却失去了约翰怎么办？我多么希望得到这些问题的答案啊。一直以来，我都清楚地知道每个问题的答案。然而九年前，当我在某种程度上成为了一名质疑者的时候，我却失去了这些问题的答案。

对于治疗，我最大的目标就是希望在治疗师的帮助下找到我需要为改变做些什么。我的恐惧在于：我害怕自己会委顿在现在的安乐生活中，即使大部分生活让我抓狂。当然，生活本身就是无聊且陈腐的，而且总是一成不变的。然而，此时此地的生活让我觉得并不快乐，我害怕自己会做出错误的决定，而这一旦成为现实，那么我将不仅破坏了自己的生活，还会破坏约翰的生活以及孩子们的未来。我觉得即使为了他们我也应该维持现有的婚姻关系。我猜我大概已经身陷其中而毫无出路可言了。有时我甚至想把自己的生命交给神，让他接管我的生活。我多么希望他能为我做主啊！我不知道未来还会发生什么。我觉得既害怕又兴奋。

对露丝的诊断印象

当我对本书的早期版本进行修订的时候，新墨西哥州立大学的一位心理治疗教授麦克·奈斯图尔（Michael Nystul）打电话给我，他说他在假期班里使用了我的《心理咨询与治疗经典案例》作为自己授课的教科书——

“科里博士，”他问我，“你会怎样对露丝进行治疗？我的学生们讨论了露丝这个个案，他们对于你对露丝的诊断分类结果很感兴趣。”

“嗯，”我回答道，“我很少用诊断术语来帮助自己思考，所以我很难给出对露丝的诊断印象来。”

“但是如果非要给她一个诊断的话，”奈斯图尔教授坚持道，“那会是怎样的一个诊断结果？”

接着我们就对露丝可能的诊断结果进行了探讨。因为符合露丝特点的诊断不少，因此我开始思考治疗师对来访者进行精确诊断的这一过程。接着我又要求大学的几个同事在熟读露丝的案例后给出诊断结果。有趣的是，我得到了不同的答案，每个看起来似乎都有理有据。我还请本书的几位评审者根据他们的印象来对露丝给出合适的诊断。可想而知，我又得到了很多不同的答案。

现在你刚开始熟悉露丝这个个案，那么你对露丝的初步诊断是什么呢？请根据本章给出的有关露丝的信息来证明你的诊断结果。随着进一步学习治疗露丝的不同理论方法，你可能会找到新的证据或行为模式使你不得不对最初的诊断结果进行修正。这里主要探讨对露丝的初诊印象，在以后每个理论章节中我们还会再次探讨这个问题。那时，你将看到专家们对露丝的诊断印象，他们会向大家说明自己是如何看待诊断、评估对治疗实践的影响的。

在这里我不会把对露丝的诊断局限在某一个特定的障碍上，我会描述一系列可能符合露丝情况的初步诊断结果。当你回顾不同理论时，请参考 DSM-IV-TR 的障碍分类标准来判断露丝的问题更符合哪种类别。

适应障碍 适应障碍的主要特点是个体出于社会心理压力的原因在临床上出现了一系列严重的情绪或行为症状。有些压力源可能是伴随特定发展事件而产生的，比如入学、初为人父 / 初为人母、子女长大离家、未能达成教育或工作上的既定目标，等等。我们有根据认为露丝存在一定的适应障碍，可能她还伴随有一定程度的焦虑。她正在经历一些关键的发展危机。而一系列的压力源则导致了类似神经过敏、焦虑、担心与生命中的重要他人分离等的症状。同时，我们还可以在她身上找到一些尚无法确定的适应障碍症状，具体表现为躯体疾病、避免社交行为以及在工作 / 学习中的种种障碍等。

惊恐障碍 那些罹患惊恐障碍的个体往往会将自己的恐惧描述为：剧烈的、濒死的、自己无法控制的、如同心脏病发作般的感受。大体上看，露丝现有的种种症状都显示她存在这种障碍；而具体地讲，她的一系列症状也符合惊恐发作的诊断标准：心悸、出汗、呼吸急促、晕眩、颤抖、身体发热与出冷汗、畏惧死亡、担心自己失去控制、担心自己会发疯，等等。

情绪障碍 情绪障碍的典型症状是长期的抑郁，这种长期指抑郁已经持续两年或更久，且偶有“正常”时间——即抑郁发作的时间明显多于不发作的时间。罹患这种障碍的来访者往往会将其感受描述为“郁郁寡欢”。当来访者处于抑郁状态时，还经常会出现以下症状：贪食、失眠、无精打采或疲劳、低自尊、无法做决定、无望感，等等。有时，来访者还会进行自我批评，会把自己看作是无趣且无能的个体。看起来，露丝的情况的确符合这些标准。她长期处于抑郁的情绪状态中——这已经成为了她性格的组成部分，不过似乎还没有达到重度抑郁症的程度；她还表现出了依赖型人格特点：她一直将他人的需求摆在自己需求的前面并且低自尊；她还主诉了一系列的躯体症状，但是这些症状似乎与躯体疾病无关，不需要进行手术或其他严格的药物治疗。

认同感问题　露丝的问题符合认同感问题的标准。这种认同感问题的主要特点包括：缺乏长远目标，对自己的工作选择、友谊模式、性取向、性行为、道德 / 种族价值观以及集体观念充满不确定性。而受这些症状困扰的来访者除了存在这种不确定感外，往往还同时存在焦虑和抑郁感，并时刻被自己这种缺乏自我感的感受所困扰。这些人随时随地都在怀疑自己。他们最常问的问题就是："我是谁？"

我邀请了本书的两位评论家针对露丝个案提出他们各自的观点。这两位分别是麦克・奈斯图尔博士——之前我对他已有过介绍——和贝弗莉・帕默（Beverly Palmer）博士——加州州立大学多明格斯希尔斯校区的心理学教授。

奈斯图尔博士根据DSM-IV-TR做出的诊断

我用来做诊断的三个主要依据为症状的发作、严重程度和持续时间。一般情况下，我会在面谈的时候探讨这三个方面的内容，一般我还会要求来访者完成心理状态的测试。在露丝这个案例中，我只能根据她的自传来做出诊断。

DSM-IV-TR 为诊断提供了一种综合性的评估依据。其中总共包含五个类别——称为轴，而在 DSM-IV-TR 中，人们可以根据这五个轴来形成自己的治疗计划：

- 第一轴：临床症状，以及其他需要临床上加以重视的症状
- 第二轴：人格障碍、精神发育迟滞
- 第三轴：一般医学问题
- 第四轴：社会心理及环境问题
- 第五轴：对个体全面的功能评估

在我阅读露丝的自传时，首先给我留下深刻印象的就是她的焦虑和抑郁问题（第一轴）。而针对她这个个案，我还可能做出其他方面的诊断：混合了焦虑、抑郁情绪的不伴有广场恐怖症或精神抑郁障碍的惊恐障碍。例如，以下情况，我们会认定露丝患有适应性障碍：①她的症状（焦虑和抑郁）在压力源出现后的3个月内出现，在压力源消失后的6个月内消失；并且②她的症状没有满足第一轴的诊断标准——比如惊恐障碍或精神抑郁障碍。而如果她的问题满足第一轴的诊断标准——比如惊恐障碍以及精神抑郁障

碍，那么我将会把她的症状记录在第一轴上，而不会将她的问题看作是适应性障碍。

第一轴还包含一些非心理障碍的其他情况，但是这些情况可能也需要临床上的关注。露丝个案中符合这些“其他情况”的问题有：亲子关系问题、夫妻关系问题、职业问题、认同感问题以及生活的阶段性问题。我会通过临床面谈来确定露丝是否存在这样（符合 DSM-IV-TR 第一轴诊断）的“其他情况”。

至于第二轴，在这里我想排除一个特例：依赖性人格障碍。她的过去显示：“她强化了整个家庭对她的依赖性”并且“很大程度上在为他人而活”。如果露丝并没有完全满足依赖性人格障碍的诊断标准，而我又认为露丝存在和依赖性相关的适应不良的人格特点时，那么我会在第二轴上记录下“存在依赖性人格特质”（并非依赖性人格障碍）。

在第三轴（一般医学问题）上，我会写下“无”，因为露丝的过去经历显示她的医生并没有在她身体上找到任何躯体上的病理性问题。

至于第四轴，我们则需要罗列出露丝在过去一年中（如果她患有创伤性应激障碍，那么这个时间可能会更久）出现的社会和环境因素造成的心理问题。其中一个压力源可能是她的孩子（露丝的过去经历显示她和詹妮弗之间存在严重的问题）。如果我在临床面谈中还发现她存在着婚姻不和谐的问题，那么我也会把这个问题记录在第四轴上。

第五轴主要指的是对露丝进行功能大体评定（Global Assessment of Functioning，GAF）。根据 DSM-IV-TR，我对露丝现在的 GAF 评估应该在60分左右，也就是说她现在存在中等程度的问题，或者说她目前的心理机能存在中等程度的障碍。

帕默博士根据DSM-IV-TR做出的诊断

对露丝这个个案进行诊断并不容易，因为她是一个虚构出的人而不是站在我面前的、活生生的来访者，对来访者我可以提出一些问题要求他回答，同时我还可以观察他们的非言语行为，可对于露丝——这个虚构出的人我却无法做到这一点。不过，在我看来，她的情况似乎更加符合 DSM-IV-TR 中的“不伴有广场恐怖症的惊恐障碍”（300.01）。惊恐发作总是不期而至，她也为自己是否会出现更多的惊恐发作而备感焦虑。她惊恐发作的症状有晕眩、心悸、呼吸急促、颤抖、出汗以及担心自己会发疯。所有这些症状的发作时间都在10分钟左右，并且发作的时间不定——无论是在学校还是在夜晚她打算就寝时都会出现。目前，还没有证据显示她存在广场恐怖症（对于那些无法逃离的空间感到焦虑，而这往往会使一个人不愿意离开自己的家）。然而，我还是倾向于认为她存在一定程度的广场恐怖症，因为这些重复发作的恐慌可能会引发伴有广场恐怖症的惊恐障碍。露丝的暴食问题可能是另外一种DSM-IV-TR障碍：尚未确定的进食障碍（307.50）——具体地说就是贪食障碍。她报告，自己在抑郁时会吃得更多，因此她存在体重超重的问题。当她还是个孩子的时候，她的饮食问题就曾导致一系列疾病，她曾尝试通过锻炼和节食来解决这个问题，但是都没能持之以恒。因此，在很多时候，露丝吃得远比大部分正常人要多得多，而同时她又觉得自己对此根本无能为力。

露丝还存在其他两个方面的DSM-IV-TR障碍：生活阶段性问题（V62.89）以及认同感问题（313.82）。她很担心孩子离开家或自己开始一份自由职业后的生活，存在主义治疗师认为这些担心是中年危机的表现。她还存在认同感问题：她在努力寻找让自己相信的价值观，同时她还希望成为不为他人期望而活的人。露丝和丈夫、处在青春期的女儿之间都存在冲突，但是我们很难判断她临床上的症状究竟是来源于人际关系问题还是说家庭机能本身出现了问题。因此，我们很难根据现有的证据来判断露丝是否存在这另外两种DSM-IV-TR障碍——人际关系问题（V61.10）或亲子关系问题（V61.20）。

对特定的症状进行诊断与排除其他错误的诊断结果同样重要。露丝曾几次提到过自己会感到"抑郁"，当她抑郁的时候她会吃得更多。然而根据DSM-IV-TR，她的抑郁症状尚不足以被诊断为情绪障碍。露丝的确存在低自尊和暴饮暴食的问题，但是在过去的两年中，她的抑郁情绪和哭泣并没有严重到每天发作且几乎时时刻刻发作的地步。而她白天的疲劳感则可能是因为惊恐发作影响了她夜间的睡眠所致。如果她确实存在"抑郁"的问题，那么即使她在睡了一个好觉之后也会觉得疲劳。而她的失眠（尤其是清晨过早醒来）也可能和她的焦虑或惊恐发作没有什么关联。很多人都会动不动就用"抑郁"这个词来说明自己所有的问题，但是在露丝这个个案中，精神抑郁和类似惊恐发作这样的焦虑型障碍似乎都不适用。自我诊断和专家诊断之间的区别往往在于判断的主体对心理、社会、生物理论的理解程度存在不同——而这些理论却是DSM-IV-TR的分类依据。当然，有时抑郁的确会隐藏在惊恐发作和焦虑之下，而当惊恐发作的症状有所缓解时，抑郁又会冒出头来。在诊断惊恐发作时，我们还需要排除另外一个因素，那就是存在惊恐发作症状的个体不存在毒品滥用或一般的病理问题（例如甲状腺功能亢进症），因为这些因素也可能引发露丝所报告的种种症状。露丝最近确实曾做过一次体检——每个治疗师在最初进行评估时最好要求来访者能先去做一次全面体检，这绝对是明智之举。

DSM-IV-TR 是一种诊断的多轴系统，目前我只是给出了第一轴的诊断。用以诊断人格障碍或人格特点的第二轴也可能成为治疗的焦点所在。有时人们可能只存在第一轴或第二轴的问题，但更为常见的情况是，人们往往在这两个轴上都存在问题。在治疗的过程中，这两个轴也会对彼此产生影响。在露丝这个个案中，我认为露丝不存在第二轴的问题——尽管她确实存在一定的依赖性人格特点。按照行为主义治疗师的说法，露丝很难清晰地表达自己的观点，她甚至会接纳那些自己根本不愿意做的事情。露丝承认，她在教师这个职业——自己真正想做的事情——面前有些止步不前，这可能是她依赖性人格特点的表现——她很难独自计划或实施某项工作。露丝只显示出了三种依赖性人格特点，因此她还没有达到依赖性人格障碍的诊断标准。此外，治疗师还必须注意不要将处在露丝这个年龄阶段的女性的共同特点诊断为依赖性人格障碍。

第三轴中涉及的是她最近的医疗诊断结果以及她的超重问题。她身体方面的问题会和她在第一轴及第二轴中的心理问题产生交互影响，因此我们有必要将这些结果在多轴诊断系统中加以记录。例如，她的超重问题会影响她的自尊感，而她的自尊感也会影响她的体重。同样地，药物和心理治疗都可以处理她的惊恐发作问题。因此，所有健康领域的专家们都需要进行交流以确保治疗的效果。这个多轴系统则为这种交流起了个好头。

第四轴中包含露丝生活中的所有社交以及环境因素。据她自己的报告，她和丈夫、女儿之间的关系紧张。因此，在这个轴上，这些因素应该被记为露丝的主要支持系统存在问题。

最后一轴，第五轴——被用来描述露丝的整体机能水平。人们常用 GAF 量表进行评估。露丝存在中等水平的症状，比如偶尔的惊恐发作——影响了她正常的家庭机能，因此她在 GAF 量表上的得分应该在 51 ~ 60 之间。

DSM-IV-TR 中遗漏了一个重要的轴，那就是露丝的优势所在。露丝存在很多优势：她最近成功地获得了高等教育的学士学位，而她对自己现在的状况有很好的自知力并且极力寻找自己未来的方向。治疗当然会聚焦她的问题，但同时她的优势也会得到应有的利用和重视。因此在利用 DSM-IV-TR 系统进行诊断时，记录来访者的优势也是十分必要的举措。

重新浏览前面提到过的诊断结果，你能看出这些诊断存在着怎样的规律吗？你支持哪种诊断？为什么？如果你不同意某个特定的诊断结果，也请给出你的理由。在对露丝进行诊断的过程中，你应该特别注意哪些法律或伦理方面的因素？在什么情况下（如果存在这种情况的话）你可能会和她分享你对她的诊断印象？

本章对露丝的诊断程序部分的介绍相对比较简短。在此，我建议你将 DSM-IV-TR 作为辅助工具，因为它可以帮助你了解评估和诊断过程需要用到的分类体系和命名系统。

➢ 注释

[1] 本书和杰拉德·科里所著的《心理咨询与治疗的理论及实践》（*Theory and Practice of Counseling and Psychotherapy*，2009）都囊括了你将学到的种种理论。为了帮助你理解教授在后面几章对露丝的治疗过程，你可以到我的那些介绍理论的书籍中寻找一些背景性的信息：基本假设、核心概念、治疗过程原理以及每种理论的技术及应用。

[2] 对心理障碍分类的官方指南为《精神障碍诊断和统计手册》（第四版）——美国精神病学会（DSM-IV-TR）。DSM-IV-TR 对情绪以及行为障碍提供了详细的标准及分类方法，并对不同障碍的区别进行了介绍。除了有对神经质、精神病以及人格障碍的描述外，这个最新修订的版本还涉及了一些发展、药物滥用、情绪、性与性别认同、饮食、睡眠、冲动控制以及适应等类型的心理障碍。

第二章　精神分析疗法

➢ 导　言

在本章以及后面的大部分章节中，你会首先读到不同理论取向的专家们撰写的一个或多个治疗的片段，以此说明他们对露丝的治疗方法。这些片段能够从某种程度上体现每种理论方法的特点。之后我会以秉持该理论的治疗师的身份出现，并尽量保持该理论方法的核心精神，从而向大家呈现我在该种身份下对露丝进行的治疗过程。在每章中，我会对特定理论进行简单的概述，其中包含：①基本假设，②我对露丝进行的初步评估，③治疗目标，④为达成目标所需的治疗程序和技术。在介绍治疗过程时，我还将穿插一些小的治疗片段——其中包括我和露丝之间的对话以及我的“现场”评论——用以解释整个治疗过程及其基本原理。

秉持相同理论的治疗师的治疗风格也可能千差万别，请注意，在精神分析治疗领域和其他类似的理论取向中，并不存在“唯一正确的方法”。在跟进露丝这个个案时，我建议你尽力尝试从不同的理论观点来看待她的问题。这可以帮助你选取合适的概念和技术来形成自己的治疗风格。

作为治疗师，时不时地和同行们进行磋商绝对是个明智之举，因为这样做可以帮助治疗师了解治疗同一来访者的其他技术。在对露丝进行治疗的过程中，我就采用了这种方式。我将露丝的背景信息发给了每种理论疗法的知名治疗师，并请他们回答以下问题：“你如何评价露丝这个个案？”“在治疗中你可能聚焦的问题有哪些？”“你可能使用哪些治疗技术？”以及“你认为整个治疗过程应该怎样展开？”这些专家们的介绍将会使你获益良多。

➢ 精神分析疗法概述

精神分析疗法的主旨在于解决人们的内心冲突，从而最终重构一个人的基本人格。精神分析疗法并不限于问题解决和学习新行为的过程。在治疗过程中，个体将更加深入地探究自己的过去，其自我理解水平也将从中得到提升。

从精神分析的观点来看，所有的治疗技术都应该帮助来访者洞察自身，并将那些被压抑的经验内容重新带入到意识范畴之中，这样来访者就可以有意识地对其进行处理了。常见的技术有：收集生活史方面的资料、释梦、自由联想、对阻抗和移情的分析与解释等。这些技术旨在帮助提高个体的知觉能力、获得感性和理性的洞察力，进而开始对自己的人格进行重构。

当治疗师和来访者一致认为来访者已经澄清并接纳了自己的情绪问题，已经了解了自己现实生活问题的历史根源，已经能够把对过去问题的认识与当前的生活结合起来时，那么治疗过程就可以结束了。整个治疗过程的效果需要通过主观评价来加以评估，而这主要依赖于治疗师的评价，当然，来访者的个人感受在这里也有一定价值。而评价的主要标准有来访者在认知及情绪方面获得的洞察力以及他对移情关系的处理程度。

➢ 精神分析疗法专家威廉·布劳（William Blau）博士对露丝的分析

对露丝的评估

精神分析疗法的观点与概述 作为一名精神分析疗法的治疗师，我怀疑露丝对父母、兄弟姐妹以及她自己的叙述的客观性。此外，我还认为她在叙述中捏造作假的地方是探讨其人格问题的核心线索。我认为她的症状（焦虑发作、暴饮暴食、畏惧成功、畏惧被排斥以及在39岁后出现的年龄恐慌等）可以被看作是其无意识冲突的外在表现，而这些冲突则根植于她的童年记忆以及那时她发展出的必要的防御反应。根据她现在的智力和动机，我猜测她当前症状的加剧主要来源于她认识到在逻辑上说得通的东西与驱动其情感与行为的东西存在着巨大反差。我认为露丝出现了某种分裂（自我的不同方面出现了冲突）。这个冲突来源于两方面：她内在的某些部分迫切想要改变，但还有些部分则希望继续原有的模式——曾具有存在的必要性、能帮助她维持心理稳定的旧有模式。从我的观点来看，她的部分防御机制似乎已经进入到了适应不良的范畴，但是我认为只有在充分理解她为什么认定自己的防御机制有存在的必要性，理解她为什么认定自己的防御机制能帮助她维持心理上的平衡感之后，我才能给出最为有效的帮助。

和许多治疗师不同，我对露丝思考、感受和行为的原因很感兴趣。我并不注重为她的行为进行开脱，我也无意谴责他人的行为。但是我认为回答其生活中的“为什么”和“是什么”问题最能帮助她解决自己的问题。这种对来访者经历和行为原因的关注就是精神分析疗法和其他疗法最显著的不同。

揭示露丝过去的生活历史，将新的记忆内容填补进她的生活中，这就是我对露丝治疗的进程；尽管在治疗的最后阶段这种评估就不再那么重要了，但它还是会贯穿整个治疗过程的始终。

评估露丝是否适合进行精神分析疗法的治疗　在和露丝签订治疗协议之前，我需要确定她能否从精神分析疗法中获益，以及她是否有能力，是否能坚定不移地完成整个治疗过程。而测试她对精神分析疗法的需求也可以帮助我们理解她是否想要并需要理解自己神经症的潜意识根源。如果只是简单地帮助她识别错误信念的不合理性就能帮助她做出改变，那么精神分析疗法的治疗可能就显得多此一举了——说教性的认知疗法就足够了。然而，我猜想露丝并不知道自己为什么总采取存在缺陷的应对方式，她也不知道她在接受他人（或自己）的有利建议后为什么还是会持续受挫，并最终依然沿袭旧有的行为模式。

露丝的生活历史中确有很多因素能够证实她可以从精神分析疗法中受益。她的自传显示：她能理解自己生活的重要意义，她能意识到个性化是自己重要的目标之一；她有能力客观地看待自己；她对于消除症状的强烈需求足以帮助她进行改变——她的种种症状尚没有磨灭她的这些能力。

露丝可能会期望治疗师告诉她应该做些什么——这样，治疗师就扮演了父亲和童年所信仰的上帝的角色。在和她进行接触的过程中，我会让她明白精神分析疗法并不会像她预期的这样进行；然而，单纯这样做并不意味着就解决了这个问题。虽然在治疗前我们已经签订了正式的协议，但是我猜在后来的治疗过程中露丝还是会期望治疗师来主宰她的生活。而对这种移情的处理将一直处于治疗的核心位置。总的来讲，露丝的种种问题的确适合通过精神分析疗法来加以治疗。

诊断　对于某些障碍而言，精神分析疗法可能比其他的疗法更加有效，而还有一些障碍可能需要对具体的技术进行较大幅度的改变。从传统意义上看，基于症状所做的诊断结果存在一定的局限性，那就是这样的诊断限制了来访者形成治疗同盟的能力。但这种能力却是评估精神分析疗法的关键，并不取决于诊断。此外，基于 DSM-IV-TR 的诊断往往无法传达来访者以及来访者问题的本质。从诊断角度出发，最为关键的一点（前提是确定露丝没有自杀或伤人的倾向）就是探讨其种种症状的生理因素，进而确定她是否需要进行药物的辅助治疗。

露丝报告的不快乐感可能是她对抑郁感的表达，而除了心理治疗之外，她的抑郁也可以进行药物治疗。尽管她目前的症状似乎还不符合重度抑郁症的标准，但是如果她在至少两年的时间里“一天中大部分时间都有抑郁感，且抑郁的日子明显比不抑郁的日子多”，那么我们在诊断时就要考虑她可能存在 DSM-IV-TR 中的精神抑郁障碍了。她的惊恐发作可能和其心脏状况有关，而她其他的心理生理症状则可能同时具备心理和生理的基础。在 DSM-IV-TR 系统中，露丝的情况符合以下诊断标准。

300.01：不伴有广场恐怖症的惊恐障碍

313.82：认同问题

以我的观点来看，以上这二者都无法传达出露丝在其自传以及其初诊表格中的特点。DSM-IV-TR 诊断只是将来访者的症状群进行了具体化，但并没有深化对来访者作为一个活生生的个体的理解。

惊恐发作是惊恐障碍中的核心要素，如果需要在初期对这些问题进行处理，我更加推崇心理生理的治疗技术和生物反馈技术，而不是单纯的精神分析治疗。DSM-IV-TR 对于惊恐障碍的诊断不外是伴有 / 不伴有广场恐怖症的两种。我之所以做出“不伴有广场恐怖症”的诊断，是因为露丝并没有报告自己害怕旅行或对处于人群，或对其他类似的社会或封闭性环境抱有恐惧。

DSM-IV-TR 分类方法对认同感障碍仅限于内容上的描述。然而，露丝的问题并非只是简单的 DSM-IV-TR 中所说的“临床障碍”，这种说法忽视了露丝所遭受的痛苦程度。这个真实的、活生生的露丝混合了神经质症状以及对自身存在的焦虑感。

露丝的症状似乎正处在一个极其关键的阶段，并且还可能进一步衍生出进食障碍、反恐惧的冲动行为、泛化的焦虑障碍、身心转换障碍以及上面谈到的广场恐怖症和精神抑郁等问题。露丝在建立自我感上的困难表明个性化将成为治疗中的一个重要目标。我认为她身上不存在精神病的症状，而她在基本现实检验*中的测验结果也十分稳定。因此在治疗过程中她可能出现一定程度的退行，但是应该不会出现精神病突然发作的危险。

在对露丝进行治疗时的关键问题和主题

内心冲突与对童年经历的压抑　作为一名秉持精神分析理论的治疗师，我扮演起了一位侦探的角色，我尝试挖掘那些被露丝深锁在潜意识中的过去的秘密。尽管我所秉持的理论能够指导我去探索那些可疑的领域，但是露丝的心灵和她的秘密都专属于她自己，最终只有她才能通过自己的勇气和知觉知道自己生活的真相。

我怀疑露丝和她父母（也许是她的兄弟姐妹）之间的性心理关系问题至今仍然是她内心的核心冲突。在弗洛伊德有关健康发展的经典模型中，她童年应该经历过（对父亲的）性吸引过程，并最终转化为她对其他男性同伴的正常异性吸引；同样地，她因对父亲的感情而产生出了对母亲的竞争感，而最终这种感觉被她对母亲的认同感所取代。此外，在理想的状况下，她也应该经历过对父母亲约束的反抗期，而这种反抗在她如厕训练和青春期阶段会尤为显著。

在现实中，露丝表面上似乎回避了这个正常的反抗过程，并且压抑了自己的性要

---

* 现实检验——对外界进行客观的估价，并适当地区分外界和内心世界，区分自身和非自身的过程和能力。如果一个人没有这种能力，就会造成对现实的歪曲。自我防御机制意味着个体无意识地以自欺的或歪曲现实的方式来看待现实，从而回避对现实的检验或考察。严重妨碍现实检验的防御机制有否认、外投、幻想和压抑等。过度采用这些防御机制说明个体的自我功能严重紊乱或知觉和记忆功能出现障碍。——译者注

求，仅仅扮演了第一个约会过的男人的妻子。虽然她遵循了固定的模式：以母亲作为自己的榜样并和丈夫生下了孩子，但显然，她放弃了对于性、反抗和同一性的抗争，只是将这些冲突搁置一边任其发展。在她的回忆中，父亲是一个严格、信奉正统基督教的教徒，而她的母亲则是一个“挑剔”的人。我对于露丝童年记忆中对父母的印象抱有极大的兴趣。她父亲如何处理自己对孩子们的感觉呢？他那冷漠的面具下是否隐藏了露丝直觉到的乱伦感？这些情感是否曾经表现出来过？

从弗洛伊德的观点看来，父亲对露丝“扮演医生”的这种严厉反应可能反映了父女关系中的俄狄浦斯 / 恋父情结的成分。事后父亲连续几周拒绝和露丝交谈可能反映的是父亲的嫉妒心理而不是简单地对儿童性游戏的排斥——我们可以从她父母一直严加管束子女们，直到露丝高中毕业后才允许她有迟来的约会这一点中看出来。露丝希望通过排斥母亲（照顾自己年幼的弟弟妹妹）来获得父亲的赞许的做法也能证明其父女关系中的俄狄浦斯 / 恋父情结的成分。露丝将父亲对于性行为的过度排斥内化到了她自己的观点体系中。

如果这些假设都成立，那么治疗的主题可能就是要让露丝重新体验自己对父亲的那种带肉体成分的依恋以及父亲对她的反应。当她能充分回忆起、接纳并“拥有”这些被自己压抑的感觉时，她就能将自己从潜意识水平上对这些问题的执着中解放出来了。她可以坦然面对自己成年后的性行为，而不再苦于害怕这种行为会遭到扭曲或责备。

尽管在这个案例中没有显著证据表明露丝家庭中存在性虐待的问题，但是家庭动力学似乎显示露丝父亲可能出现过乱伦行为，而这一记忆则可能被露丝深深压抑着。更可能的情况是露丝父亲并没有将这种乱伦感受付诸行动，但是这种感觉如此强烈，以至于形成了反作用和投射的防御机制，并将露丝的性行为（而不是他自己的）视为应备受谴责的事物。露丝母亲的嫉妒反应和我们上面谈到的父亲的行为相一致，但是如果性虐待确实存在，那么母亲的反应可能会更加病态（更有破坏性）。

双亲和孩子的俄狄浦斯情结被认为是正常发展过程的产物。然而，和这些感受或经历相关的强烈的冲突和内疚感在寻求治疗的来访者中十分常见，并且大部分情况下这种性骚扰的的确确发生过。

除去在治疗中要挖掘这些真实记忆的细节和被个体隐藏的感觉外，秉持精神分析疗法的治疗师还会特别关注这些早期生活所引发的心理创伤，对于这些可能与其家族秘密相关的创伤，来访者可能需要通过压抑、否认以及抑制来帮助自己摆脱。在露丝这个个案中，露丝被父母强制性地隔离起来，因而缺乏正常的社交关系——至少在其约会状态中可以看出来，这一点可以进一步证实其家族秘密是露丝神经症问题的核心。整个家庭可能通过这种隔离正常的社交关系来隐藏那些不能说的秘密。虽然近亲乱伦往往是最为常见的被隐藏的问题，但是其他“想都不能想的”秘密——家庭成员潜在心理问题、同性恋或酗酒问题——也有存在的可能。

露丝在多大程度上将这些原生家庭中的问题带进了自己现有的家庭中？她对丈夫的描述仅限于他不是什么样的（那些不像她父亲的方面）以及他对她的排斥（如同她的父亲曾经对她的排斥）。她是否完全了解自己嫁的这个男人，还是说他只是她生活中那个真正男人的替代品？

她丈夫对她的拒绝究竟是他人格上的问题还是说他只是露丝问题的受害者？她对女儿詹妮弗的反应很可能和露丝自身反抗的失败经历有关。通过帮助露丝接纳被自己所压抑的童年反抗经历可以很大程度上帮助她改善和女儿的关系。

症状和精神动力学

精神分析将心理症状看作解释个体潜在心理动力问题的线索。探讨个体的严重症状十分重要，因为这些症状可以提示来访者的生活中出现了问题。而其他的症状——尤其是那些长期的慢性症状——可能会对治疗起到干扰作用，甚至可能严重影响个体的机能，有时甚至会造成厌食等严重威胁来访者生活的结果。

露丝的症状可以通过精神分析取向的疗法进行治疗。我会使用精神分析的理论帮助露丝了解她的焦虑在自己生活中造成的影响，并帮助她找到控制焦虑的办法。我认为露丝现有的焦虑和以下问题有关：在露丝接受的早期教育中，她的父母都认定个性化（从人际关系上来看）是一个可怕的问题；因此，现在任何具有个性化的行为倾向都会引发露丝的焦虑。于是，她不仅害怕自己会做出冲动的行为，还害怕独立做决定，她既希望做自己生活的主人又希望治疗师能帮助她做决定。

露丝的饮食问题也许满足了她对情感的需要，精神分析会通过探究其起源问题来对此进行解决。在个体发展的早期阶段，口唇满足是释放利比多能量的主要途径。如果来访者在这期间遭受了剥夺，那么与这个阶段相关的症状就会出现。如果露丝的问题属于这种情形，那么她在成年之后将会一直执着于在儿童阶段没有得到满足的问题。

露丝的体重问题也存在心理动力方面的问题。超重问题可能会使她感觉自己缺乏性吸引力。因此，她可能不愿意面对性方面的问题。露丝越来越不愿意离开家门可能意味着她担心遇到会威胁其婚姻的人。这一症状与她超重的动力学因素相一致。

身体症状以及焦虑问题的恶化此时成为了促使露丝寻求帮助的催化剂。精神分析疗法对于这些症状的解决方式是探索每种症状的“继发性获益*”——某个症状可能保护来访者不受内心冲突的伤害。例如，头痛可以作为不和丈夫发生性关系的好借口，同时也可以成为露丝避开那些可能威胁其婚姻的社交关系的托词。

精神分析疗法可以治疗露丝的症状，但是这种疗效必须建立在充分解决露丝心理问题的基础之上。一些症状可以通过其他（非精神分析的）疗法以更直接、更经济的方式得以解决。但当来访者既希望了解自己的症状又希望解决自己的症状时，当症状的“继发性获益”导致其他直接治疗方式的失败或导致旧症状消失但转而出现新症状时，精神分析疗法的作用和疗效将凸显出来。露丝有着多重症状，她还希望能客观地审视自己的生活，因此精神分析疗法可能要比其他只聚焦症状解决的疗法更为有效。

露丝也可以考虑选择短期治疗。我认为短期分析治疗是一种针对独特的来访者可以选择特定的目标接受治疗的方法。虽然短期分析治疗的疗程较短，并且治疗的协议也和长期治疗有所不同，但是它对治疗师和来访者都有严格的要求。短期治疗是一种专业治疗方法，它与那些应保险机构要求而强行限制治疗时间的治疗完全不同。这种对时间的限制实际上和精神分析理论以内省为核心的主旨并不一致。精神分析疗法中的内省需要来访者经历一定的治疗性退行，然后在治疗关系中“解决”种种被扭曲的问题，如果过早结束治疗过程，这种退行可能会对来访者造成伤害。

下面我介绍一下支持及内省的治疗技术。如果我们要对露丝的治疗次数加以限制的话，我只好修改我的治疗技术，从而强调其中的支持性成分并将退行的成分减到最小。支持性的治疗对露丝而言十分适用，即使在对治疗时间加以严格限制的情况下也是如此。如果露丝会根据自己的需求而周期性地继续治疗的话，这种技术的价值将更加明显。露丝和我会在治疗开始时就对治疗次数的限制问题达成一致，我的职责就是

---

* 继发性获益——指利用症状操纵或影响他人，从而得到实际利益。——译者注

要确保来访者明晰所有和治疗过程有关的限制问题。

在可随意终止的治疗中，会有第三方支付人周期性地决定来访者是否需要继续进行治疗，这和内省取向以及支持性分析疗法均相悖。按照外部机构的随意想法来终止治疗过程会对来访者产生极大的伤害，这种治疗的终止会让来访者感觉自己被放弃，来访者可能会潜意识将此等同于治疗师的背叛与敌意。

治疗技术

精神分析理论取向的疗法与精神分析　对露丝而言，我认为符合其情况的治疗方法是精神分析理论取向的治疗方法，而非精神分析。这并不意味着理论和方法之间存在不一致性；精神分析的心理治疗是一种分析性的疗法，它和经典的精神分析相比，其优势与弱点兼具。在经典的精神分析理论中，治疗师会采用“空白屏幕”——治疗师－来访者之间的关系被弱化，治疗师将自己作为一个空白的屏幕，而来访者则可以将自己的感情、经历、想法投射到这个屏幕上——这样做可以促进来访者对治疗师的移情，来访者会将治疗师看作自己过去生活中的某个重要他人。

而以精神分析疗法为导向的治疗师并不需要这种空白屏幕的技术，可以减轻来访者的受挫感、允许治疗师采取更为灵活而又富有弹性的治疗技术，价格相对便宜，用时相对较短并可以为来访者的防御机制提供较好的“支持”。因此，这往往是治疗师的首选。相对精神分析而言，这种疗法的缺陷实际上和其优势息息相关。技术上的灵活性会导致预期的不明确，由于没有使用空白屏幕技术，来访者与治疗师之间的移情关系会被其现实关系所侵扰，因此来访者人格中的很多方面会无法得到解决。

例如，假设在治疗过程中，露丝正躺在长椅上进行自由联想，她说她认为我对她的一些行为和感受并不赞同，这时我就有理由确信她此时把我当作了她生活中的某个人。相反，如果她在面对面咨询的过程中提到类似的问题，那么可能是我的非言语行为（或者之前任何类型的自我暴露）让她发现我确实对她的行为和感受有（有意识或无意识的）不赞同倾向。我可能永远也无法知道她的这种想法究竟是移情反应的结果还是针对我真实行为的真实反应。在精神分析理论取向的疗法中，我必须时刻记住一点：我和她所有的交流都将同时对我们之间真实的关系和“假想”关系产生影响。我在现实关系中可以提供支持、给出建议或针对一些个人经历来分享我的观点，但是同时我却无法对她提供的信息进行分析。

尽管这个模式可能会帮助我得到较好的治疗效果，但是我必须时刻注意我和露丝之间的互动对她而言会有怎样的意义。例如，如果我对她的某个行为或目的并不赞成，那么我有理由相信：如果我没有表达出对她行为或意图的不赞成，她就会假设我赞成。因此，尽管在治疗过程中我可以自由地使用真实关系和“假想”关系，但是我却不能在这两种关系中摇摆不定——这会给来访者造成伤害。

治疗协议 我会尽量和露丝达成一份清楚的治疗协议，其中包含治疗的目标、费用、可能存在的风险因素以及对治疗理论和方法的简要介绍。身为一名精神分析的治疗师，我深知治疗中的经济原则——无论是其中的报酬问题还是整个治疗所花费的时间和精力都无法和治疗的过程及结果分离开来。因此，我会将所需的报酬列出来，其中包含分析的准则——取消治疗也要交纳费用。在治疗开始时，这份关于费用的协议就会让露丝了解自己在整个治疗中的责任。之后，她对我提出的额外要求就会释然一些，而我也可以在“假想关系”中向她解释我的要求。

一般来说，以精神分析为取向的治疗每周大约两三次为宜，而每次大约持续50分钟，但我和很多来访者每周只会面一次。在协议中，如果我和露丝在未来六个月中有已经计划好的休假，那么这一点也需要加以注明（在很快就去休假之前并不适宜开始治疗）。

协议中还会包含其他一些内容：保密原则（以及什么情况下可以打破保密原则），在什么样的危急情况下露丝可以来找我寻求帮助，或者在什么情况下露丝可以在治疗间隔和我联系。此外，其中还包含要求她避免在治疗期间做出重大决定的警告。她的情况显示她希望治疗师能帮助她做决定，而我也担心她在经历治疗过程的退行阶段时会有冲动做出决定的可能。和很多其他精神分析治疗师不同，我允许来访者在治疗阶段间隔找我寻求帮助。露丝有抑郁的症状，我鼓励她在感到症状恶化时寻求我的帮助。对于那些存在自杀倾向的来访者，我还会建立额外的协议（通常是书面协议），要求他们在发现症状恶化时及时和我联系。

自由联想 自由联想是精神分析的首要技术，并且是对来访者的“基本要求”。在我对露丝的治疗过程中，我会时不时强调自由联想技术的重要性，尤其当她觉得无话可说时。然而，除了自由联想之外，我们还会有言语上的交流，即使在治疗的初始阶段也是如此。我会经常引导她对自己的梦境进行联想，对其当前生活进行联想以及对其过去经历——尤其在治疗过程中新出现的童年回忆——进行联想。

梦境、症状、玩笑和口误　梦境一般被认为是通向潜意识的“康庄大道”，我会鼓励露丝报告自己的梦境以及她由此产生的联想。作为一名以精神分析理论为取向的治疗师，我会在两个层面上来对露丝的梦境进行定义：显相和隐义。精神分析理论假设每个梦境均是潜意识经过编码后产生的结果，而这些结果可以通过我的解释来揭露其潜意识的愿望以及来访者对其真实愿望的伪装过程。

梦境的隐义可以通过理论分析得出，但是梦境要素的解释只有在她对自己梦境象征进行自由联想后才能得出。

除了梦境之外，露丝症状的潜在意义也只有经过她的主观分析才能被了解。她当前的症状、她的阻抗、她的回忆以及她的自发性错误（口误）是理解她潜在动力的线索。在口误中出现的字词错误是有特定含义的，而其在治疗中出现的玩笑或双关语也是有特定含义的。

对阻抗的解释　我会先对阻抗进行解释——我会先对特定内容的阻抗进行解释，之后才是针对阻抗内容的探讨。我认为所有准确的解释都将对其防御机制造成冲击，她会把这种解释看作是对自己当前生活现状的威胁。因此我会很小心地选择解释的时机——当我确定她已做好接纳这些解释的准备时，并且当我认为我给出的解释具备一定的准确性时，我才会进行解释的工作。此外，我还会遵循这样的原则：猜测和推论性高的解释应该在治疗的后期阶段——也就是，只有治疗同盟形成、我们彼此已相互信任的时候——做出。早期治疗阶段的解释应该尽量避免出现推论的成分。例如，让我们来看看下面两种解释：露丝在其自传中提到父亲的内容远多于母亲——推论性内容很少；露丝超重问题实际是为了逃避性行为——推论性内容成分较大。

很多解释——尤其在治疗的后期阶段——往往会和其移情反应有关，这些与其移情反应相关的解释一般更有助于露丝在治疗关系中解决自己的早期冲突。让我们看看以下的简短对话——以露丝当前问题为起始，然后挖掘到她的过去经历。

露　丝：我担心自己只是在治疗过程中逃避而已。对我而言，这简直是一种放任，我应该把你的时间花费到解决问题上，而不是像现在这样想到哪儿说到哪儿。

治疗师：那你是如何逃避的呢？

露　丝：我并没有付出什么努力，我告诉自己我要去赴一位医生的约，但是作为医生的你只是倾听，而我也只是在被自己的想法牵着鼻子走。

治疗师：在医生这里游戏不可以吗？

露　丝：当然不可以，这是一份严肃的工作，我们不是在游戏。如果我只是想玩玩，我是不会来找你的，布劳医生。

治疗师：你的父亲过去曾连续几周不和你讲话？

露　丝：都是医生游戏惹的祸！难道我对现在这种探索自己想法的过程仍负有罪恶感？我的父亲如果知道我在和你探讨这些想法的话，他一定会大吃一惊的。

治疗师：他会做何反应？

露　丝：他会……嗯，我只记得他当时的样子，他满脸通红，说话结结巴巴，满脸是汗，他因为我犯的罪过而惩罚了我。

治疗师：因为你的什么罪过？

露　丝：也许是他的罪过。当时，他认为我是个坏女孩，可是那时我其实对性还一无所知。也许他认为我对性感兴趣的这个想法让他觉得罪恶或内疚什么的吧。

治疗师：但是你却是那个被惩罚的人。

露　丝：是的，我因为他自己的想法和感受而受到惩罚，并不是因为我真的做错了什么。

在这个例子中，我猜测露丝对“医生”“游戏”的焦虑可能和其童年记忆——她因玩医生游戏而受到惩罚——有关。如果她能接纳自己的这些联想，那么这会对促成她最终的内省大有裨益。

即使是最好的解释也只是一种提供给来访者的选择。过早进行解释可能会造成破坏性的结果，哪怕是正确的解释。作为一名治疗师，我对于露丝的想法、感受、记忆、梦境以及幻想抱有开放性的态度，我也不会对其过去的经历、想象或回忆的真实性进行解释。尽管我会使用我的猜测来帮助她释放那些被压抑的记忆，但是我不会把我的猜测作为一种事实强加给来访者。和其他精神分析治疗师一样，我认为对露丝的症状、梦境、幻想存在很多种正确的解释方法。我会让自己的解释尽量囊括那些有意义的真相，而不是仅仅对其生活进行描述。

移情与反移情　露丝在治疗中可能会同时收获满足和痛苦两种感受。我们将所有的注意力都放在她的生活上，我会把她所有的需求、愿望、不满、梦境、幻想以及其他对她而言重要的事物都看作是有意义的。而她占据整个治疗的核心地位——这是她的时间，我只会不带任何批评的眼光去聆听她，不会强迫她以我的角度来看待事情，她也不需要做任何事情来取悦我，我会对她进行持续的积极关注，这显然和她生活中的其他人有所不同——在她的生活中，别的人要么只知道向她索取，要么只知道批评她，至少也会要求露丝像他们对她的兴趣那样，以同样的程度去关心他们。

但是治疗过程中也有让她感到痛苦的成分。露丝需要帮助，而我所做的似乎只是在倾听，然后根据她的叙述时不时地提出问题或做出评论。我是不是喜欢她？还是说我只是因为她付了费用而装出对她感兴趣的样子？这些怀疑都将充斥在她的头脑中。而治疗到底什么时候才会对她有所帮助？她什么时候才能解决自己婚姻和生活中的问题？这些又都是让她痛苦的地方。

因为治疗过程中苦乐兼具，因此我们不难想象，露丝会对我爱恨交加。此外，她还会将她对某个让她满足或痛苦的重要他人的态度“迁移”到我的身上。因此在治疗开始时她会把我当作她的父亲、母亲或其他重要他人而做出反应。

治疗过程的轻松气氛会让露丝经历一定程度的退行——会像个孩子似的充满依赖，会直率地表达自己的想法和感受而不怕遭受任何批评。我负责主导整个治疗过程的分寸，而她只需要不停地谈下去。我的精神分析治疗师角色将会鼓励她的退行；而我与她在现实关系中的互动——比如，我会表达对她的同情——则可以使这种退行具有更高水平的意义。

露丝的过去经历还在如影随形地对她现在的生活和人际关系造成影响，甚至会如阴云般一直笼罩在我和露丝的互动过程中——因而会造成更严重的影响。但是因为这种投射到我身上的扭曲是在受到控制的人际环境中发生的，因此能够通过解释而得以解决。治疗过程提供了一个框架，而她的冲突则可以在这个框架下得以暴露并被充分理解——这种理解并不限于智力水平上的反思，还包括更深层次的内容——理解她的冲突如何影响了她对我以及治疗关系的直觉和感受。我对露丝的经历——包括她内心最黑暗的恐惧和冲动——不带评判的接纳为露丝提供了一种模型，她可以通过这个模型学会完全地、不带罪恶感地、不带任何附加条件地接纳自己的这些部分。我相信这种“彻底的接纳”是有治疗作用的，而且也是个体进行积极改变的必备条件。

治疗关系对治疗师和来访者而言都是一把双刃剑。我的任务不仅在于掌控治疗的过程，我还需要控制自己对治疗关系产生的感受。露丝身上有我喜欢的部分，但也有我不喜欢的部分。她的这种依赖性既让人觉得可爱又使人厌烦。对于她投射在我身上的积极态度而言，我似乎没有什么感觉；但是当她将一些消极态度投射在我身上时，我会立刻觉得受到了伤害。不过，我必须严格控制这些反应并将它们最小化，从而将注意力放在确保自己的积极关注能持续提升露丝的自我理解和个性化水平上。虽然她可以向我提出任何的要求，但是我必须拒绝她在现实生活中提供的任何回报。

有关治疗技术的理论帮助我形成了自己的观点，而过去的治疗经历也对我大有帮助。我曾经接受心理治疗的经历可以帮助我从来访者这个不同的角度来理解整个心理治疗的过程。同时，这也会让我了解到自己的有些冲突可能会影响我作为治疗师的工作能力。不过，尽管我有着丰富的知识和经历，但我并不是个十全十美的治疗师。从某种程度上讲，我也会在不经意间让我的内在感受和冲突扭曲了我对露丝的知觉，比如我可能会把自己对重要他人的观点投射到了露丝的身上——我经历了反移情。尽管我可以将反移情的影响效果降到最低水平，但是我却永远也无法彻底消除它。因此，为了将我的反移情对治疗过程的消极影响降到最低水平，我对自己在治疗过程中产生的感受和反应进行了控制，并在固定时间和我信赖的同事探讨我对露丝的治疗过程——其中就包含这些感受。在我看来，主动把自己的感受和治疗工作与同事一起进行磋商是个明智之举，因为这是一个可以评估并削弱反移情破坏作用的好方法。如果在探讨对露丝的某项治疗时我感觉不舒服，那么我猜可能是反移情在起作用。这种磋商必须遵守保密原则，这就需要我对她的相关信息进行回避或改动。如果我怀疑反移情会对治疗过程产生潜在的消极作用，那么我可能会将露丝转诊或者在督导的监督下继续我的治疗工作。

我对自己反移情反应的审查过程也能够帮助我加深对露丝的理解。我的潜意识反应能够帮助我理解露丝的动态性，也能帮助我理解他人对她产生的反应。反移情如果得到良好的理解和控制，那么同样可以在治疗中被加以利用。我自己本身对反移情感受的监控过程其实也是临床上了解来访者的重要信息的来源渠道。

反移情的某些方面还可能和治疗师选择艰巨的心理治疗工作的动机有关。当我努力帮助露丝摆脱过去给她的生活造成的巨大阴影时，我会将我对阴影以及为消除这一阴影所需的“魔法”的理解加入其中。当我开始这项任务时，我可能有出现反移情的危险——想要成为拯救他人的英雄，而这种做法却可能会强化她的依赖性并拖长其退行的时间。但是从某种程度上讲，在我选择做心理医生这一行业时我可能已经选择了这种“英雄”的角色。因此，通过成为露丝心目中的那个英雄，我其实实现了自己的需要(可能并非无意识的)。但是如果我希望通过成为一名好的心理医生而成为英雄，我就必须在治疗开始时断绝自己想要成为英雄的想法。[1]

➢ 杰拉德·科里用精神分析疗法的观点对露丝的分析

基本假设

当我以精神分析的观点来对露丝进行治疗时，我会将弗洛伊德的心理性欲发展理论观点以及埃里克森的心理社会观点作为我的理论基础。而我的工作也在某种程度上受到了当代精神分析理论趋势——自我心理学以及客体关系理论——的影响。我这种不限于弗洛伊德理论的治疗过程恰好说明当代的精神分析是一个与时俱进的体系，而非一种封闭、静态的模型。

心理性欲发展理论是弗洛伊德的传统精神分析理论中的一部分，它强调的是个体在其生命最初六年间的内在冲突。这一个理论认为：在这特定的年龄阶段，个体特定的性冲动和攻击冲动将被抑制——因为如果它们进入到个体的意识状态中，个体会因此产生高水平的焦虑。虽然这些记忆和经验在潜意识状态下被个体压抑了下来，但是它们在后来会对个体的人格和行为产生巨大的影响。

埃里克森所创立的心理社会理论强调个体的人格发展会受到社会以及文化因素的巨大影响，人类的发展存在连续性。在个体生活的各种不同阶段，我们会面对如何平衡自身与社会之间关系的巨大挑战。在每个生活危机或转折点上，我们都面对着一个周期性的循环：要么成功地解决它们，要么无法解决它们。如果我们没能解决某个冲突，那么这一冲突将在特定的时候给我们带来固着或被困住的体验。如果我们固着于早期阶段未能解决的冲突，那么这将导致我们难以完成成年后的心理社会任务。虽然这种失败并不一定会让我们永久地被固着所困，但是我们的生活将在很大程度上受我们在这些阶段所做的选择的影响。

近年来，精神分析理论中的主要代表人物有玛格丽特・马勒（Margaret Mahler）、海因茨・柯胡特（Heinz Kohut）以及奥托・科恩伯格（Otto Kernberg）。当代的精神分析主要强调自我的起源和转换、自我与他人的分化、自我与他人的整合以及早期发展因素对后来发展的重大影响。其中，个体的发展遵循着特定的过程——从对自我的知觉扩大到对他人的知觉。一旦个体建立起了自我－他人的模式，那么这种模式将对后来个体的人际关系造成深远影响。个体的发展可以被看作是一种个体与他人的分化过程，而个体的当前行为是其早期发展阶段所形成的人际关系模式的再现。

在露丝这个个案中，我假设她的早期发展对她的问题而言具有重要作用，她现在的人格问题深植于她在童年期所抑制的那些内在冲突。精神分析理论有关发展过程的观点可以帮助我了解露丝当前的机能问题。借用柯胡特的观点，我推测她的心理创伤源于她的童年，她的防御机制则是她用以避免再次被这些创伤所困的尝试。我希望能找到这些新创伤与旧创伤的交织模式。因此，我特别希望能探讨她的童年情绪创伤是如何造成她当前的痛苦状态的。因此我的大部分治疗工作都将用来处理这些早期的创伤。

对露丝的评估

我对露丝的评估将基于以下几个方面内容：我在开始的几次治疗中对她的印象、她的自传以及她的初诊表格。从治疗的角度来看，她和父母之间的关系在此具有重要的作用。她把她的父亲说成是“冷漠、独裁而严格的”。我认为她对父亲的感觉影响了她现在对所有男人的观点：她担心无法取悦自己的丈夫也来源于她对父亲的感受，她现在希望从丈夫那里获取的东西也和她的父亲有关。我认为她会按照对父亲的反应方式来对待我。而露丝可以通过这种对我的移情而逐渐认识到自己当前的抗争与其早期经历之间的关系。例如，她担心无法取悦自己的丈夫约翰，并担心他可能离开自己。如果约翰真的离开了她，那么这就重现了当年由于她没能满足父亲的期望而导致父亲对她的心理拒斥的结果。正是因为她害怕约翰会离她而去，她才不敢站出来向约翰提出自己的要求。她正在保护自己不受丈夫的伤害——这一伤害就如同当年她父亲给她造成的伤害一样。

从性心理发展的观点来看，我感兴趣的是露丝的早期经历如何影响她现在对性的观点。在处理她对性的观点和感受时，我们应该从她父亲当年发现她在进行性实验——玩“医生游戏”——时的反应入手。在童年及青春期时，露丝为自己对性的感觉深感罪恶和内疚。她将父亲对性的很多严格观点都内化了进来。因为她父亲对她不断增长的性意识表达出了否定的态度。因此露丝便将自己对性的感觉看作是邪恶的，她的身体和性快乐都成了“肮脏的东西”，而她自己对性的好奇心也成了令人无法接受的事情。于是，她对性的感觉变成了令她备感焦虑且生气的东西，于是她对这种感觉进行了严格控制。露丝在这个年龄建立起来的对性的否认一直持续到了她的成年生活，并且还引发了严重的冲突、内疚、懊悔和自责感。

如果要从心理社会的观点来探讨露丝的问题，那么我们就必须探讨她当前心理问题的性质。露丝从未建立起对世界的信任感。当她还是婴儿的时候，她就学到了这样的观点：她无法指望从别人那里得到被爱和被需要的感觉。她在整个童年早期都没有得到他人的爱，这种剥夺使她现在觉得自己根本不值得别人去爱。童年早期的任务是建立自主性，而这对个体形成自我控制以及应对外界的能力而言至关重要。在露丝这个个案中，她迅速地“成熟”起来，他人似乎并不把她当作一个孩子来看待，人们只希望她能照顾好弟弟妹妹们。虽然作为一个孩子，她看起来似乎是“成熟的”，但是实际上，她并没有完成自主的任务。

从当代精神分析的观点来看，露丝只有在产生了适合的依赖感和依恋感之后才能达到真正意义上的独立。这就意味着她在独立的同时还必须允许自己仰赖他人。然而，露丝从未感觉到自己对父亲的依恋，父亲对她而言只是个冷漠的人；她也从不曾感觉到对母亲的依恋，她只感到了母亲对自己的排斥。如果她要发展出真正的独立感，那么她就必须获得家人对她的情感支持——这正是她所需要的。但是这种支持似乎从未出现过。在上学期间，她在社交关系中就觉得自己低人一等，在性别角色认同方面也是一片混乱，也不愿意面对新的挑战。到了青春期，她倒是从未经历过认同危机——因为她从未提出过这样的问题。她不假思索地接受了别人赋予她的价值观。从某种程度上讲，她只是在按照父母的设计去完成自己的青少年阶段。她从未尝试过自己做决定，也没有尝试过自己去寻找生活的意义。而成年之后，她开始设法脱离她一直信奉的正统基督教，然而她却无法从这种脱离的内疚感中挣扎出来。她仍然在为获得父亲的赞许而努力着，她仍然没有用新的价值观取代自己所摒弃的原有价值观。现在，她生活的核心问题只是在于想方设法填补孩子们离开家庭之后的空虚。

精神分析理论可以帮助我们理解露丝用以控制焦虑的方式。她通过不假思索地接受父母严格的道德观来作为主要的自我防御机制——因为这似乎可以抑制自己的冲动。此外，她还在究竟做“好女孩”还是“坏女孩”上似乎有些摇摆：她通过为别人服务而获取对自我和他人的控制感，而当她享受自己的快乐时——比如玩“医生游戏”——却又失去了对自我的控制。当她照顾自己的孩子们时她觉得自己拥有了控制感，而当孩子们离家后她觉得自己又失去了控制感。而除去这种空巢综合征*外，她还在是否离开家庭这个安全的港湾出外谋求工作这个问题上充满了困惑。因为她在究竟是做自己生活的主人还是继续做他人的仆人上犹豫不决，焦虑感便油然而生。这种焦虑感正是我们治疗的核心所在。

治疗目标

我们治疗工作的目标就是要让露丝逐渐深入地挖掘自己潜意识中的内容。这样，她将可以使用来自潜意识的信息指导自己的生活，而不再被她的防御机制所驱使。治疗将旨在促进她自我的整合和发展。她原来否认的自我的各个不同部分将彼此联系得更加紧密。而这种建立认同感的理想结果便是获得具有自主性的自我，个体将充满自尊感、自信感并学会亲近他人。

治疗程序

我估计治疗工作的主要精力将被用来处理露丝的阻抗——至少在治疗的开始阶段

* 单从字义上讲，空巢就是“空寂的巢穴”，比喻小鸟离巢后的情景，现在被引申为子女离开后家庭的空虚、寂寞的状态。换句话说，空巢家庭即是指无子女共处，只剩下老年人独自生活的家庭。——译者注

会是这样。尽管露丝是自愿参与治疗的，但是还是存在一些障碍可能阻碍到她的进步。多年来，她已经学会了熟练地运用防御机制保护自己免受焦虑的侵扰，让她放弃自我防御将会是一个十分艰难的过程。我们已经看到，她的主要防御机制便是压抑和否认。但机会是她具有探索自己的无意识动机和需要的矛盾心理。仅仅了解无意识冲突的性质并不代表治疗就大功告成了，最困难的地方并不在于了解这些冲突，而在于帮助她探索并解决这些冲突。

我估计在治疗中我将会“变成”她生活中的一个重要他人——我认为她会将一些强烈的感情（有好有坏）投射在我身上。她可能会在某种程度上将她和父亲的关系转移到和我的关系上来。而处理这一移情的主要步骤有两个：一是鼓励这种移情的发生；二是当她对我出现这种移情时，我们将处理她过去与重要他人互动的行为模式。第二个步骤是整个治疗的核心所在。处理意味着要对她的行为进行不断的解释并帮助她战胜自己的阻抗，这将能帮助她解决自己的神经质模式。虽然我不会采用空白屏幕技术——因为这会让我显得神秘莫测——但是在治疗中，我猜来访者可能还会把一些未被满足的需要投射到我身上。她可能会在这个过程中重新体验到自己童年时的感受。她对我的看法和反应将构成治疗的大部分内容，因为这种移情材料很有探究的意义而且它也能帮助露丝更好地了解自己。

治疗过程

对露丝的治疗工作的主要问题还是要想办法把她的过去带到当前的情境中，而我将主要通过对移情的探索来达成这一目标。我的目标不仅仅是帮助她学会面对过去的回忆或学着探查自己的各个部分；相反，我更希望她能看到自己的童年经历对当前生活造成的影响以及这种影响的持续性。当她了解了自己的过去是如何影响其当前生活的时候，她的个性才可能出现改变，她也更可能做出新的选择。

治疗过程中的要素

当治疗进行了一段时间之后，露丝将对我产生些许不满。她开始觉得我做出的努力不够。因为我没有和她分享关于我自己婚姻或子女们的任何问题，所以她可能会充满怒气。她说，当她尝试询问我一些私人问题的时候，我会给她非常精神分析式的反应。她抱怨她是唯一一个掏心挖肺的人，而她对这一点已经开始感到不满了。以下是她对这些感受进行宣泄的简短对话。

露 丝：我希望你在我面前能更加真实一些。你对我已经了解得很透彻了，但我对你还一无所知，这让我很不舒服。

科 里：确实，我对你的了解远比你对我的了解多得多，而你也比我要脆弱得多。

露 丝：你似乎是这么遥不可及、很难亲近。我不太好说……嗯……我希望能知道你到底是怎么看我的。我经常在想你的感受是怎样的。我很努力地去博取你的支持，但是我不知道我是否做到了。我觉得你认为我是个很软弱的人。

科 里：我想知道你以前是否也出现过类似的情况？

露 丝：嗯……你知道，你让我想起了我的父亲。无论我怎么努力博取他的支持，他似乎总是无动于衷。这种感觉有时就会出现在咱们两个之间。

此时，我有意识地没有将我对露丝的反应表达出来，因为她其实最终希望能把被自己压抑已久的对我的感觉释放出来。我鼓励她表达更多的观点：她认为我哪里做得不够、我在哪些方面让她觉得难以亲近，等等。通过和她一起探索她长久以来对我的种种反应方式，她就可以看到自己过去那些没被实现的需求与她现在对我的感受之间的联系。在这个阶段的治疗中，露丝会体验到基本的感受：希望成为一个特别的人、希望能证明自己的独特之处。通过花费长时间来处理她的移情反应，她最后将认识到她如何让自己的父亲决定了自己的人生，她又如何没能学会自己给自己提供支持——那种她希望从父亲那里获得的支持。我并不想安慰她，因为我希望促进她这种对移情感觉的表达。

对治疗过程的评论

我没有使用古典精神分析的理论来治疗露丝。相反，我采用了比较新的精神分析——关于心理社会——的理论和观点，我从柯胡特的理论中借鉴了一些知识。我将大量的治疗精力集中用于探讨露丝的旧问题、早期创伤以及对害怕新创伤的恐惧。当前的创伤会引发她的一些旧有记忆——尤其在她和我的关系上，她会对那些排斥及不赞成的态度极其敏感。因此，我们的大部分治疗努力都用来处理她现在和过去试图获得他人认同的种种方式。简而言之，她的自我受到了伤害，而她现在则处于害怕受伤且容易受伤的危险境地。我们探讨了她的依恋、她试图获取爱的种种尝试以及她用以保护自己那脆弱的自我不受情绪创伤伤害的种种途径。

我和露丝的大部分治疗时间都花在了回溯其早期生活事件以及相关的情绪感受上——我希望她能把自己从过去的经历中解放出来。她需要认识到她的过去经历也是她的一个部分，而且她需要准备用相当长的一段时间来弥合旧的创伤。

而露丝用来探索自己行为模式的主要方法就是学会理解自己的梦。我们会经常一起探讨梦的意义，我还要求露丝对梦境中的相关象征进行自由联想。在这些过程中，她似乎很难让自己的思维不受控制，做到想到什么就说什么。她总在为自己是否"说出了适合的事情"而备感焦虑，而我们也对她的这个部分进行了探讨。对梦境的种种探讨是我们接触露丝潜意识世界的金钥匙。

露丝也发现，她对我的反应方式和她对某些重要他人的反应方式似乎存在一定的联系。她对我的反应方式从某种程度上反映了她对父亲的反应方式：希望获取父亲对她的支持和爱。我鼓励她继续回忆与这些过去事件相关的感觉，以便她能打破那些阻碍她成长的障碍。

➢ 思考题

当你将本书中描述的种种治疗方法加以实践的时候，你会有许多机会将每个理论的基本假设和主要观点应用到自己的生活中。以下的思考题中有一些题目可以帮助你以更加个性化的方式来学习这些理论；而其他一些题目则可以为你开展对露丝的治疗过程提供指导。这些问题可以帮助你了解我和顾问治疗师是如何从各种理论角度来开展对露丝的治疗工作的。你可以有选择地思考那些你感兴趣的问题。

(1) 布劳医生强调探讨来访者的经历和行为原因。你认为这个治疗目标存在怎样的优缺点？

(2) 布劳医生认为：在露丝和其父母、兄弟姐妹的关系中，性心理方面的问题仍然代表着她当前行为的核心冲突。露丝的早期经历可能对其现在的生活有怎样的重大影响？你如何探索她当前的这些心理动力因素？

(3) 精神分析理论强调了露丝的父亲在其生活中的重要作用，你是否同意这一点？

你会如何探讨露丝与父亲之间的冲突对她当前冲突的影响？

(4) 你在对露丝进行治疗时，你关注的主要焦点是什么（从精神分析理论的角度出发）？

(5) 你会以怎样的方式鼓励露丝去追溯过去并释放自己童年的记忆？你认为这些童年记忆在引发人格改变的方面有着怎样的重要意义？

(6) 你在露丝身上看到了哪些阻抗？你会怎样做来削弱这些阻抗？

(7) 布劳医生探讨了治疗师－来访者之间的真实关系以及假想关系的重要性。你如何区分露丝对你的真实反应和她对你的移情反应？

➤ 注释

[1] 在这里布劳医生探讨了他对露丝移情的观点。并且，他还对自己识别、管理和处理反移情的能力与愿望进行了重要的评论。

第三章　阿德勒疗法

➤ 阿德勒疗法概述

阿德勒疗法旨在帮助来访者更好地了解他们是如何看待自己、他人和生活的，从而了解自己的优势和资源，避免产生非建设性的感知与行为，从而导致症状行为的发展与持续。秉承阿德勒疗法的治疗师不会受到任何特定治疗技术的限制。相反，他们会针对每个来访者的个性化需要而采用一系列不同的策略和技术。阿德勒对心理健康有一个重要的概念——社会兴趣，而秉承阿德勒疗法的治疗师也通过这个术语来指导自己的治疗过程以及最终对治疗的评价过程。社会兴趣，源于德文 gemeinschaftsgefuhl，其含义是“社会情感”，包含归属感，和周围人忧乐与共、休戚相关的情感。而衡量一个人的行为健康或反常的重要标准便是看这个人在和他人的人际交往中（或在更大范围人群中）的社会情感的有效性——在我们接纳了彼此的不完美后，我们的行为还是否能同时有益于彼此，并在相互平等和尊重的基础上促进我们的人际关系呢？

秉承阿德勒疗法的治疗师一般会使用以下的治疗方法来帮助个体成长和改变：鼓励、对质、重新贴标签、认知重构、幽默、反意意图、解释、布置作业、教授新的行为技能，等等。秉承阿德勒疗法的治疗师强调民主、合作的治疗方法，通常来访者和治疗师会共同讨论并决定治疗结束的时间。对治疗目标达成的状况一般被作为评价治疗效果的效标。

➢ 阿德勒疗法专家詹姆斯·罗伯特·比特（James Robert Bitter）博士和威廉·G. 尼科尔（William G. Nicoll）博士对露丝的分析

引言

科里和我们探讨了露丝这个个案，并请我们帮忙进行一次完整的初次访谈，然后以初次访谈搜集到的信息为基础做一个对露丝的简要总结。初次访谈帮助我们清楚地了解了来访者的生活任务（阿德勒疗法术语）方面的信息，其中包括：①友谊和社会关系，②工作和职业，③爱、亲密和性。我们还对露丝进行了生活方式的评估，其中包括露丝的家庭系统排列*、早期记忆以及她的基本信念模式。我们使用了改造后的阿德勒疗法——我们称为阿德勒短期疗法。

我们会请两位治疗师来对露丝生活方式方面的信息进行收集并解释，这就是所谓的多重治疗的技术。来访者最初会接受一位治疗师的面谈，然后这位治疗师会将得到的结果呈现给第二位治疗师。来访者将在这种特别的治疗框架中体验到社会兴趣。这种由两名治疗师通力合作达成同一目标的模型本身就具备一定的治疗效果。

在下面的部分中，我们将会对露丝的早期背景和当前机能进行全面而详尽的评估。我们希望你会以这些材料作为学习其他章节理论的知识基础。首先，我们会给大家呈现对露丝生活方式的评估以及综合诊断的摘要性描述。我们会和来访者一起进行这个过程，并遵循罗伯特·L. 鲍尔斯（Robert L. Powers）和莱恩·格里菲斯（Jane Griffith）所著的《个体心理来访者工作手册》（*Individual Psychology Client Workbook*）中所提倡的治疗模式。这里，我们会提供一小部分数据以及对评估过程的初步总结。之后，我们

---

* 家庭系统排列（Family Constellation）是由德国当代系统心理学大师伯特·海宁格（Bert Hellinger）发展出来的。海宁格发现每个家庭都有一股隐藏的家庭动力，家庭中的每一个成员都会受到这股动力的影响，而这个动力是在潜意识的深处的，一般人不容易察觉。在家庭中所发生的许多负面事件如：家庭失和、身心疾病、自杀、意外伤害、暴力犯罪等都因抵触这股力量所致，而使整个家庭的“爱的序位”受到干扰。有的时候这些事件还会重复发生，延续到下一代。——译者注

会对阿德勒短期疗法进行简要介绍，并给大家呈现一个采用阿德勒短期疗法对露丝进行干预的实例。

最初的访谈

在最初访谈的过程中，除了第一章涉及的有关露丝的自传和受理面谈的信息外，露丝还提供了一些额外的信息：她是家中的长女，家中四个兄弟姐妹按年龄顺序排列为：露丝，39岁，和她的丈夫一起在加州生活；吉尔（小露丝4岁），35岁，建筑师，在芝加哥生活；艾米（小露丝6岁），33岁，社工和主妇；还有史蒂夫（小露丝9岁），30岁，快递公司职员，现在仍和父母住在家中。

露丝认为她是自己不快乐感的最大受害者。她的家庭充满了和谐与理解。在她的孩子们进入青少年阶段之前，露丝一直兼任着主妇与母亲的角色。之后她利用业余时间进入大学学习并获得了学士学位。通过在大学与他人的接触，她认识到自己的生活束缚到了怎样的程度，她怎样亲手培养起整个家庭对她的依赖感，她又是多么害怕失去母亲和妻子的角色。对于三种生活任务，露丝的回答如下。

爱和亲密 “我只有过一段亲密关系。在我从中学毕业之后，约翰便开始和我约会。之后我们结婚并且一起生活到现在。约翰说在我们约会之前，他其实已经中意我很长时间了，他曾在教堂中见到我。我们在教堂中以非常正式的方式认识了彼此。他整天在我家逗留。我们交谈，而他会静静聆听我说的每句话。交谈时他总是非常专心。当他送我回家的时候，他问我是否可以约我一起去看一场电影。我说好的，而我的父母也没有反对。约翰个性很强，他知道自己想要什么，而且有着自己的目标和梦想。我喜欢他的梦想，尤其是那些包含我的梦想。他总是很平静而且似乎从不会生气。他现在仍然非常有耐心，我认为男人就应该是这样。他是我唯一约会过的男人，他对我也确实不错。”

“我想作为女性就意味着要关怀照顾别人，并为别人付出。你必须平衡整个家庭，这是女性的责任。需要做的事情有很多。另外，我想作为女性还意味着要能吸引男人。在第一个部分中我做得不错，但是我怀疑自己（尤其是我的体重）是否对男人有吸引力。”

“约翰几乎从不抱怨什么，但是他可能希望性生活的频率能更高一些。可我并不像他那样享受性生活。我们的性生活还过得去，但是我似乎总是不像他那么感兴趣。如果我有什么抱怨的话，那就是我希望能为自己或家庭做出更多的决定，但是我很可能做不好。”

“如果我还能有什么奢望的话，我想要让自己更像一位女性，获得更多的欣赏和爱。我希望做一些让自己快乐的事情，但同时又不会让约翰失望、生气甚至离开我。”

工作与职业 “我终其一生都是在家工作：首先是我父亲的家，现在是在我自己的家。我从青少年时期开始就在负责照看弟弟妹妹和整个家庭了。虽然有时候我也会做一些志愿者的工作，但做得非常少。约翰和孩子们似乎有无穷的事情需要我去做。我最喜欢做主妇，或者说是家庭主妇，我最喜欢做那些人们需要我做的事情。虽然有时我觉得孩子们可能甚至都没注意到我做了些什么。他们只是等着我为他们做好一切。约翰似乎能注意到我所做的。我觉得家务事就像一个无底洞，总也做不完——尤其在我开始从事教师的工作之后更是如此。我猜学校里的工作只是暂时性的。尽管学校里的工作对我而言并不容易，但是和高中时候相比，我更喜欢现在在学校里的工作。我正在努力地学习，但是这也需要花费许多时间和精力，我对家庭的照顾似乎不如以前了。”

“我非常想要拿到教师资格证，我还希望能到小学三年级去教书。我想要帮助那些正在努力的学生们。”

友谊和社区 “我最近在学校中交到了一些好朋友。我觉得学校的工作成为了我生活中的转折点——既因为这份工作本身，又因为学校中有人和我交流。我的工作让我遇到了一些喜欢我的人，而和这些人在一起哪怕只是说说话也让我觉得很舒服。”

“我的大部分朋友是女性，但其实我并没有很多朋友。我过去也许有一两个长期的朋友，但是我似乎和学校里的朋友们分享得更多。我想别人喜欢我是因为我是一个很好的倾听者。我在人们面前必须说一些她们感兴趣的事情。我不是群体中的领袖，但是我喜欢成为群体中的一分子。”

“我想人们第一次遇到我的时候不会对我留下深刻的印象；但是在他们认识我之后就会知道我是可以信任且关心他人的人。我想我是个不错的朋友，但是这对我而言是个全新的过程。”

“我也认识约翰工作中的同事，但是我们和他们的交往并不多。我不知道他们怎么看我。我几乎不像我的母亲那样和社区里的人们都混得很熟。”

“我希望自己在学校中结下的友谊能进一步发展下去。我希望其中有些人能成为我的同事，大家一起在学校中教书。这样，就能在办公室里看到自己的朋友了。”

我们的总结

通过这些信息我们形成了对露丝的初步印象。这种记录是以第三人称进行的，这样露丝就可以从旁观者的角度来看待自己的经历，她就可以在这种以自己生活为背景的、展现其生活动力的叙述下理解自己了。

露丝在遇到生活转折点的时候来寻求心理治疗。她已花费许多年来做那些她早就准备做的事情。露丝是四个兄弟姐妹中的老大，她在年龄很小的时候就担负起了照顾年幼的弟弟妹妹的工作。她以母亲为自己的行为样板做起了“好主妇”的角色，而当她结婚后，她继续了这个工作。约翰和露丝有四个孩子，他们现在已经步入了青少年阶段。而就在这个时候，露丝决定继续从事一份能让她找到被需要感的工作。她回到学校完成了学士学位的学习，并且开始努力考取教师资格证书。大学和同学们为露丝打开了一个通往新世界的大门。她开始看到自己未来的许多新的可能性，包括成为一名教师、成为一个拥有很多朋友的人，这些都和她原有的生活完全不同。她为这种新的可能性感到激动，同时她又为自己可能失去原有生活和原有生活中的重要他人而感到焦虑。

露丝觉得自己在被两个世界拉扯着，她正在经历一种冲突：一方面是在工作中满足自己的需求，另一方面则是在家庭中满足自己对亲密关系的需求。在一个世界（学校）中，机会无限、充满刺激和机遇——尽管这是个新世界，但中间也有各种风险和压力；在另一个世界（家）中，她的生活是安全的、已知的、熟悉的和可预期的，而且她完全知道她为了成功和获得安全感应该做些什么。她想要使两个世界结合起来，但是她一直不确定为实现这一愿望自己应该做些什么。她也希望自己能自由地在两个世界中游走。即使她的内心知道这种完美不可能实现，但她还是忍不住这样偷偷期望着。大概，她想要生活中的每个人都能对自己满意。而最重要的是她能避开那些会让自己不愉快的人。她想要约翰高兴，她想要孩子们高兴，她想要她的老师高兴，她想要新朋友们高兴；而最后的也是最不重要的，她想要让自己高兴起来。当她不知道如何能让这些全部实现的时候，她时常会变得焦虑、忧虑和沮丧。当她没有时间去焦虑、忧虑或沮丧的时候，她就会被头昏、头痛、心悸、失眠或其他因素所困扰，而这些都在提醒她和她的家人，她需要一些休息和关爱。

露丝总是把其他人放在第一位。她的原生家庭中，她的兄弟姐妹中至少另有一个孩子能轻易地获得成功，而露丝却发现自己几乎无法取悦她的母亲和父亲。她猜不出来什么会让父母快乐，而且她害怕遭到他们的反对和拒绝。她的家庭充满严厉而约束的气氛，她发现她成了那个照顾其他孩子和他人的人——她也认为作为一个女人应该这样做。因为她害怕自己会做错事，害怕会让丈夫和家人不高兴，害怕失去生活中的一切，因此她不敢把自己放在生活中的第一位。

露丝的治疗目标十分明确：

- 处理那些因自己的冲突和需求而导致的身体和情绪症状。
- 在满足自身需求和维持现有生活之间寻求平衡。
- 至少获得一个女儿的支持。女儿的叛逆行为似乎在提醒她，女儿总在想："如果妈妈不在或没注意到的话，又会怎样呢？"
- 最重要的是，找到她能为自己和生活带来哪些改变，毕竟她面临着良好的机遇，而且她剩下的时间也越来越少了——她已经39岁了，而时间似乎也消失得越来越快。

评估露丝的生活方式

家庭系统排列　在对露丝进行的生活方式评估中，露丝把自己的父亲描述为一个专心致志地投入在自己工作中的人。当她年幼的时候，父亲十分苛刻，而且还是社区中的权威人物。他是正直且被人们尊敬的人。但他也是冷酷而淡漠的人。当与露丝在一起时，他时常显得冷漠且严厉。他对所有的孩子都很疏远而且要求孩子们尊敬自己。吉尔是他最喜爱的孩子，他欣赏她所取得的成就。

如果孩子们违反了家中的纪律，他会对孩子们大叫，他会因为孩子们的不礼貌而彻底放弃他并且会连续几周不和他说话。露丝有时会因此产生恐惧和被抛弃感。

露丝不知道父亲的国籍，但是她知道他是四个兄弟中的老大，而且他来自一个崇尚宗教的家庭。露丝的父亲以前就想成为一个牧师，而他终其一生都在为此努力。他的家庭贫穷但还过得去，他们也总是维持着自己的自豪感。

露丝的母亲是一个认真工作的人，她很少大声抱怨。她举止正派，从不做错事而且很有威严。她为自己是牧师的妻子而感到骄傲。她是自我牺牲型的人。她会牺牲自己而让丈夫和孩子们得到需要的东西。她甚至会牺牲自己的利益来让教会中的人们可以有食物、衣服或庇护所。

在露丝的母亲看来，孩子们必须在社区和教会中维持良好的形象。她是一个无私、冷漠、严厉而不快乐（或者看起来是这样）的人，对孩子们要求十分苛刻。

她致力于让孩子们像样地成长，除非孩子们有了麻烦，否则她不会参与到孩子们的生活中。她最喜爱的孩子是史蒂夫。在她的眼中，他从不出错。她不希望任何孩子给家族蒙羞，她想要让孩子们都成为认真工作的人。

露丝的母亲是苏格兰－爱尔兰人。当她很小的时候，她的家庭很贫穷。她是三个姐妹中的老幺，而且她是唯一一个结婚的人。“她总是告诉我们作为基督徒是多么幸运”。

露丝父母之间的关系死板而正式。他们彼此很少表达情感，也很少露出笑容。他们从没有争论：母亲总是站在父亲的身后听从他——无论父亲说什么或做什么。露丝想要取悦他们，但是这显然不是一件容易的工作。

露丝的祖母对露丝不错。她似乎了解露丝，而且她会时常和露丝说话并给她提出一些好的忠告。她是第一个赞同露丝嫁给约翰的人。

露丝对弟弟妹妹们的描述如表3.1。

表3.1 露丝家的兄弟姐妹

露　丝（39岁）：	有责任感、勤奋工作、有条理、专心、有能力、可信赖、时常自我批评、没有要求、胆怯、无法取悦自己的父母。 露丝的观点：我很寂寞，我感到自己是个有用的人，而且他人需要我；我希望获得亲人们的支持；我是个好女孩，我负责照顾自己的弟弟妹妹。
吉　尔（35岁）：	聪明、漂亮、多才多艺、顺从且行为端正。和父亲相处融洽；和母亲相处得也很好。 露丝的观点：吉尔最像我；她很好很成功。她的生活要比别人更加顺利。她在学校中的地位也很高。
艾　米（33岁）：	不成熟、总是有要求、是家庭中“制造麻烦的人”，她欣赏我、勤奋、独立。她和父亲相处得不好，她尝试取悦母亲，也没有成功。 露丝的观点：艾米最不像我；比较之下，她显得不怎么负责任。
史蒂夫（30岁）：	放纵、被过度保护、和父亲相处不好，但是受到母亲的保护。母亲的注意力总是在他身上。敏感、喜欢和我争辩、不怎么成功。 露丝的观点：史蒂夫也不怎么像我；母亲是他的庇护所。

在露丝的童年阶段，她和弟弟妹妹们很少和邻居玩耍，而她也几乎不怎么玩耍。在教会认识的孩子有时会被邀请到露丝家，但是一般情况下，他们兄弟姐妹几个都是一起工作或玩耍。她没有任何真正的朋友：她只有弟弟妹妹们。

父母期望露丝能在学校取得好成绩，但这对她而言很困难。她必须始终时时刻刻用心学习。即使她认真学习了，有时她还是无法获得好成绩。数学和自然科学是她最害怕的科目，英文和历史则是她的擅长科目。她喜欢阅读，而且这也确实对她有所帮助。她会如此紧张以至于她做数学或者自然科学题的时候甚至无法集中注意力。老师们一般都喜欢她（只有一两个例外），但是他们总感觉她没有完全发挥自己的潜力，老师也将这一点如实告诉了露丝的父母。她和其他的小孩没有什么交往。她总是安静地一个人待着。其他小孩认为她是“怪人”。

在露丝6岁的时候发生了一起重大事件。她回忆说：“我在和另外一个8岁男孩玩医生游戏时被我父亲当场撞见，他教训了我并在之后的几周中一直拒绝和我说话。我觉得极其内疚和羞愧。”露丝在没有获得父母、同伴支持的情况下经历了自己的青春期。当她月经初潮时正是半夜12点，她吓坏了。“我不知道发生了什么事，母亲给了我一些必需品以及一本相关知识的小手册”。直到高中毕业父母才允许露丝约会。在19岁时，她嫁给了她第一个约会的对象。“我很幸运，我找到了一个好男人。我所知道的就是要像母亲那样成为一个好主妇。”

从关于露丝生活方式的信息中，我们现在可以和露丝一起解释她赋予家庭系统排列和其家庭生活的意义，并进行叙述性的小结了。这个小结将对露丝的生活进行总结，并强调了她当前生活经历的意义和模式。

我们的小结 露丝是四个孩子中的老大，她担负起了家庭中辛苦的工作并且背负着他人对她的完美期望：不幸地，她从早年生活中学到，勤奋并不等同于优异的成绩。甚至在经过极大的努力之后，即使一个最微小的错误也会使她陷入被指责或拒绝的境地，最后只剩下她一个人孤独、小心而担惊受怕。因此，露丝所追求的生活意义只在于强调做“正确”的事，不能犯错，不能让别人失望，否则她就将被他人拒绝并失去别人的爱。

她的父亲塑造了一个严厉、冷漠、苛刻而愤怒的形象；他的每个姿态都是独裁、批评而虔诚完美的。的确，她的父亲是她生活中的绝对权威，以至于她把对神的敬畏和对父亲的敬畏完全混淆在了一起。她就像《圣经》中该隐*的翻版——她一直努力获取别人的赞同却总也无法如愿，而她的妹妹吉尔却似乎总是不会做错任何事。露丝为取悦父亲而做的努力逐渐退化成为避免让父亲生气，而她的恐惧也成为了生活的主导因素。

露丝的母亲建立了一个有原则、正直、有责任感的女性形象，而这些都和她的丈夫保持一致。她的生活中充斥着辛苦的工作和自我牺牲——女人应该默默地忍受、庄重且从不抱怨。虽然她满足了孩子们在物质和精神上的需要，但是她却没有对丈夫的苛刻形象起到任何的缓和作用。

只有露丝的奶奶为露丝提供了一个完全不同的女性角色榜样。奶奶的行为证明女性也可以有趣、包容并且充满关爱。

露丝家里的气氛是拘谨而严肃的，家庭中强调成员要严格遵守纪律并保持严格的一致，而快乐在这里是被严格禁止的。整个家庭的价值观包括：勤奋工作、完美主义、严格恪守自己的信仰。整个价值观体系没有任何漏洞和空子可钻。

对早期回忆的记录　在阿德勒式的生活方式评估中，个体早期的记忆可以被作为一种投射技术来加以运用。每个个体都将选择性地详述6～12个早期记忆来反映自己、他人、世界或道德观念方面的内容。这些早期记忆就如同道德小故事（类似伊索寓言），可以为个体的生活赋予一定意义。从这个角度上讲，早期的记忆总能比过去的经历揭示更多的当前信息。的确，有时一个早期记忆对个体后来的发展而言具有特定的意义，但是在当时来看，这个经历似乎根本微不足道。

为了保证这种投射技术的有效性，我们应该尽量减少使用指导并且尽力使这种指导中性化。开始时，我们要求露丝回忆自己很小的时候（9岁以前）并告诉我们当时曾经发生的一件事。在露丝看来，她只能回忆出五个事件来。

（1）**3岁。**“我记得父亲冲我大叫，接着将我锁在另一个房间里，而这仅仅是因为我哭泣。我不记得我为什么哭泣了，但是我记得我很害怕，而在他冲我大叫后，我吓呆了。”

最记忆犹新的场面：父亲的大叫

* 《圣经》中的亚当之子。——译者注

感受：害怕、吓呆了

（2）**4岁。**“我坐在教堂里，和一个男孩说着话。我的母亲狠狠地瞪了我一眼，而我的父亲此时正在讲道。等我回家之后，他狠狠地训了我一顿。”

最记忆犹新的场面：父母对我的眼神

感受：害怕、困惑

（3）**6岁。**“我和一个8岁的邻居小男孩在玩医生游戏，当时我们把衣服脱了，这时父亲走进了我的房间看见了这一切。他把那个男孩打发回家，然后以一种冷酷而严肃的语气告诉我，我做了一件极其错误的事情。他在后来的几周中都不和我说话，而我还记得当时的那种内疚和罪恶感。”

最记忆犹新的场面：被父亲逮到

感受：害怕、“邪恶”和内疚感

（4）**7岁。**“我记得我的二年级老师说我在学校的成绩不好，我将得到一份不好的成绩单。我那么努力就是不想把坏成绩单带回家。那个老师不怎么喜欢我，我也不能理解我到底做错了什么。我想我已经尽全力了。我很害怕。”

最记忆犹新的场面：老师说我将得到一份不好的成绩单

感受：害怕

（5）**8岁。**“我在教堂里演出，连续几个月我都在背台词，我认为我已经把它们记得滚瓜烂熟了。我的父母来看我的演出，开始时我还做得不错，我希望他们能对我的表演感到满意。但到了最后，当轮到我上场的时候我却忘记了。导演只好提示了我一下。我的错误对我的父亲而言是那么的明显，他后来教训我说就因为我注意力不集中，整个演出都被我搞砸了。我还记得自己当时的悲伤和失望，我多么希望他们能开心。我不记得母亲对演出做了什么评价。”

最记忆犹新的场面：父亲因我的失误而批评我

感受：窘迫

我们的小结　这些回忆表现出了露丝现在的信念。我们决定以第一人称来总结她的观点和态度。我们的小结在许多方面都反映出露丝对自己生活体验的感受。

“我生活在一个苛刻、冷漠、令人恐惧的男性世界里。这个世界不允许你有任何无助感或情绪，因此你不得不放弃这些感受。在这个男人的世界中，女人不能说话，甚至不能和其他男人说话。权威对你的指责是直接而令人恐惧的。女人不能接近男人和他们的世界。在这个世界里，你不能去了解、探究男人们，因为这是错误的行为。如果你闯入男人的世界，那么你将被隔离甚至被完全放逐。”

“在这个世界里，只有成就才会被人承认。即使你付出大量的辛苦工作也无法弥补你成绩上的不足。无论你多么努力去取悦别人，你也无法获得那些讨厌你的人的支持。你的重要他人总会在你身上寻找你犯的错：对你最重要的人似乎总是忽视你，因此你所做的一切努力都毫无意义。而在现实世界中，如果你犯了错，你就会陷入十分尴尬的境地，没有人会原谅你。”

通过这个小结我们可以看到露丝现有的观点，而这些观点则在不停地阻碍她追求自己那丰富而充实的生活：

- 在这里，男人的力量和重要性被过分地渲染，而露丝也害怕无法获得他们的赞同。设法取悦他们似乎是露丝想要在这个世界存活下来的最佳途径，而这样做使得她开始失去对自己的认同感并开始惧怕被他人排斥。
- 在这里，无法避免的错误和失败被过度放大，而露丝也十分害怕犯错或出现失误，哪怕是最小的人为失误也必须极力避免，只有100%正确才被认可，就算是99%的正确也会被认作是失败。
- 做正确的事情、做好人是生存的条件；而犯错误则意味着厄运将很快来临；在这个不可预测的世界里，时刻小心是必需的。
- 谚语说得好：要出错的事情必然会出错。
- 在这里，辛苦工作是必需的，但是辛苦努力并不意味着你可以得到预期的结果或成就。

针对露丝进行的阿德勒短期疗法

自从阿德勒1937年逝世后，阿德勒疗法至今已经有80多年的历史了。很多治疗模型都从阿德勒个别治疗中借鉴了一些概念，并和阿德勒疗法整合在一起。即使在阿德勒心理治疗这个大理论背景下，现在临床实践上的方法也可谓百花齐放。尽管风格上各有不同，但是所有阿德勒疗法的治疗师都注重理解个体的生活方式以及个体的社交结构，并且都坚持对个体进行一种整体的、系统化的、有目的的评估和治疗。我们已经成功地将阿德勒疗法应用到对个体、夫妻以及整个家庭的治疗工作中。

我们可以通过以下五点来定义我们的治疗程序：①时间限制，②焦点，③治疗师的乐观性以及整个治疗方向的确定性，④症状是解决问题的关键，以及⑤布置行为任务。而我们两人的分歧则存在于以下几个方面：时间限制、治疗师对整个治疗方向的确定性以及布置行为任务。不过，我们俩在以下方面存在共识：有焦点的治疗可以保证治疗过程的简短性；非机体原因的症状是解决个体问题的关键；使用指导性的干预和行为任务时，纠正个体的动机才是真正的治疗目标。

我们需要限制治疗的时间，这一做法反映了一个现实：我们只是别人生命中的过客，我们最终还是要告别他们的生活。我们会和来访者签订协议，其中会提出，我们只能在短时间内对彼此的生活造成影响。这份协议充满乐观性，其中包括相信来访者能够得到改变和成长，相信其生活状况能够改善的坚定信念。当治疗过程中，我们的焦点将全部放在来访者身上。我们并不总是设定精确的治疗次数和每次治疗的时间，但是当我们这样做的时候，我们就可以更加高效地工作，并将焦点一直放在我们期望获得的结果上。

保持焦点和明晰整个治疗过程是我们确保省时高效的核心要素。对于阿德勒疗法的治疗师而言，每次治疗都有两个明晰的目标。首先，治疗师在治疗过程中需要对来访者有一个系统、整体的理解——这往往要进行一些正式或非正式的生活方式评估，这种生活方式评估旨在探索个体用以管理自己独特的知觉、行为和应对方式的个人动机、生活模式以及交往原则。其次，治疗师要了解来访者对治疗的独特需求：他们将一起朝着怎样的治疗目标前进？真正有效的治疗过程需要治疗师在这二者之间进行很好的平衡。我们要时不时地问自己这样的问题：我们要前往何处？我们要和谁一同前往那里？

整个治疗过程类似于一个思想与心灵沟通的过程。我们俩（比特博士和尼科尔博士）都认为“治疗关系”和“来访者的改变”密切相关，不过比特强调治疗关系的质量（Purpose，Awareness，Contact，Experience，PACE），而尼科尔则让自己的治疗工作围绕着用以促进改变的策略（Behavior redescription，Underlying rules，Reorientation，Prescribing behavioral rituals，BURP）。如果你想了解我们对治疗师－来访者关系的不同观点，可以参看表3.2。

表3.2　两种阿德勒短期疗法的焦点

比特的焦点

比特的焦点在于整个治疗体验的节奏，这反映出了他和弗吉尼亚·萨提亚（Virginia Satir）、欧文（Erv）、米里亚姆·波尔斯特（Miriam Polster）的研究主题以及他对体验疗法的重视。

目的（Purpose，P）

既然每个交流、想法、情感和行为都受特定目的所驱使，那么在治疗中，此时此刻发生的一切其背后有着怎样的目的？又是什么动机促使个体形成了其现有的生活模式？情感背后的目的是什么？其生活的意义又是什么？

意识（Awareness，A）

意识是体验的始末。那么来访者喜欢怎样的意识？哪些经历又被来访者驱逐到意识之外？哪些意义被丢弃了？其目的是什么？意识是如何与他人相联系的？

交流（Contact，C）

治疗师和来访者之间关系的质量如何？来访者和自己、他人以及环境的交流状况怎样？其目的是什么？这种交流将如何提升来访者的意识？哪种意识可以促进来访者的交流？

经历（Experience，E）

来访者在治疗中如何讲述生活体验的质量？其生活单一还是丰富而富有意义？其生活是迷人且有趣的吗？治疗师和来访者之间有怎样的经历？实验（只是一种体验形式）是否能够促使个体更为充分地评价自己的生活或其他经历？

尼科尔的焦点

尼科尔首先会聆听个体的行为是“怎样的”——尤其是个体的感受和行为。其次，尼科尔会倾听关于“为什么”的答案——或者说是个体行为的目的或功能。最后尼科尔会帮助来访者找到其行为的原因以及个体的人际交往原则。

行为的重新描述（Behavior redescription，B）

治疗师和来访者往往会采用病理学的语言，以“我有……”为主要句型，例如：“我有躁郁症”“我有焦虑障碍”。通过使用另外一种语言，我们会将来访者的焦点转移到其行为的交互作用上。我们会问：这种情况上次发生是什么时候？你做了些什么？你的感受如何？其中还牵涉到哪些人？他们又做了些什么？你做何反应？

潜在规则（Underlying rules，U）

通过认真地倾听来访者对这些问题的回答，我们可以找到其症状背后的目的。行为的顺序及其交互作用也可以帮助我们找到其维持生活机能、应对生活事件、维持心理稳定性的规则。

重新定向（Reorientation，R）

治疗师的目标是寻求来访者对自身及其症状的认知转变。阿德勒疗法的治疗师会使用以下方法：试探性地揭露个体的目的、重新构造其经历及规则、重新贴标签、幽默以及悖论。治疗师希望能将来访者的“个人逻辑”转到正常人的思考轨道上来。

创建新的行为习惯（Prescribing behavioral rituals，P）

真正的改变往往发生在治疗间歇，而不是某次治疗过程中。而新的行为习惯指的是那些可以引发并维持全新可能性的定期、重复的行为。我们会问：来访者要做些什么？什么样的策略或干预手段可以帮助他发生“真正”的改变？治疗师如何通过自己和来访者之间的同盟关系来提升来访者的机能。

人类是有目标的。他们会按照其对自我、他人以及生活的解释（他们的世界观）来建立自己的目标并按照这个目标坚定地行动。而这种目的性使得人们的症状、行为方式、感受、观点、信念和价值观都有了被探讨的意义。这种带有目的性的生活定向可以揭示来访者的现在和未来。从这个意义上讲，来访者的过去仅仅是来访者在当前的目标和动机下对过去的回忆（往往已经被来访者进行了一定程度的修改）而已。而只有在来访者改变了自己对环境（促使他寻求帮助的背景）的解释和动机之后，真正的、深层次的改变才会发生。

阿德勒短期疗法的治疗师希望可以和来访者一起寻找解决办法，这样就可以扩展来访者原来狭窄的选择面并为来访者创建新的可能性。我们希望能激活那些来访者尚未充分使用的资源——内外部均有。事实上，我们往往可以在一次治疗中达成所有目标。无论是一次治疗还是十二次治疗，治疗师要想使得来访者的生活发生改变，那么他就必须十分留意整个治疗流程以及那些出现在治疗中的独特认知。

阿德勒短期疗法的流程

我们采用了德瑞克斯（Dreikurs）的心理治疗整体性方法，图3.1呈现的结构图展示了治疗流程。我们使用“流程”这个词来代表整个治疗过程的流动和动态性——治疗过程并不会被机械性的步骤和阶段所限。事实上，在治疗过程中，我们完全可以根据来访者的需求或治疗的需要来重新安排治疗中的任何因素。

会见来访者　我们和来访者的第一次联络可能是通过电话或者通过他人的介绍。我们知道接受心理治疗对来访者而言可能是相当大的挑战，我们也希望能够顺利地帮助来访者完成整个转变过程。我们希望来访者觉得自己在我们这里受到了欢迎。来访者的问题往往已经被反复思索了很久，因此会很快在会谈中浮现出来，阿德勒疗法的治疗师开始时会先将来访者当作一个活生生的个体来对待。通过互相尊重，通过治疗师表达对来访者问题的真正关心，我们希望来访者能很快感受到我们的投入。通过使用全部五种感官，这种投入——真正与来访者进行交流——会让来访者在治疗开始后的几分钟内就感受到我们对他们的支持。治疗师的所见所闻所感都十分重要，而这可能仅仅发生在与来访者握手的那一瞬间。

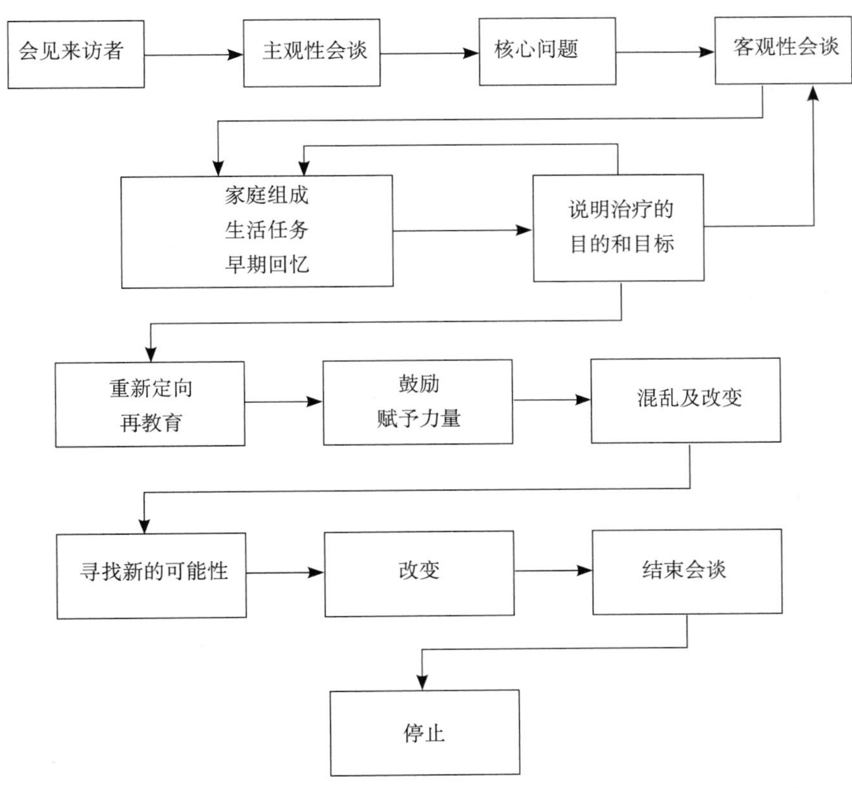

图3.1　阿德勒短期疗法的流程

主观性会谈　这种完全的投入可以让来访者体会到其所需的支持，从而愿意将自己的独特经历讲述出来。移情、对来访者的兴趣能够保证治疗师密切关注来访者讲述的故事，从而可以跟进下一个令治疗师感兴趣的问题或发展过程。这种对下一问题的关注可以确保治疗师在整个治疗中的注意力并促进治疗师对来访者的深入理解和对问题的深入挖掘。如果一个来访者能清晰地表达出对自己重要的东西，那么他其实就已经开始在某种程度上控制自己的生活了。在这次访谈接近尾声的时候，阿德勒疗法的治疗师通常会问："是否还有其他你没有讲到的东西能帮助我理解你和你的问题呢？"

在主观性会谈的过程中，来访者生活中的动机和行为模式将逐渐清晰起来。在刚开始时，阿德勒疗法的治疗师会先暂时假设出一些可能对来访者有所帮助的方法。来访者的生活模式如何反映了他的行为规则？这种模式和规则如何影响着来访者关注的问题？而在他关注的问题中哪些又是解决他当前要求的最好途径？

核心问题 根据德瑞克斯对“核心问题”的定义，阿德勒疗法的治疗师尝试区分机体和心理的症状。这个核心问题最初由阿德勒设计，后来又经过德瑞克斯的修改，最终版本为：“如果没有这些症状或问题你会做些什么，你会有什么样的改变？”或者是：“如果没有这些症状或问题你的生活会有怎样的不同？”而如果来访者回答“没有什么不同，只不过症状没有了而已”，那么我们就会怀疑这是一个机体或生理性问题——即使这隐藏在心理抱怨的面具下。而如果来访者认为自己的生活、工作、友谊或家庭关系都会有所改善，我们就会立即判断这些问题只是被来访者用来从其现实生活任务中逃避出来的途径。

当露丝被问到这些问题的时候，她回答说如果没有这些症状或问题，那么她将会拥有一份三年级小学教师的工作，而她在工作和在家中都会很快乐。她会生机勃勃地为自己的孩子们和丈夫服务，而且她还会更频繁地看望自己原来的家人。她的回答意味着她怀疑自己的存在价值和自己的价值观，而当面对现实生活对她存在价值的检验时，她对可能的失败、可能听到的不赞成声音充满了恐惧。她能在现实生活中完成自己当小学教师的愿望吗？她是否能同时拥有快乐的家庭生活和外出工作的权利？她能否做到尽善尽美而获得丈夫和孩子的爱呢？当露丝面对这些问题的时候，她开始怀疑自己和自己的能力，而她的症状则可以帮助她从那些恐怖的答案中解脱出来。

客观性会谈 客观性会谈的本质是对来访者的生活方式进行评估。我们会对个体形成一个整体性的评估，包括来访者曾接受的医学治疗、问题开始的时间、突发事件、现在或过去曾接受的药物治疗、社交史以及来访者寻求治疗的原因。然而，这种客观访谈最重要的方面其实还来自于阿德勒的早期的系统工作：对个体的家庭系统排列、友谊、职业和亲密关系状况以及早期记忆的调查。

每个调查的领域都会得出来访者的部分生活故事，而将这些故事合在一起，我们便能了解来访者的生活及其应对模式；了解这些对于处理来访者的问题而言具有重要的意义。来访者对于自己在家庭中地位的论述可以帮助我们从总体上了解来访者在整个生活中所处的地位；个体对于其生活需求或生活任务的体验可以帮助我们认识到来访者的能力及弱点——还有最重要的就是他的应对方式。早期记忆可以揭示出个体对于自己、他人、生活、世界的观点——有时甚至还包括对伦理的观点。这些信息可以帮助我们了解来访者对治疗关系和治疗师的态度。

说明治疗的目的和目标　阿德勒疗法的治疗师认为引入治疗的目的和目标有意义的会谈（关于来访者的症状、行为、感受、价值观和信念）来说是不可或缺的。来访者的大部分目标和目的功能处于潜意识水平，在来访者的意识之外。帮助来访者明晰、理解这些目标的过程其实就已经在开始帮助来访者进行改变了。个体的行为都有其社会背景，对其社会交往的结果进行的评估才是对来访者的动机形成假设或猜测的最为可靠的途径。当治疗师通过主观性会谈和客观性会谈来对治疗的目标和焦点进行说明后，来访者往往会对此做出认知反应。

重新定向与再教育　秉持阿德勒疗法的治疗师会使用重新定向和再教育的观念来强调治疗的教育作用；这些技术被用来帮助来访者改变自己的生活方向，学会更有效地应对周围的事件，并采用新的观点去面对自己的生活。阿德勒疗法的目标不仅仅是减弱或消除症状，阿德勒短期疗法的治疗师还会将注意力放在增强个体社会情绪能力以及提高个体心理健康等方面上。我们希望来访者能找到自己在群体中的价值和归属感，从而消除其被孤立和遗弃的感觉；我们希望能提高其社群感和社会兴趣。在我们和来访者交流之前，我们不会对整个治疗的结果有任何预先的设想，不过，我们认为有些常见因素还是可以被纳入到其中的——因为这些因素可以确保人们获得更高质量的生活，这些因素有：理性思维、充满希望且乐观地生活、做出一定的贡献、充满勇气和信心、有幽默感、有朋友，同时做一个真正的朋友以及关心他人的生活。

鼓励并赋予力量　鼓励和赋予力量是个体通过治疗获得改变的基础。秉持阿德勒疗法的治疗师都相信个体的力量来源于个体对内在和外部资源的重新认识，而这种力量又将赋予个体改变的勇气。帮助个体认识到自己的力量可以帮助他们在困难面前不退缩并为新的可能做好准备。个体只有在充满勇气地面对（而非回避）挑战的情况下才能找到根本的解决办法，才能发生真正意义上的改变。

混乱及改变　改变从不是唾手可得的东西。它需要人们把自己从熟悉的生活中转移到那些未知的、不熟悉的世界中。当变化过于迅速或者当变化所需的要求超出个体的能力时，迷惑和混乱是个体最为常见的体验和经历。如果治疗师要帮助一位混乱中的来访者重新聚焦，那么治疗师必须保证自己注意力的稳定和集中。这个时候我们需要做出谨慎且经过深思熟虑的行为。我们要提醒来访者他们并不孤独，他们自身充满着力量。我们所需要做的只是帮助来访者对棘手的问题做出决定，至于那些长期的问题可以留待以后再来解决。

寻求新的可能性 新的可能性往往是自己浮现出来的，而不是被人们创造出来的。在治疗焦点与所谓来访者的“相关的现在”——也就是来访者与治疗师在一起时的体验——紧密结合之后，这些可能性往往就会出现。一般来说，来访者自己生成的可能性要比治疗师赋予的可能性更为有效，因为前者强化了来访者的能力、勇气和力量。尽管如此，当治疗师和来访者之间建立了相互关心且协作的关系之后，大部分的来访者都会充满希望且平静地接受治疗师的选择和指示。

做出改变 阿德勒疗法的治疗师希望可以改变来访者的生活。在单次治疗过程中，这种改变可能只是一种理解上的微小提升，一种对行为模式或生活含义的新的明晰方式，也可能是一种情绪上的认识，或是为更为有效的人际互动而设计的小实验。身为治疗师，我们会问自己这个问题：“如果我只用一次治疗来改变来访者的生活，那么我会为这次治疗赋予哪些目标？”——因为事实上谁也不能保证下次治疗来访者还会如约前来。

结束会谈 结束会谈的过程其实只是治疗过程的中断。无论怎样的治疗关系，无论双方的投入多么深入，治疗过程都不可避免地受时间限制。每两次治疗之间都将有一段时间的间隙期，在治疗的间隙期，来访者可以在自己的现实生活中实践那些新的可能性。最初，这种间隙期可能只是几天或一周，但是随着时间的流逝，这种间隙则可能延长到几个月甚至数年。尽管如此，这种治疗关系依然存在，而来访者如果想要和治疗师重新联系，那么他们往往只需要拨一个电话就可以了。从这个意义上说，我们进行的是一种短期的、间歇性的治疗，而我们将治疗视作来访者人生之旅的一个驿站。因此，专业的治疗师－来访者的关系从不会结束，这种关系只会出现暂时的中断，也就是说很像是我们和自己的保健医生或牙医的关系一样——当我们发现自己需要更进一步的治疗时，我们就会联络他们。

在露丝这个个案中，比特收集了最初访谈的信息以及露丝的生活方式调查问卷的结果。之后，比特将这些数据都交给了尼科尔并和他进行了讨论，露丝在整个讨论中扮演了倾听者和澄清者的角色。两位治疗师之后进行了初步的总结，其中包括露丝的基本信念模式以及两位治疗师对治疗干预的看法。最后，露丝将对这些治疗师形成的初步总结做出评论，讲述她自己对这些总结的初步印象。这个总结的书面副本将在次日交给露丝，这样她就可以在下次会谈之前仔细地阅读它们。

对上次治疗的回顾

在这个多重治疗过程结束之后，露丝将和比特进行单独的会面。在彼此问候之后，他们将开始讨论的过程。

比　特：对你而言，上次的治疗让你有什么感觉？

露　丝：我觉得很吃惊。你所做出的总结看起来简直和我自己一模一样。当它被送到我家之后，我认真地读了一遍，我现在觉得我的家人可能都不如你们两位了解我。

比　特：那么你觉得和两位治疗师合作进行治疗的感觉怎样？

露　丝：这很有趣。我很吃惊你们有时也会出现意见不一致的情况。我很欣赏这种情况，因为你们两人虽然时有分歧，但是彼此依然很友好，并不会因为分歧而出现愤怒等不良情绪。这对我而言简直太难了。我不喜欢自己和约翰有分歧。(停顿)我想我害怕他会生我的气。

比　特：他为什么会生你的气呢？

露　丝：我猜其实我并不十分了解约翰，我们几乎不存在什么分歧——除了我的教师工作。

比　特：如果我冒险针对你的生活方式做出一个猜想，那么我猜你可能有很多事情都没有直接去征求你丈夫——甚至你孩子——的意见，因为你过于担心自己会使他们不高兴。这符合你的情况吗？你是否一直在“猜测”他们的想法以避免让他们不高兴?

露　丝：是的，我知道我时常会这样做。

比　特：在我和尼科尔医生出现分歧的时候你都注意到了些什么?

露　丝：嗯，你们俩即使存在分歧似乎也没有什么问题。你们会默默地倾听，然后来询问我的想法。

比　特：事实上，我很开心你和尼科尔能够注意到一些我忽视的问题。如果世界上的所有人都是相似的，那么其实有时候就不需要言语的沟通了——我们不需要语言也能相互理解，是不是？你是否认为约翰可能也会愿意听听你的意见，即使这些意见可能和他的并不相同?

露　丝：可能吧。

比　特：我想你一定想知道约翰对你的生活方式问卷的结果有着怎样的看法，而想知道他的看法，没有比直接问他更好的方式了。最糟糕的情况不过是他不同意其中的观点罢了。

在这个相对较早的治疗阶段中，治疗师在治疗中采用了合作以及相互尊重的模型来鼓励露丝对自己的丈夫冒个小险——直接询问他的意见。如果她真的要求约翰阅读自己的生活方式问卷的结果并要求他做出评论的话——无论约翰做何评论，也无论露丝对这种评论做何反应——这些内容都将成为下次治疗中被加以探讨的素材。

多重治疗中的一次小型再教育过程

在露丝的治疗接近尾声的时候，她又再次和尼科尔以及比特同时坐到了一起。这次会谈的焦点在于探讨露丝从事有意义工作时的价值，以及没有从事有意义工作时的价值。我们选用了她的一段早期回忆来体现她在治疗中获得的改变和成长。

尼科尔：露丝，很高兴又再次见到你了。距离上次见面多久了？我上次和你们二位坐在一起好像是两个月以前的事情了吧？事情进展得怎么样了?

露　丝：我觉得事情进展得很不错，有几次约翰和我一起参与到了治疗的过程中，我觉得他在我所有转变的阶段上都给予了支持。在最近的几周，当我离开这里时，有时我会想自己在治疗中所做的努力是否足够。现在我们所探讨的大部分内容对我而言已经没有什么困难的了。我在离开这里时已经不像过去那样精疲力竭了——相反，现在当我离开这里时只会觉得自己颇有收获。

比　特：这很有趣，我们之前并没有探讨过这些内容。你上次离开时有怎样的感受？

露　丝：嗯，我觉得我们一起工作得很不错，我学会了要和生活中的改变保持一致——即使这一点很难，但事实上学会这一点并不困难。过去我离开这里时往往怀疑我是否完全了解自己。但上次离开时，我觉得我知道自己能够做到那些必须要做的事情了。

尼科尔：比特，当我听露丝讲话的时候，我的脑海里总有一个挥之不去的想法。就好像是“任何有价值的东西都需要勤奋的努力才能获得。如果没有勤奋的努力，那么露丝可能就会担心获得的成果是否具有价值了”。露丝，我说的对吗？

露　丝：（脸上带着默许的表情）我想你是对的。这是我自小以来一直坚持的一个信念。

尼科尔：是的，事情可能确实是这样，不过我们还是希望你能重新审视一下这个观点。这可能是个错误的观点，尤其现在你已经长大了而且更有能力了。人们的能力越来越强，那么做事情肯定会越来越容易啊。

露　丝：也许我对治疗的实质更加清楚了。

比　特：经验告诉我你已经对很多事情都越来越清楚了。自从你九个月前开始治疗到现在，你已经取得了很大的进步。

尼科尔：让我们换个主题吧——来探索另外一段早期的记忆。露丝，试试看你能否想起你很小的时候的一件事情。那个时候……

露　丝：很小的时候？我能想起二年级的时候发生的事情，可以吗？

尼科尔：是的，可以。那个时候你是7岁还是8岁？

露　丝：我想是7岁。那个时候有位邻居请我帮助她的小女儿学习辨别颜色，那个小女孩当时还在上幼儿园。她的妈妈在地上用彩色粉笔画了四种颜色的方块，我记得那个女孩叫简，我们俩玩了一个下午。把球从一个方块抛到另一个方块中去。后来，简的妈妈告诉我妈妈，说我帮了她很大的忙。

尼科尔：在这个故事中让你记忆犹新的是什么？你的感受又是什么？

露　丝：我清晰地记得当简的妈妈和我妈妈谈论我时，妈妈脸上浮现出来的骄傲表情。我喜欢给别人的生活带来一些变化。

比　特：真是个不错的回忆！其中并没有辛苦工作的成分。对于一个未来的教师而言，这真是个好回忆。你能感觉到这个回忆与你刚来治疗时所讲述的回忆有什么不同吗？

露　丝：我不太记得刚开始时我讲述的那些回忆了。它们之间有不同吗？

尼科尔：十分不一样。我现在正在翻看你的相关记录。我想下次你再和我们见面的时候，你应该重新翻看一下这些记录，然后回忆一下你刚开始时的状况和现在状况之间的区别。

如果来访者在现实生活中已经有所改变，那么他的早期回忆出现的变化也就不足为奇了。这种变化可能不会多么富有戏剧性，并不会像出现了一个新记忆那样产生质的飞跃。有时，这往往只是核心内容的变化：出现了新的问题、来访者的反应和其治疗初期时有所不同，等等。在露丝回忆出的新记忆中，她“改变”了别人的生活（社会兴趣），而现在她更多地把注意力放在了自己的能力和别人对她行为的肯定上。这对于她的归属感而言是一个巨大的变化，而这也是她开始自己教师生涯的绝好起点。

➢ 杰拉德·科里用阿德勒疗法的观点对露丝的分析

基于最初面谈搜集到的关于露丝的信息、生活方式问卷的结果以及比特博士和尼科尔博士所做的治疗片段，我会继续以阿德勒疗法的观点来对露丝进行治疗。在下面的这个部分中，我会向大家展示如何通过阿德勒疗法来解决露丝的不合理信念的问题。

基本假设

身为一位秉持阿德勒疗法的治疗师，我将自己的工作目标设定为指导露丝更好地迎接其生活任务的挑战。指导我工作的其中一个假设是：虽然她深受她过去经历的影响，但是过去的经历并不必然会给她定型。这种自我决定的前提假设将来访者从受害者的怪圈中拉了出来。我认为我的来访者有能力去影响并创造自己的未来。

我对露丝的童年经历十分感兴趣。这些经历是露丝心理发展的社会背景和基础。根据阿德勒理论的实质，作为治疗师的我秉持这样的观点：那些早期回忆并不重要，重要的是来访者对这些经历的观点和态度。因为这些早期事件可能会导致个体对其生活方式发展出错误的信念和假设，因此我会和她一起探索家庭在她成长过程中的作用。我们的治疗焦点将放在理解并评估其家庭生活的结构上——也就是家庭系统排列以及她的早期回忆（比特和尼科尔在前面已经对这二者进行了详细的介绍）。

因为我想从现象学的角度（处理来访者对现实的主观知觉）来进行我的工作，所以我希望能够了解她对生活中的主要事件和生活转折点的看法。我假设她已经产生了一种独特的生活方式，而我们可以通过她这种独特的生活方式来解释她的行为模式。我将会把自己的注意力放在探讨她是如何在追求生活目标的过程中发展出其独特的行为模式的。

对露丝的评估

阿德勒疗法的治疗师一般会采用生活方式问卷来对来访者进行初步的评估，从而形成用以指导后来治疗过程的目标。这个问卷会收集有关来访者童年经历的信息，尤其是那些和其家庭影响、出生顺序、与其他家庭成员的关系、早期记忆以及可以帮助我们了解影响来访者人格发展的其他因素。评估的目标在于找到那些和来访者当前问题息息相关的、存在于来访者生活方式中的错误的逻辑。除了探讨露丝生活方式中的错误逻辑外，我还会识别露丝拥有的可用来指导其治疗过程的资源（她的能力及内在资源）。（比特博士和尼科尔博士已经对阿德勒生活方式评估问卷的结构进行了详细的介绍，在此我就不再加以赘述了。）

治疗的目标

阿德勒疗法的四个主要目标对应着治疗的四个阶段。这些目标为：①建立并维持有效的工作关系；②提供治疗的氛围，从而帮助露丝了解她的基本信念和自己的感觉；③帮助她认识到自己的错误目标和自我挫败性行为；④通过鼓励她将观点化为行动来帮助她发展出新的思考、感觉和行为方式。

治疗步骤

对露丝的其中一个治疗目标就是要鼓励她进行冒险和改变。在整个治疗过程中，时不时对她进行鼓励是极其重要的。我假设鼓励能帮助露丝体验到自己的内在资源和能力，从而帮助她自己选择生活的方向。那时，露丝就可以向自己的那些自我限制的假设提出挑战，并为将计划转换为行动做好准备。她有时可能还是会退行到旧有的模式中，到那个时候，我会要求她把握住自己，继续去实验并实践新的行为模式。

在治疗的过程中，我会使用一系列旨在挑战她认知（想法以及思维过程）的技术。秉持阿德勒疗法的治疗师认为，人们总是先思考后感受，最后才产生行为的。因此，如果我们想改变露丝的行为和感受，最好的办法就是先解决她对于自己和生活的那些错误观念和信念[1]。

治疗过程

从很多方面来看，阿德勒疗法和当代精神分析疗法的基本观点都如出一辙。这两种方法存在一定的联系，尤其是在那些关于早期经历对我们当前生活的影响上，这两种方法更是存在着异曲同工之妙。

治疗过程的要素

揭示错误的信念 我和露丝的治疗已经持续一些时间了，她开始认识到自己一直以来似乎都在扮演相似的角色：在青少年期，她扮演着照顾弟弟妹妹的保姆角色，而现在，她则扮演着孩子们的“超级妈妈”的角色。她发现她的全部生活都因一个假设而身心皆疲：如果她无私地奉献自己，那么她就能获得他人的承认及自我实现感。当她还是孩子的时候，她想要得到父亲的爱、接受和关心；而作为妻子和母亲，现在的她努力工作着，尽量让自己的努力尽善尽美——通过这样的方式，她希望自己的丈夫会更爱自己、更接纳自己。然而，她却从来没有从丈夫身上体会到他对自己的欣赏或情感上的支持，现在她终于认识到她把自己的整个生活建立在了一个不可能实现的神话上：如果人们爱她，她就是有价值的，而她的种种个人牺牲也将物有所值。

帮助露丝达成自己的目标　在对露丝治疗的这个阶段，我们会探索她面临的其他选择。之后，我们会探讨她的目标以及她对自己几年后生活的设想。露丝谈到了自己的困扰，她觉得自己去学校教书是个自私的行为，因为这就意味着她留给家庭的时间将减少。露丝开始意识到这种内疚是一直以来阻止她实现重要目标的绊脚石。作为治疗过程的一部分，我们探索了阻碍露丝完成其梦想的那些错误观念。

露　丝：我一直觉得我不应该去学校，而应该待在家中。约翰一直告诉我他和孩子们多么想我。如果我可以停止这种内疚感该有多好！

科　里：你说约翰一直告诉你，他和孩子们多么想你。被别人思念的确是件好事，但是你却把他的意思解释为："露丝，你应该待在家里。你让所有人都不开心了。"

露　丝：的确。我就是这么理解他的话的。

科　里：嗯，这可能就是你的一个错误观点。你应该对这个观点进行谨慎的审视。你可以询问约翰他说思念你到底是什么意思。也许他的意思只是他爱你，(停顿)并且他相信孩子们也爱你。你可以去问问他。

露　丝：询问约翰怎么看待我的学校、工作以及我现在所做的事情？这太难了。(停顿)他可能会告诉我他痛恨我的学业和工作目标，因为它们威胁到了我们之间的婚姻关系。但是我真的很想试试。

我希望露丝能通过对抗自己的错误观念来找到勇气，从而帮助她审视长久以来导致其问题的观点。当然，她会心存恐惧。但是如果没有恐惧，鼓励的作用就不那么重要了。一周过去了，露丝回到了治疗室。

露　丝：你猜怎么着？我和约翰谈过了。我们都哭了。他担心我不再需要他了，他担心失去我。你能相信吗？但是他并不希望我放弃自己的学业。

科　里：我真替你感到高兴。你的这次冒险太值得了。

露　丝：当约翰谈到孩子们在家需要妈妈的时候，我觉得自己无法控制自己的内疚。但是至少现在我意识到这种内疚是一直牵绊我的东西，而我要做的就是不再让它控制我。就像你所说的：当我们无法满足他人的期望时，内疚并不是我们这些"好"人必须有的感觉。

科　里：很好！在你的生活中，内疚似乎已经成为了一种习惯。和其他所有的习惯

> 一样，它需要一定的时间才能有所改变。现在你已经意识到了内疚感是你发展道路上的绊脚石。我猜测你现在能够控制你的内疚感，而不再让它控制你了。

从这之后，我们对露丝进行了持续一周的观察，以便能够了解她如何在自我需求和他人需求之间建立平衡——露丝为家庭规划出了一定的时间，这样做满足了露丝对其家庭的归属感和其社会兴趣，而不会破坏她的家庭为其学习贡献出来的礼物——时间。这样做还可以帮助她学会将注意力全部放在当前的任务或人上，即在两种情境（学校、家）中都学会高效地利用时间。

对治疗过程的评论

在治疗过程中，我的主要目标就是鼓励露丝考虑她生活中的其他可能的观点、信念、目标和行为。通过寻找她的错误信念与其当前感受和行为之间的联系，她就能够对自己面临的选择进行掂量并进而做出改变。她冒了很大的风险去面对自己的丈夫。出于她多年来对男性的解读和经历，她预期自己会得到苛刻而抵制性的责难。然而，她最终却发现了自己对丈夫的价值和重要性。她也因此重拾了勇气和信心。

一旦露丝修正了她的目标并做出新的决定，那么我就会教她学会向自己的想法提出挑战。当她对自己过于苛刻的时候，我会提供鼓励。(部分上) 由于我对她的鼓励与信任，她已经越来越明显地感受到自己的内在力量了。她学会更加真诚地面对自己当前的行为，也提高了为自己做决定的能力——而不再被小时候盲目接受的价值观牵着鼻子走。

治疗的最后阶段主要是关于承诺。最后我会告诉她，如果她希望获得改变，她就必须为自己设定特定的目标并承诺按照这些目标采取具体的行动。虽然她尝试成为一个心目中的不犯错的“好人”，但是最终她还是要学会在不断的尝试和错误中成长，这样，当她重复那些无效行为时就能学会更好地控制自己了。

➢ 思考题

(1) 当你对露丝的生活方式问卷的评估结果进行回顾（家庭系统排列、早期记忆、基本信念以及其妨碍性观点）时，你自己回忆起了哪些童年记忆？

(2) 在你对自己的原生家庭进行思索时，你能看到哪些最为突出的特点？在对你家庭的早期回忆进行联想时，尝试思考这些回忆如何影响了你今天的生活。

(3) 联想出三段你的早期回忆，它们都是什么？你能否归纳出这些记忆对今天的你有着怎样的影响？它们和你未来的生活又会有着怎样的联系？

(4) 尝试列出你生活中存在的“基本错误”。你怎样发展出了这些对自己及生活的错误观点？你认为它们对你现在的思考、感受以及行为方式造成了怎样的影响？

(5) 根据露丝的生活方式问卷的结果，你认为她生活中的哪些方面是需要被关注的首要焦点？她生活中的哪些问题适合通过阿德勒疗法加以治疗？

(6) 阿德勒疗法的其中一个目标就在于提高来访者的社会兴趣。对于露丝，你能想到哪些方法可以帮助她达成这个目标？

(7) 露丝把自己的家庭描述为中产阶级家庭。她的家人都是正统的基督徒，而其家庭的价值观包含：努力工作、做正确的事情以及为家庭争光。思考这些背景信息，哪些阿德勒疗法的概念和技术尤其适合用来对露丝进行治疗？如果露丝是亚裔美国人、拉丁美洲人、非裔美国人、美国土著人，那么阿德勒疗法技术的治疗效果会怎样？

(8) 你在露丝案例中看到了哪些重要的文化因素？你如何将这些文化因素融合到阿德勒疗法的治疗过程中？

➢ 注释

[1] 这里我向大家展示了如何采用阿德勒疗法从认知角度开展对露丝的治疗过程——尤其是针对她的错误信念。

第四章　存在主义疗法

➢ 存在主义疗法概述

存在主义疗法的主旨在于让来访者认识并接受自己是自由的，从而成为自己生活的主人。治疗师会与来访者逃避这种自由以及相伴责任的方式进行对质。这种疗法把重点放在对来访者当前经验的理解上，而非单纯重视治疗技术。因此，治疗师不会局限于任何特定的治疗技术，他们可从其他疗法中借鉴技术。治疗技术的宗旨在于帮助来访者拓宽其生活的道路。

治疗关系的终止和评估往往需要治疗师和来访者交流并一起做出决定。来访者往往是自愿参与治疗的，而决定何时离开治疗既是来访者的权利又是来访者的责任。如果来访者依然依赖治疗师来帮助自己做这个决定，那么这只能说明来访者还没有准备好结束治疗关系。然而，治疗师也有权利表达自己对来访者是否已经准备好结束治疗的反应和观点。来访者当前所做的决定及他们对自我感知的改变则常常被用来作为对治疗效果评估的基础。

➢ 存在主义疗法专家 J. 迈克尔·拉塞尔（J. Michael Russell）博士对露丝的分析

引言

存在主义疗法的理论根植于存在主义哲学。它是研究人类的一种思考方式。它并不是某个特定的方法或技术，甚至不是一个一元的理论，它是由哲学家和理论学家经过思辨得出的，它强调的是我们每个人都有责任选择性地为周围所处的环境赋予意义。它以现象学为基础，这就意味着它强调主观的经验。然而，它和精神分析或其他观点不同，它并不认为来访者对自己有良好的认识，也不认为来访者清楚自己的选择。在这里，个体的经验自然很重要，但是这些经验对来访者而言并没有特别的决定性的作用。相反，从存在主义的观点来看，我们所有人都习惯于自欺欺人地生活，无法诚实地面对自己的经历。

通常，不同的疗法强调不同的治疗主题，而在存在主义疗法的治疗师看来，有一些主题尤为重要。这些主题往往都是相互联系的，而很多主题都和我们的选择有关。其中一个主题就是：我们似乎都在为自我同一性而焦虑。我们不知道自己希望成为什么样的人、不希望成为什么样的人、他人如何看待我们、我们又如何看待自己。而最常见的问题是：当我们试图将“我是谁”视作一个业已存在固定答案的问题时，都只是在回避自己所面临的选择。通常情况下，“我是谁”这个问题的答案往往取决于我们未来会做些什么以及我们当前对解决问题的决心。因为我们不确定自己可以做些什么，焦虑感便油然而生了。我们为自身的同一性问题而焦虑。因此，我们就会将同一性问题压制下来以回避自己的焦虑。还有另外一个和存在主义息息相关的概念就是自由。人们往往会因为想要获得更多的自由而来寻求心理治疗的帮助。而有的时候，来访者却是因为不希望自己有过多的自由，或者希望能够减少自己对于当前问题所负的责任而寻求治疗的帮助。

存在主义疗法的目的在于提升来访者的觉察力，让他们能够认识到自己是如何建构起自己所处世界的意义的。治疗目标就在于让来访者能更深入地了解自己思考、感受以及行为的方式。来访者会了解到为获得自由自己所需承担的责任以及自身对于所处环境的责任。存在主义疗法的治疗师认为：我们有责任自行做出选择，从而赋予周围环境以意义并从中寻觅自我，这种关注特别有助于我们探寻自己的死亡观以及那些伴随着重要他人的死亡而来的丧失感和孤立感。存在主义疗法的治疗师会帮助来访者探索其不确定性和焦虑感，以便帮助来访者了解自己与他人的关系究竟是真实的还是虚假而自欺的。

对露丝的评估

存在主义疗法所探讨的问题——同一性、自由和焦虑——实际上在露丝的自传中已经有所体现。在同一性方面，露丝已经将自己定义为“超级女性”、一个好妻子和好母亲，而她现在面临着孩子们即将离开家的现实，似乎她要失去所有这些让她熟悉的身份了。她似乎也认同了整个家族对她体重过重的观点。对于父母的宗教价值观，她开始时全盘接受，之后又加以拒斥。这些同一性问题在露丝身上显而易见。从更精细的角度来看，我们会惊讶她居然给自己带来了如此巨大的恐慌。事实上，她是否告诉自己应该感到恐慌，之后又将这种自己对自己的预言付诸实践了呢？

从存在主义观点来看，从露丝身上我们至少可以感知到两种完全不同的关于焦虑的观点。我们可以认定她存在焦虑，因为她正在努力探索自己的同一性。然而，她这种探索同一性的努力也可以被视为一种尝试处理焦虑问题的办法。所以从第一种观点来看，她的焦虑源于她的恐惧——她不知道如果孩子们离开家或者她无法实现自己的职业追求时自己会变成什么样。这种不安全感部分来源于她的觉察——永远也无法真正获得安全与保障。事实上，她承认她不总是一位完美的母亲或者妻子，她在追求自己热爱的职业时也踌躇不前，因为我们知道其实她对于自己过去的表现和未来的期望都不怎么确定——她当然会感到焦虑。

出于很多相同的原因，我们相信露丝对自由充满了矛盾的观点。她寻求的是领悟性的治疗，这就说明她希望能了解自己为改变需要做出的选择。但是同时她也认为她希望别人告诉她应该做什么——显然过去她的生活中已经出现了相当多这样的指导者，这其中就包括她的父亲。

事实上，所有存在主义疗法探讨的主题——同一性、自由和焦虑——都可以用来解决露丝的问题，这些主题本身也是相互联系的。露丝可能会认识到她将自己定位为妻子和母亲的做法可以保护她不再害怕被他人孤立，也不再害怕失去自己一直以来熟悉的身份角色。她对死亡的观点则可能是了解她所重视的内容的一扇窗户——她有哪些选择？她的焦虑可以教会她什么？

那么如何对露丝进行更加正式的诊断性评估呢？存在主义疗法的治疗师可能通常不愿意给来访者随便贴标签，尤其不愿意给来访者贴上“疾病”的标签。从这点来讲，我非常同意这种做法。然而，我们在日常生活和专业诊治时都避免不了滥用类似的病理性术语的现象。我们对露丝的形容应该是“精神抑郁的”还是“有时显得沮丧”？——这要看不同说法对治疗究竟起着促进还是阻碍作用。我们是否应该说她存在“惊恐发作的现象”还是说她“只是过于紧张”？她是存在“适应方面的障碍”还是“正在经历改变”？如果某个诊断标签相对于来访者的症状而言似乎不是那么百分百准确，那么它有可能提高我对来访者的理解。如果某个诊断标签完全符合来访者的问题，那么我最好向其他理论取向的治疗师请教。

在 DSM 的五个轴中，每一个轴都能深化我对露丝问题的思考。我既不会受其所限，也不会完全脱离它们。第一轴关注的是露丝自己希望摆脱的问题。这当然就包括她的抑郁和惊恐发作。在我看来，她的症状可以被暂时归到不伴有广场恐怖症的惊恐障碍和精神抑郁的范畴下。而她的问题似乎也包含“适应性障碍”的内容，这一点可以帮助我们将注意力放在她的存在处境*的相关细节上。她将自己的症状和环境看作总是发生在自己身上的问题，而究竟她能从多大程度上将这些和自己的选择联系起来，这一点似乎还需要我们拭目以待。当然，她可以进行选择——至少她可以选择用以处理这些问题的方式。

我更喜欢第二轴所用的术语，因为我时常用这些术语来深化我对来访者的理解，而不必过于严肃地尝试将来访者的问题归结到“障碍”上。我认为露丝并不存在任何绝对意义上的障碍，但是我确实认为第二轴的术语能从相对不那么死板的角度帮助我更好地理解露丝。就一定程度而言，“依赖性人格”确实符合露丝的特点。不过我们应该更多地将注意力放在“自恋”的问题上，这并不是因为露丝的问题中存在任何和“自恋人

* 存在处境（existential situation）是西方哲学中的一个术语，意思是个体生命实践中所遭遇的、需要面对的事态，包括个人在生活和世界中要面对的困惑及由此而涉及的种种抉择。——译者注

格障碍”相关的特点，而是因为和自尊有关的问题与她关系密切。至于第三轴，事实上露丝的医生已经排除了任何医学方面的因素，因此我们可以确信这种顿悟式的治疗能对露丝起效，但是我认为最好还是在治疗开始之前对露丝进行更为深入的医学健康检查。医学或生理学的观点和方法与存在主义的观点和方法并不能互相兼容，而彼此做出的评估结果似乎也无法相互通用。对于第四轴和第五轴，任何治疗师都会考虑对情境因素和压力源进行评估。并且事实上，我们都会对来访者的机能以及可能的机能状况进行某种评估（无论我们是否愿意承认）。对于露丝，我认为她的压力源值得关注。尽管她的问题和症状危及到了她的机能，但是我依然认为她的机能目前还处在比较高的水平上。

到现在为止，我已经向大家展示了如何针对露丝进行具有存在主义特点的诊断。除此之外，在我和露丝进行交流的时候，我还会基于其中的微小变化来对我的评估进行不断的修改。声音、情绪、眼神接触、肢体语言、幽默感、表达时的狡辩水平以及我对这些特点的反应都可以帮助我形成对来访者的认识。例如，假设我对露丝的第一印象来自于她开始时在电话中说“逛逛心理诊所”，我会要求她详细讲讲她都要逛些什么，她讲述了一些自传中涉及的问题（之后她将自传交给了我）。但是她在这次电话交流中所呈现出的声音特点以及略带顽皮特质并没有在自传中体现出来。之后我们进行了初步的面谈来看看“我们能否相处愉快”，她见面的第一句话就说希望知道我是否不介意她说“逛逛”。我答复道：“那你希望在逛逛之外收获点什么呢？”我发现自己似乎在按照自己对她的总体印象——诙谐——来进行措辞。

第一印象往往并不正确，但是有时它们又可以一针见血地指出来访者的特点，一般我们也可以通过我们自发的反应得到一些有用的信息——比如上面我按照她的诙谐风格与她对话。假设我们不是在诊所中见面，我一定会喜欢她。我认为我们可以相处融洽。

总之，我对露丝的总体评估为：和她相处我觉得十分舒服，存在主义疗法应该可以解决她的问题，而她的问题在某些方面也符合 DSM 以及正式诊断的某些标准。

治疗目标

尽管我有时会使用“治疗”这个术语，但是我并不喜欢它。对我而言，这个词语在很大程度上意味着来访者经过一系列程序后会被“治愈”。但存在主义疗法并不是要让你改变。顿悟的过程只能让你像从镜子中看到自己那样地了解自己，但并不会促使你的改变——不过这样做能够拓宽你的选择范围。而我的第一目标——也是最为重要的目标，就是满足露丝的治疗目标。

治疗师：告诉我你希望我作为治疗师能为你做些什么？

露　丝：嗯，我当然希望能摆脱惊恐发作的问题，我也希望不再焦虑。我希望自己能把体重减下来。我希望能在妻子和母亲之外承担其他的职业角色。我猜我只是希望能让自己对自己的感觉更好一些。我希望你能告诉我该做些什么以及达成这些目标我需要多长时间。我觉得我还希望从治疗中获得其他什么东西，但是我不知道应该怎么说。我害怕自己的生活会无法像过去那样正常进行，但是从某种角度想，我觉得我的问题就是过于“正常”了！我对自己日复一日的生活感到厌倦，而且我也不确定这样的生活有什么意义。我知道你是一名存在主义治疗师，这一点激起了我的兴趣。

治疗师：你的目标很明确，咱们不妨将目标定位在这些方面，然后朝着这个方向努力。或者，我还可以推荐另外一位医生给你，他更擅长处理一些明确的行为目标。但是我觉得你修过的心理治疗课程一定让你的另外一面也希望更好地了解自己——而这正是我的工作职责。也许我们先不用明确限定这种探寻需要的时间。

对治疗过程的评论　我自己本身对治疗目标有一定的设想，但是我想目标还是应该为来访者服务。我希望露丝能认识到她才是自己生活的自由作者，我希望她能意识到自己面临的诸多选择。尽管她更喜欢“绝对的答案”，但是我还是希望她能学会忍受不确定性。她希望摆脱自己的惊恐发作，我也这样希望。但是我还希望她能保留一定程度的合理的“存在性焦虑”。我想她可以摆脱自己对惊恐发作的无力感。我希望她不仅仅在理性水平上提升自己的觉察力；同时，我还希望她能意识到更多的感受和行为选择。我认为通过思考、感受以及行动的方式来追求这些目标的过程绝对物有所值，我还相信她通过这个治疗过程能更好地处理自己所面临的选择。我希望这些改变并不仅仅发生在她的思维水平，我希望她的感受以及她在治疗内外的行为也能发生变化。我希望能看到她以特定方式体验到自由感，比如接受教师的工作或者尝试改变自己的饮食习惯。我还希望她能认识到自己想从婚姻中获得什么，不希望从婚姻中得到什么；认识到自己可以做些什么来赋予婚姻关系以新的活力，并提高自己的独立性。我还希望看到她在情绪上有所变化，这样她就能在不同的情绪状态下看到自己所面临的选择。

治疗过程和治疗技术

存在主义疗法不存在什么特定的治疗技术。在第一次会谈时，我阅读了露丝的自传，而她则阅读了我提供的知情同意书以及对此次心理治疗的详细说明。我要求她对其自传中的具体问题进行更为详尽的解释说明——有时候我要求她对特定问题进行详细说明，有的时候我则会要求她阐明这些问题之间的联系。我常常会暗示她那些可用的选择，而事实上我从没有将“存在主义”词汇中的自由和责任强加给她。在第一次会面接近尾声的时候——在露丝讲述了自己对治疗的目标和期望后，我会提议以后进行每周两次每次30分钟的治疗。

露　丝：我的这些问题是不是很不寻常？

治疗师：你所说的寻常可能本身就是你存在的一个问题。

我们会对每周两次治疗的提议进行更深入的讨论，我们会探讨怎样的治疗频率才能与露丝想要“真正进入到自我探索的阶段”的热诚相符。她提议将治疗时间减半，因为一半的治疗过程只需支付一半的费用——这是她可以负担的价格。她喜欢进行这样的实验，我说：“这对我而言也是个实验。”

对治疗过程的评论　我为什么这么说？其中一个原因就是：要避免自己过于主观，就要让自己按照一个存在主义者的思维方式去思考。这种缩短治疗的想法对我而言的确是个实验。和大部分治疗师相比，我会进行更多的自我暴露，我所接受的精神分析训练特别强调自我暴露的技术。虽然我希望可以通过这个“技术”来避免自己的主观性并让自己开放地接受关于来访者的不同选择的实验，但是我很犹豫是否可以将自我暴露称为一种“技术”。在我看来，存在主义的治疗过程是来访者和治疗师两个人之间的交互作用——并非只是一个人仔细观察另一个人。当然我也不会尝试对露丝说明我的整个治疗主旨。虽然我有时会担心自己的注意力并不会总是放在那些我希望的范围，但是我也不会让露丝因担心我可能没有注意到应该注意的内容而产生负担。尽管如此，人们可能还是奇怪为什么我要尽我所能地进行自我暴露，就像我选择采用“实验”这个词来向露丝说明这种尝试对我而言的新鲜感。其实，这说明了我的开放水平。更详细地说，这种方法可能只适用于露丝但不适用于其他的来访者。最近，我向一个说“哪里说明每次治疗就必须要50分钟”的同事透露了我的担心——毕竟，对大多数来访者而言，50分钟的治疗时间还是十分必要的。

在这种不确定时间的顿悟治疗的早期阶段，我会很小心不要成为自己观点的“传道人”：我们都是自由的个体，我们都有责任赋予自己所处的环境以意义——这种说教的意义并不大。不过，一些危机状况除外，比如那些需要立即行动或转变其态度的情况，而这种宣讲也总是空洞无意的。作为一名存在主义治疗师，走上这个临时的讲台然后讲述存在主义自由的种种理论观点是我万不得已的最后选择。我的希望是经过治疗之后，来访者最后能够自己意识到个人责任的重要性。

例如，在第四次治疗过程中，露丝谈到自己给父亲打了电话，但是她在电话中没有提到任何有关治疗的内容——因为她知道父亲不会赞同她进行心理治疗。在她看来，父亲“从不”赞同她所做的决定。当然他也就不会赞同这个所谓的“存在主义的心理治疗”。一般来说，只要她情绪反应明显，我就会鼓励她进行叙述。露丝在治疗中讲述的大部分内容都是在描绘自己的受害者角色：被父亲的责难所害。因此，这个时候我当然不会扮演那个指出她有多种选择的说教者的角色。

在后来的治疗中，当露丝再一次哀叹自己有个苛刻的父亲的时候，我借鉴了格式塔疗法的角色扮演技术：要求她像和她的父亲说话那样和我交流——以第一人称来讲述那些她在电话上没有对她的父亲说的话。我选择鼓励她直接和我交谈——看着我的眼睛——而不是像写报告那样交流，或“对着一把空椅子讲话”——通常，在长期的治疗过程中，我不太愿意采用这些技术，我更愿意选择支持性的倾听。也许因为受到只有半小时治疗时间的限制，这种更为“机动”的方式——以第一人称和“父亲”对话——当时效果的确不错。如果我刻意地按照治疗的原理来进行操作——事实上我并没有这样做——那么我就需要先设立一些治疗目标。其中一个就是要让露丝更加明晰自己的感受，并了解自己除了这些感受外还有哪些其他选择，了解自己是如何被这些感受所困的。我确信露丝对自己父亲的复杂情感远不止“非黑即白”这么简单。从长远的角度看，在角色扮演过程中表达自己不同方面的感受可以帮助她更好地理解不确定性、复杂性、自由等内容。

这项技术是对计划外事件的一种创造性的改写，因为我希望在突发事件和治疗主题之间创建有意义的联系。例如，在第七次治疗时，我因时间问题急急忙忙地开始了治疗，露丝在其中还是更多地谈到了自己的父亲——那个似乎从不会支持她的人；还有她的丈夫——支持她来接受治疗的人，但是有个前提：约翰不希望治疗耽误他的晚餐，于是我们进行了下面的对话。

露　丝：男人们对我的支持似乎总是有附带条件的。

治疗师：难道这里的某个人不是男人吗？（我喜欢时不时幽默一下，露丝笑了）

露　丝：嗯，你不一样。就像今天，你上气不接下气地跑来开始今天的治疗，这让我觉得你确实重视我。

治疗师：嗯，谢谢你的恭维。我并不认为我有多么特别，但是我很感激你让我表现出一些和其他男人不同的特点。你知道，我们之前已经注意到你总是喜欢给自己贴标签。有时你会说自己"只是一个母亲"或"只是一个妻子"，或者是一个总被父亲排斥的感觉糟糕的人。今天我想我们取得了更加深入的共识——不仅包括你如何赋予自己一个过于简单的同一性，还包括你如何将生活中的其他人进行了过分的简单化。

对治疗过程的评论　以上我进行的这个复杂的解释性评论中有几方面要点，这些要点可以向大家说明如何促进来访者的存在主义思维方式。这种思维方式给露丝提供了一个"积极移情"的空间，它帮助露丝认识到自己给自己贴的标签如何导致了她的自我欺骗。它表明这些观点是露丝选择的结果，而且已经存在许久了。它帮助露丝认识到自己是如何通过给自己和他人贴上过于简单化的标签而使得自己的生活止步不前的。

以下是另一个说明促进来访者存在主义思维的例子：在后来的一次治疗过程中，露丝排解了自己对女儿詹妮弗——她为了和朋友去海边玩而逃学——的愤怒感。

露　丝：我无法克制自己对詹妮弗逃学的愤怒，她太不负责任了！

治疗师：嗯，詹妮弗的确应该重视自己的学业，毕竟学习很重要。不过我想知道你是不是有些嫉妒她的这种自由精神？

对治疗过程的评论 露丝对作为“超级妈妈”和“超级太太”的责任的异常执着可能是她用以逃避面对自己对当前生活——让自己的生活安全而寻常——所负有的责任的一种借口，这样，她的生活尽管没有了意义和激动人心的东西，但对露丝而言却不需冒任何风险。而詹妮弗则让露丝意识到自己错失的一些东西。

有时限的治疗

到目前为止，我已经向大家展示了我在对露丝进行这种不确定时间、以顿悟为主的治疗的中早期所进行的工作。随着治疗的继续进行，我会更多地强调我和露丝的交流过程，而不再执着于她的过去经历以及那些不在治疗室的人。至少，我会让露丝去对外面的事件与“此时此地，你和我”之间的经历进行比较。对于存在主义的治疗过程而言，我们无法对治疗的早期阶段、中期阶段进行那么明确的划分，因为对于何时结束治疗，我们并没有任何既定的规则。这里，我不再和大家分享一直以来对治疗关系的种种流行的批评观点。我也不明白为什么一些治疗师说他们没有给来访者设定治疗日程，但是同时显然又认为自己应该以高效而迅速的方式进行工作。只要我和来访者都认为还有新鲜的内容需要交流，那么我们就会继续我们的治疗过程。露丝的生活出现了变化：她得到了一个意外的机会——替一位全职教师的课，而这意味着她需要离开很长一段时间。这也就意味着我们的治疗过程需要在8周内结束。

在有时限的治疗过程中（以及在长期治疗的最后阶段），我会更加活跃、更加富有指导性并且把注意力放在更为详细的目标上。我的整体目标没有变——要在完成来访者的治疗目标的同时提高来访者对自由的觉知。只不过在方式方法上出现了具体的变化——既为来访者特定的问题寻求解决策略，同时也改变她的思考方式，从而为来访者的继续成长播撒下希望的种子。例如，露丝工作机会的出现是因为之前我曾经阐明了这样一个观点：仅仅去参加工作面试并不一定就要接受这份工作。当时我的原话是：“究竟是什么东西阻碍了你只是去参加面试呢？”这样做就减少了她在面对新的选择和新的可能性时的那种踌躇，我希望她能将自己从这件事上学得的东西推广到其他生活事件中。再举一个例子，在这最后几周的治疗阶段中，我重申了一个之前就提过的建议——露丝应该再去找另外一位医生来诊断她的多汗问题。之前医生（男性）的诊断意见似乎只是临时的大笔一挥而已。而第二位医生（女性）则是多汗症方面的专家，她对露丝的激素水平进行了更加深入的测试。进一步测试的结果终于使得露丝对自己的这个身体症状有了进一步的认识，同时她还可以在治疗中继续探索这种症状蕴含的情绪意义。这个事件也成为她审视自己过于重视男性观点这一习惯的契机。

在对露丝的治疗过程中，很多时候我们都会谈到意义、丧失和死亡，在转换到有时限的治疗阶段后，这些探讨的意义则更加凸显出来。

露　丝：当我这份工作告一段落后，我希望我还能再来这里见您。

治疗师：这里的大门随时为你敞开。我也很高兴看到你打算开始寻找新的选择了。但是我还是要建议不要剥夺自己体验治疗结束阶段的机会，如果我们选择逃避结束治疗的现实，那么我们就会错失那些对我们真正有意义的东西了。

露　丝：我明白，但是请不要担心。我已经从治疗中收获良多了。

治疗师：我知道你会做得很好。但是为了能帮助你巩固你的收获，我建议在这最后几次的治疗中，让我们回顾一下前面的内容，看看你是不是还希望达到其他的目标，而不是等到治疗结束或你离开这里之后才意识到。如果我们现在要谈及这些目标，我觉得还是说得越详细越好。

对治疗过程的评论　就像前面我们提到过的那样，探索我们面临的选择并不只是需要扩大我们的思考范围，我们还应该知道自己应该如何去感受。并且，我们也应该将这些感受通过行动来加以实验。因为我想要露丝深刻体验自己所面临的选择，因此在治疗过程的最后阶段我倾向于让自己更像一位行为主义学者。我希望，这些选择既和她的治疗目标息息相关，又能和我的治疗目标——希望露丝能提升自己的觉察力（她是如何给自己所处的世界赋予意义的）——紧密相连。在最后一次见面的时候，我要求她用自己的话总结一下她的治疗经历。以下便是对她所言的节选。

露　丝：我认为我已经认识到了我是如何给自己以及他人贴上熟悉的标签的。我需要做的事情还很多，但是我想我已经有所收获。比如说，我已经意识到了长久以来我一直认为自己是父亲责难的受害者，我的努力没有得到孩子们的承认，我的丈夫没有给我真正的支持。我想我来这里的时候一直在哀叹周围的人对我如何如何，但是现在我更坚信自己有责任选择自己应该做的事情。

总结性评论

我们一般不会一下子学会这么多的东西，但是露丝却做到了。如果你想更详细地了解存在主义理论在实践、干预、治疗过程和个案研究中的运用，你可以参看《咨询理论的应用：一种在线的个案的方法》(*Applying Counseling Theories: An Online, Case-Based Approach*，Rochlen，2007) 中第七章的内容。

➢ 杰拉德·科里用存在主义疗法的观点对露丝的分析

基本假设

存在主义疗法认为治疗师和来访者之间建立起的治疗关系是决定整个治疗成功与否的最关键因素。治疗不是我对某人（在这里指的是露丝）做些什么，我并不是一位面对着被动来访者的治疗技术方面的专家。我将治疗视作一种最深入的、最真实的对话，是露丝和我之间真诚的交流。我们将会是一段旅程上的伙伴，我们都不知道这段旅程何时会结束。她和我都可能会发生改变，而且我期待我们的关系能触发她的联想、感受、回忆以及反应。我希望自己能以她的角度来看待她的世界，同时，也让她在治疗关系中了解我的反应。

对露丝进行的最初评估

露丝似乎是最适宜采用存在主义疗法进行治疗的患者。她有足够的勇气去质疑自己生活的意义、质疑自己的现状、不满自己当前的生活模式。她正在经历一些发展上的危机，比如不知道当孩子离开家后自己的生活会出现怎样的变化。而当她开始注意到自己面临的选择时，她的焦虑感也油然而生。这种不断的质疑反而引发了更多的疑问，但她面对这些疑问时却显得束手无策。她正在尝试抓住对自己而言重要的东西，而不再只局限于长久以来她给自己下的惯用定义——一个母亲与妻子。其中，由这些疑问引发的一个主要问题就是：“我的生活到底怎么样？”露丝的一个优势是她愿意提出这些会导致其焦虑的问题。她的另外一个优势在于她愿意自发地考虑她存在的意义。

通过她对自己生活的审视，她开始做出了一些选择并取得了很大程度的进步。她从自己原来信奉的正统基督教派中脱离了出来，因为她觉得这对她而言并没有什么个人意义；她愿意改变自己的生活；而且她已经开始将治疗视为帮助她走向光明的道路。

治疗目标

存在主义疗法的目的不是“治疗”存在障碍的来访者，也不只是消除来访者的症状；相反，治疗师将帮助来访者意识到自己正在做的事情，并鼓励来访者去做那些可以改变其生活的决定。存在主义疗法的目的在于帮助像露丝一样的人们摆脱自己原来僵化的角色，清楚地认识到他们如何将自己的生活引导到了一个狭隘而受束缚的境地。治疗过程旨在帮助来访者思索并了解他们的存在。而对露丝进行的治疗则旨在帮助她进行必要的顿悟，从而可以帮助她发现、建立并使用自己的自由。露丝在很多方面切断了自己通往自由的道路。我的职能就在于帮助她认识自己在创造其生活情境时起到了怎样的作用——其中就包括她感受到的压力。我假设当她看到自己的生活在哪些方面受到了限制之后，她就能开始自己追寻自由之路了。我希望她能创造出一个更具意义和责任感的存在来。

治疗程序

作为一名存在主义治疗师，我并不依赖任何已有的技术。相反，我把重心放在有关人类生存状况的部分主题上，而我也会充分地展现自己的能力：挑战她的观点、分享我对治疗关系的反应。我的任务是帮助露丝澄清她来寻求帮助的目的——什么是她需要改变的，她怎么做才能促使这些变化发生。当我们探讨她当前生活中的想法、感受和行为的时候，我将会从其他疗法中借鉴合适的治疗技术。

在我们处理她的过去经历时，我将会鼓励露丝思索她过去的感受和想法与她当前的生活事件之间的联系。以下就是我可能在这个阶段询问的问题，其中每一个问题最终都有可能出现在治疗过程中。

- 你在哪些方面过着充实的生活？你又是如何对自己的生活加以限制的？
- 你的生活在多大程度上是按照别人的想法进行的？

- 到目前为止你都做了哪些选择？这些选择对你产生了怎样的影响？
- 你目前面对的选择有哪些？你如何处理因自己做选择和接受个人自由而产生的焦虑？
- 你最想在哪些方面发生改变？又是什么阻止了你做出这些改变？

基本上，露丝其实正在为自己打开第一扇门。这些经历可能令人害怕、令人激动，也可能充满欢乐或抑郁——或者有时这些会混合在一起出现。而当她努力将这扇门打开时，束缚她心灵的“绝对”的枷锁也将开始瓦解。逐渐地，当她了解了自己过去的状态和当前的现状时，她就能更好地决定自己想要怎样的未来。通过治疗，她可以对很多选择加以探索，并最终将它们化为现实。

治疗过程

在此时的治疗中，露丝更直接地了解到了自己面临的中年危机。她认为以往生活的价值观现在对她而言已经没有多大意义了，她还谈到了自己的空虚感以及自己对做错事的恐惧。以下是从我们的治疗过程中摘录的内容。

治疗过程的要素

帮助露丝发展出新的价值观 在后来的一次治疗中，露丝从宗教说起了自己的问题。

露　丝：我脱离这个宗教其实已经有些年了，但是我一直找不到可以替代的东西。我希望你能帮助我找到。你的经验如此丰富，并且你似乎对你的现状和信仰感到非常满意。但对我而言，我很害怕自己会做出错误的决定。

科　里：如果非要我给你什么建议的话，我只能说这对你不公平，因为我忽视了你能够自己找到解决办法的能力。也许对你而言，问问题可能会是比较容易的开始。因为对我而言，找到答案的办法就是去问问题。

露　丝：我知道我从小到大所接受的信仰一直很明确地告诉着我什么是对什么是错。一旦你结婚了，你就要坚守到底——你必须尽你所能地改善你的婚姻。嗯，现在我并不大愿意接受这个观点了。

科　里：为什么呢？

露　丝：我担心如果我继续治疗，我就会有很大的改变，那么我和约翰之间的共同点将越来越少，最终我们的婚姻会因此破裂。

科　里：听起来似乎是说如果你决定改变，你的婚姻就会因此破裂。难道没有这样的可能：你做出了改变，而这些改变又改善了你的婚姻关系？

露　丝：你说得对，我从来没有这样想过。我想大概我心里早就假设约翰不会喜欢我的改变。我越来越担心接受治疗最终会导致我离开他，或者他离开我。有时我真有股冲动想要放弃我的婚姻，但是我很担心如果没有约翰，我的生活会变成什么样子。

科　里：为什么不大胆设想一下这种情况呢？现在花几分钟来谈谈约翰不在你身边之后你会怎么样。你只要想到哪儿就说到哪儿，别管它们听起来怎样。

露　丝：我的一生似乎都是别人在告诉我我是怎样的，以及我应该怎么做。当父母和教会放弃我时，是约翰拯救了我。我不知道除了一个妻子和母亲我还能做什么。如果我和约翰分开，我的孩子们会怎么想？我们的分开又会给他们造成什么影响？他们会不会因为我离开这个家而憎恨我？我知道我已经厌倦了自己一直以来的生活方式，但是我还是担心会出现变化，因为这会产生更大的混乱。约翰和孩子们还是喜欢“原来的我”，而他们似乎最近因为我所说的事情而不太高兴。

科　里：就你刚刚所说的全部内容来看，你并不太愿意描绘当他们离开你之后的生活。似乎你认为描述你的改变对他人生活的影响要容易得多，而你却不愿谈及你的改变会对你自己的生活造成怎样的影响。似乎对你而言想象改变后的情境十分困难。为什么你不再试一下？不要去想你的家人会对你的改变有什么反应，只去想象你希望自己在哪些方面有所变化。

处理露丝的焦虑　显然，露丝不太会处理改变的问题。每当她想到改变，焦虑感马上就如期而至。她已经开始认识到自己拥有很多选择，而别人也不能替她进行选择。然而，她还是因自己的这种认识感到恐惧，在治疗的很长一段时间中，她似乎都处在停滞不前的胶着状态，没有取得任何进展。她无法根据自己面对的选择采取行动。因此我开始尝试处理她那种被束缚的感受，并和她一起探索了她的焦虑问题。以下是她对自己感受的描述。

露　丝：我常常在半夜醒来，觉得身上似乎被千万堵墙压着。我浑身冒冷汗，呼吸困难，我甚至能感觉到自己的心脏在怦怦作响。我时常担心自己就要死了。我再也无法入眠，所以我会起床在屋里走来走去。

科　里：露丝，虽然这些情况的确很让人难受，但我还是希望你能学会关注它们。它们在告诉你你的生活并不如意，你自己也已经准备好进行改变了。

我知道露丝将焦虑看作消极的事物，是她希望能连根拔除的东西。而我则把这种焦虑看作是她新的出发点。她需要的并不是简单地摆脱这些症状，而是应该深入地探讨症状背后的意义。我还把她的焦虑看作是她认识不断加深的结果：她拥有自由，她有责任决定自己应该过怎样的生活，她有责任将这些改变化为现实。

探索死亡的含义　最后我们来到了死亡的主题上，我们探讨了这对露丝的意义。

露　丝：我一直在想我们之前谈过的内容——关于我在自己死亡前希望从生活中获得什么。你知道，一直以来我都很害怕死亡。我认为就是这种恐惧使得我不敢面对死亡。

科　里：你为什么不谈谈那些生活中让你觉得毫无生机的地方呢？你多久才能体会到一次生活带给你的兴奋感？

露　丝：我觉得谈那些半死不活的生活似乎对我而言更加容易。我感觉不到幸福，在性的方面我觉得我已经是个死人了。

科　里：你还能想出其他还有什么让你觉得自己像个死人吗？

我尝试让露丝对自己生活的质量进行评估，从而开始体验死亡。一段时间之后，她开始承认她已经让自己的精神死去了。尽管旧有的价值观已然离去，但是她却没有找到新的替代物。露丝认为她活着的唯一证据仅仅是自己的呼吸尚存。承认自己的死亡，并将这种死亡看作新生的前提，这二者对她而言都十分重要。我的假设是：只有真实经历死亡并将死亡的感受表达出来，她才能把注意力放在思考应该怎样活着的问题上。只有到那个时候，她才有可能找到新的生活方式。

对治疗过程的评论

露丝在治疗过程中的经历强调了这样的基本假设：只有她自己才能找到问题的解决方式，别无他法。她认识到，整个治疗过程其实是在一点一点打开她面前的那些门，从而给她提供了更多的选择。而这一过程之所以能够发生，很大程度上要依赖我和露丝之间的治疗关系。她将清楚地认识到自己不能逃避为自己做选择的责任。她还认识到正是她所做出的选择和没能做出的选择使她成为了今天的自己。作为她的治疗师，我支持她在治疗内外尝试新的行为。而我们这种开放式的讨论——其中我们会谈到对彼此的感受——对她而言则是一种全新的行为体验。治疗过程给她提供了一个安全的环境，她可以在其中学习扩展自己的生活。同时我还教会露丝如何将所学应用到自己的日常生活中。她也愿意生我的气，被我指导并告诉我她如何被我影响着。我们还探讨了她应该如何将这一行为继续应用在她与周围人的相处之中。

我的其中一个目标就是要向露丝展示她所做出的和未能做出的选择与她的焦虑感之间有着怎样的联系。我要求她治疗间隙的一周中在不同情境下观察自己。通过这个自我观察的过程，露丝逐渐看到了她的选择如何影响了她的焦虑感。我的治疗目标不是要消除她的焦虑，而是要帮助她理解自己的焦虑。从我的观点来看，焦虑是一种信号——它意味着一个人的生活存在问题，而且这个人也已经准备好就此进行改变了。

也许对露丝进行治疗的关键就是要让她意识到自己其实还面临着其他不同的选择：她可以继续维持那个已知且熟悉的生活；或者，她还可以接受这一事实——生活中并不存在绝对的保障，尽管存在着这种不确定性以及与之相伴的焦虑感，她还是要做出选择，并坦然接受最终的结果。露丝选择继续接受治疗。

➢ 思考题

(1) 你的哪些个人经历可以帮助露丝解决她的问题？你是否出现过和她类似的情况？你是否已经处理好了这些问题？当你作为露丝的治疗师时，你的治疗效果和以上问题的答案有着怎样的联系？

(2) 针对我和拉塞尔博士对露丝的治疗过程，你的总体感觉是什么？你可能使用我们的哪些治疗技术？你会关注其他什么问题？你还可能采用什么其他技术？

(3) 对比本章的疗法和前面提到的疗法——精神分析疗法和阿德勒疗法，你在其中看到了哪些不同？

(4) 针对拉塞尔博士对露丝进行的评估和诊断，你有什么看法？

(5) 你如何处理露丝在面对“面前的大门”时产生的恐惧？她内在的一部分希望维持现状，而另外一部分则希望改变。你将如何处理她的这种冲突？

(6) 使用存在主义疗法的观点，你会如何处理露丝对死亡的恐惧？你在她对死亡的恐惧和焦虑感之间看到了怎样的联系？

(7) 你自己对死亡的想法和感受怎样？你自己对死亡和丧失的探索程度如何？你对这个问题的回答将如何决定你作为治疗师（面对类似露丝这样的来访者）的能力？

(8) 在本章中提到的存在主义主题中，哪些和你的私人生活息息相关？你如何回答这一问题：“如果治疗师不愿意处理自己生活中的存在主义问题，他是否能够鼓励来访者去处理类似的问题？”

第五章　来访者中心疗法

➢ 来访者中心疗法概述

来访者中心疗法旨在通过治疗关系提供理解和接受的氛围，使来访者承认被自己否定或拒绝的那一部分自我。此外，来访者中心疗法还可以帮助来访者变得更开朗、自然、信任自己，从单纯被动接受治疗转而愿意主动参与到治疗的过程中。

因为这种疗法将重点放在治疗师－来访者的关系上，因此强调的技术往往不多。它把直接的干预、解释、询问、探索信息、给予建议、收集历史和诊断等技术成分都降到了最低。该疗法更加强调积极倾听、反应和澄清的技术。当前流行的理论更加注重治疗师的身份——要作为治疗关系中的人而全身心地参与到治疗关系中。

根据来访者中心疗法的理念，什么时候停止治疗基本上由来访者自己决定。同样地，治疗师相信来访者可以自己确定治疗的成功程度。当来访者越发相信自己的内控力时，他们就成为了评价治疗风险之个人意义的不二人选。

➢ 来访者中心疗法专家大卫·J. 凯恩（David J. Cain）博士对露丝的分析

引言

在来访者中心疗法的治疗师看来，评估和诊断被看作一个随着治疗不断进行而深化的过程，而不是一个在治疗开始时就必须完成的程序。诊断这个词来源于一个希腊词语，其本意为“去探知”和“去发现”。在我看来，治疗从本质上说是一个发生在个体内部和人际之间的自我发现的过程。治疗师的主要作用就是促进来访者的这种学习过程。因此，来访者对自我的发现其实远比治疗师对来访者的了解和来访者对自身心理障碍的了解更为重要。

作为一名来访者中心疗法的治疗师，除非来访者自己要求，否则我一般不会对来访者实施正式的心理评估，我也不会通过 DSM-IV-TR 来对来访者进行诊断。作为一名执业超过30年的心理治疗师，我发现正式评估的效果往往是弊大于利。尽管究竟是否应该对来访者实施诊断的探讨并不在本书的范围之内，但是在此我还是要向大家说明一下我认为评估存在的几大缺陷。

第一，我发现评估对治疗似乎没有多大的辅助作用。DSM-IV-TR 诊断系统并没有提供相应的治疗说明。除去几个极其罕见的例外（例如，暴露与认知重构可以解决焦虑问题），大多数心理治疗的研究都发现，现有的治疗方法在治疗很多问题上的效果都不分伯仲。

第二，所有的诊断分类都避免不了这样的缺陷：把来访者生动而丰富的症状“缩水”成为分类单上的几个干巴巴的症状介绍。但是在现实中，那些被诊断系统判断为存在相同问题的个体其实可能是千差万别的。

第三，如果我们只强调来访者在治疗中出现的共同特点，那么我们就会损失掉很多有价值的独特性信息。无论从生物学角度还是心理学角度来看，每个人都是唯一的、与众不同的个体。而诊断类别往往会引导治疗师从狭隘的角度理解来访者，而忽视来访者的个体差异和其特点的复杂性。

第四，诊断往往过度强调来访者存在的问题，而忽视他们的力量及资源。来访者中心的治疗师会更加注重来访者的个人成长及其内在资源的发展，而不是只把目光放在对问题的解决和补救上。

第五，诊断其实是根据外部的观点得出的（来自治疗师），而不是来自来访者的内在。一般在对来访者进行诊断时，来访者能起到的作用微乎其微，但事实上，他们才是描述自己经历的最好的专家。

我发现，在了解来访者并对其进行治疗的过程中，来自来访者个人的信息远比诊断性的症状重要。一般而言，来访者提供的最为重要的信息包括来访者的自我概念和世界观；其自我概念、行为以及经历之间的不一致性；对经历的处理、加工能力；学习方式以及从经验中汲取教训的能力；生活的特点或方式；个体有形无形的目标和为之做出的努力；目标感和个人意义，稳固感、完整感以及完善感。

在我的经验中，来访者需要尽力完成的一项重要工作是自我定义（“我是谁？”）和自我的重新定义（“我会变成谁”）。治疗师和来访者对来访者经历的开放性探讨可以促进这一过程的顺利进行。如果我们尝试对来访者进行心理病理学方面的诊断，那么其经历的个人意义就将被埋没在程式化的诊断过程中了。在理想情况下，诊断可以是一种持续的自我学习过程，这样来访者将易于接纳自己的各种经历和相关信息。反之，有时治疗师对来访者进行的诊断性分类可能会导致治疗师沉溺在自己“已经了解了”来访者的这种错误的安全感中，从而导致治疗师的创造性和适应性在治疗过程中遭到遏制。这里存在的危险在于，治疗师可能会按照一种静态的病理分类来和来访者交流，而不会把来访者看作一个可以不断进化、改变的活生生的动态的人，因此治疗师的治疗反应的范围和多样性将受到限制。最终，来访者改变的可能性也遭到了扼杀。我在治疗过程中一般不会尝试对来访者进行病理学方面的分类，取而代之的，我常常会询问他们这样两个导向性的问题：“你的生活怎样”以及“你对自己的感觉如何”。

评估的根本目的在于帮助来访者获得有关自我的有意义的、重要的信息，尤其是那些关于“自我”的以及关于自我概念如何影响其行为的信息。来访者中心疗法的一个核心因素就是赋予来访者以自我指导的责任。尽管我可能在帮助来访者进行自我探索的过程中发挥非常重要的影响作用，但是来访者更多地还是被其自我发现的个人经验和学习过程所影响，并自己学会应用这些经验和学到的东西。而那些伴随着自我探索和自我发现而收获的激动与深切的满足感将是促使来访者积极投入到治疗过程中的潜在影响因素。

对露丝的评估

在对露丝进行的治疗中，我会特别关注她看待自己的方式，包括那些显而易见的方式，当然也包含那些潜藏在其内心深处的内容。露丝的部分自我概念已经在其自传中有所凸显。按照她自己的话，露丝认为自己是“他（约翰）期望中的”“好妻子”与“好母亲”。因此，她积极地扮演着妻子和母亲的角色，但是她的这些自我定义和为扮演好这些角色所做的努力都是在丈夫愿望的背景下形成的——她让丈夫来为自己定义，并决定她应该成为什么样的人（如果她希望被别人接受的话），而她自己却在定义自我和选择生活方式的过程中放弃了自己的任务和力量。她让丈夫来决定她的生存价值，而她却整日生活在“如果不能实现这些价值，他就可能离开我”的恐惧中。露丝的这种依靠他人来塑造自己的倾向普遍存在于她的各项机能中。她说：“到目前为止我其实都在为别人而活……我成为了一个不断付出的女超人。”她把自己定义为一个付出型的、保姆式的人，当然，她的确为其中的某些方面感到骄傲，这一点我们可以理解。但是同时，她按照如此狭隘的方式来对自己进行定义从某种程度上局限了她对未来种种可能的设想。

在她30岁之前，露丝的自我同一性和她的价值观体系一直都受其（信奉正统基督教的）父母所影响——尤其是她的父亲。她担心如果自己没有实现父母的期待，就会被父母拒斥。她说：“他们没有正式地否认过我，但是在许多方面我认为他们就是在否定我。我知道只要我远离他们所爱戴的宗教一天，我就无法获得他们的认可。”露丝存在取悦他人的倾向，哪怕这种取悦需要她牺牲自己的需求和同一性她也乐此不疲。从真正意义上讲，她是个绝对无私的人，她甚至不知道自己是谁，也不知道自己的未来会怎样。她在治疗过程中最可能问的问题是：“我想要什么？”“我想要成为什么样的人？”以及“我能否成为那个我希望成为的人，但是同时又能维护好与丈夫和家人的关系？”

露丝自我概念的其他方面相对就不那么明显了。了解其自我概念的一个很重要的线索就是了解她对自己的身体以及症状的看法。无论她如何对自我进行定义，有一点都很重要：她要认识到其自我是具体化的，自我是囊括在机体中并通过身体发挥机能的。因此，她对自我感觉的一个重要部分就是要处理自己对自己身体的感觉和看法。目前她觉得自己的身体肥胖而缺乏魅力。用她自己的话说：“我不喜欢自己的身体。我不喜欢自己现在的样子，而且我敢肯定我决不以我的身体为傲。”露丝存在很多令她烦恼的身体症状，而这些症状又会反过来影响她对自己身体的自我感觉。露丝的大部分生活都被恐惧、焦虑、恐慌所主宰，而很多日常生活事件和问题都令她难以应付。她害怕自己会死去。这些恐惧和焦虑似乎总在以各种不同形式的身体症状（如失眠、心悸、头痛、头昏以及想哭的冲动）来干扰她。确切地讲，露丝的生活简直令人难以忍受：充满了抑郁、恐惧、折磨和逃避。

虽然露丝对自己的“保姆”身份存在一定的骄傲和满足感，但是这一角色同时也造成了矛盾和不满。她存在相当大的冲突：关于她是谁、她的信仰以及她的生活质量。她自己也承认，她不喜欢现在的自己，不喜欢自己超重的身体和自己那除了妻子和母亲角色便一无是处的生活。

露丝对自我的认同感中包含教师这个身份，但是她还没有将这个角色和她的人格结构整合在一起。在她的想象中，教师这个职业会让她充满满足感，但是目前为止她还是把自己想成为教师的愿望摆在家庭的后面。她的宗教信念和价值观还在变化中，她现在的宗教信念和价值观与她身边那些信奉正统基督教的人们有所冲突。露丝自我同一性的其他方面内容将在治疗过程中逐步体现出来。

露丝的未来充满了不确定性和实验性。她不知道自己可能成为什么样的人，然而她担心如果她追求自己的兴趣和需求，如果按照自己的认同感去行动，她就可能失去自己的丈夫和家庭。但是她没有放弃。近几年来，她已经开始成为了一个“质疑者”并且怀着一线希望——希望自己能“在还来得及的时候开始自己的生活”。露丝渴望自己能超越现在的自己——扩展自己以及自己生活的可能性。她惴惴不安地来到了生活的过渡期。

关键问题

露丝存在的一个核心问题就是她的不一致性：她当前的自我和她希望“尝试”的自我之间的不一致性。这种不一致性在很多实际症状中——她的认知失调、她的身体症状、她的焦虑和压力——凸显了出来，而所有这些都在逼迫她解决这个不一致的问题。她的焦虑和身体症状已经充分说明她的生活存在问题，但是她的焦虑却成为了她走向自主、充实、满足之路上的最大的绊脚石。她担心失去丈夫和孩子们的支持和爱，这种恐惧使她不敢从自己当前安全的生活中走出来，但是她对自己以及当前生活的不满却又在后面推动她从这种生活中走出来。

来访者中心疗法的一项基本假设是：人类这种生物生来就有实现其潜能的倾向。卡尔·罗杰斯把这种实现倾向称为自我实现倾向：学会区分、发展并变得更加自主。然而，人类维持、提高自我的这种倾向却时常受到其成长需求的阻碍。在这种情况下，他们可能无法区分什么是令人高兴的行为（比如被他人喜欢），什么是发展其自身潜能的行为（也就是维护自己的价值观）。

即使露丝的生活让她觉得无聊且无意义，但是她现有的生活还是给了她或多或少的安全感。因为她对自己的判断能力（“我害怕自己会做出错误的决定”）和聪明才智（“我被困住了，无法看到自己的出路”）缺乏信心，因此她成长的能力受到了制约。所以，她总是希望获得他人（丈夫、治疗师）的指导或指引。

荒谬的是，露丝对生存的恐惧和对死亡的恐惧居然旗鼓相当。那种对未来变化的预期让她感到害怕，因为这威胁到了当前的生活方式和家庭中赋予她的有限的安全感和稳定感。但是我们还是看到了希望的曙光：露丝感到焦躁不安、不满，她还担心自己的生活会就这样在不知不觉中消逝。她渴望过更好的生活——尽管这种渴望极其脆弱，她对自己未来会成为怎样的人也存有一定的好奇。她“在兴奋的同时又有些担心”。如果她能听见自己内心感受的声音，留意自己身体发出的忧伤的信号，那么她就能更加清晰地认识到自己是谁、她想要什么，并最终能发现自己内心的声音和自己要走的道路。

治疗过程与技术

当我在对露丝的治疗工作进行设想时，我的首要焦点就集中在我所能够提供的关系上。我希望自己能对她感到好奇、能够接纳任何她愿意与我分享的生活内容。我会尽我的最大的努力、全身心地投入其中，仔细聆听她的讲述，同时我还会特别留意她讲述时的其他内容，比如她的非言语动作和潜在信息。此外，我还会尽我所能地、不带任何偏见和臆测地观察、聆听她。我希望我能提供一种信任的、支持的、安全的且鼓励的氛围，如果我能成功地做到这一点，那么露丝就能认识到我对她的关心发自肺腑，我对她的感受感同身受，我对她的讲述（或讲述内容中暗含的内容）心有灵犀。我希望我的信心和乐观的态度能在和她的交流中对她有所影响，从而使她的生活有所起色。如果我的这些努力都能成功，那么她就能学会关注自己的感受，学会从自己的经历中汲取知识，并将这些经历有效地加以运用。而在这个过程中，她也就能学会将自己的控制点由外部转到内部。

所有我可能使用的特定的技术、方法或反应都有一个共同的出发点——以露丝的治疗需求为基础，以确保特定条件下该技术、方法或反应的有效性为核心。因为我将露丝看作治疗过程中的同伴，所以我会按照她给我的线索（她希望我当时做出怎样的反应）来进行反应。有时我可能会更加直接地和露丝进行探讨，以便找到那些对她最有帮助的技术；或者我也可能会直接询问她，以确保我所做的努力对她有所帮助——因为我想对于我所提供的服务质量，只有她才最有发言权。因为她可以为治疗方法的选择提供意见——她会提出对她而言最为有效的技术，因此我想我可采用的治疗技术或方法会很多。在开始治疗之前，我会先认真聆听、仔细理解来访者的那些外在和内隐的信息。对于所有治疗技术，我最常问的问题就是："它适合吗？"

我作为治疗师的一项重要任务就是要促进来访者的学习过程。生活总是我们最好的老师，它可以帮助我们了解自己、了解他人、了解整个生活。有时，我会把自己看作一个帮助来访者"学会怎样去学习"的人。我可以通过观察或讨论了解露丝的学习风格，而我会根据她的学习风格来做出反馈。

最后，我会在整个治疗中做我自己。因此露丝会很容易了解我是一个什么样的人。最终她就可以感受到我的幽默、开放和直率；她能看到我活泼的一面，也能见识到我严肃的一面。她会发现在她探索自我的道路上，我既可以是一个充满挑衅和挑战的角色，又可以是一个温文尔雅的绅士。她也能看到我因和她的治疗关系、因看到她成为那个她自己希望成为的人而感到快乐。

治疗的开始阶段

我认为露丝在治疗开始的时候会有点盲目，她可能以自己对生活、自身以及身体症状的不满作为开始。开始时她可能对我们这种无方向性的交流感到有些困惑，她希望我能引导她走向"正确的"方向，问她一些问题，告诉她应该怎样做并推动她向这个方向努力。然而，我相信她后来会逐渐发现，我之所以不愿意去指导、建议，完全是因为我相信她有能力来决定自己生活的方向并为自己找到合适的行为模式。我表达的信息是："这是你的生活，你是自己未来生活的创造者。"我相信露丝会很快发现她所具备的个人能力和资源远比她觉察到的要多得多。

治疗的开始阶段大概会这样进行。

治疗师：我想听任何你想和我分享的东西——只要和你有关，任何问题都可以，你可以想到哪说到哪。

露　丝：现在让我觉得困扰的问题就是我的体重。只要我感到焦虑或抑郁，我就会吃很多东西。之后我大约长了5千克。我觉得自己又矮又胖，我不喜欢自己现在的样子。

治疗师：听起来你似乎因为饮食和外表很生自己的气。

露　丝：是的。我瘦一些的时候我的丈夫似乎更喜欢我。我曾经尝试过节食，但是我就是坚持不下来。

治疗师：看起来你对丈夫和你自己都不太满意。我猜你现在对自己究竟能否瘦下来已经没有什么信心了。

露　丝：不光是减肥的问题。所有我一开始打算着手做的事情似乎总是无法完成，我就是无法坚持到底。一般来说我都有个不错的开端，但是一旦中途遇到点挫折，我就会失去信心不愿意继续了。

治疗师：那当你失去信心的时候你就……

露　丝：我就会开始放弃并且十分沮丧。

治疗师：那当你沮丧的时候你就……

露　丝：吃。

治疗师：所以你依靠吃东西来消除这些感受。

露　丝：我认为是这样。

治疗师：如果你的感受会说话，你认为它会说什么？

露　丝：我觉得它会说："你什么事情都做不好。"

治疗师：真是刺耳的话啊。你开始批评自己了。

露　丝：当我开始犹豫的时候我就会看不起自己。有时我觉得我需要别人来推我一把，我才能完成自己的目标。

治疗师：有时你希望别人来帮助你渡过难关？

露　丝：我已经快40岁了，可我还不知道自己想做些什么，更不知道自己能不能做到。我希望成为一名教师，但是我的丈夫希望我留在家里照顾他和我们的孩子。我喜欢当母亲和妻子的感觉，但是这样的日子会让我觉得生活就这样慢慢流逝掉了。

治疗师：所以你现在有了紧迫感。生活在一点一点逝去，尽管你觉得自己想去教书，但是你又不确定自己能否坚持下来，就像你的减肥计划或其他事情一样。而当你遇到挫折，你就开始灰心丧气、批评自己，并希望其他什么人能帮助你完成你的目标。为了消除这些痛苦的感受你就会拼命吃东西，而所有这些都体现在你当前的恐惧上——你害怕教书会让你的丈夫离开你。

露　丝：大概就是这个意思。

对治疗过程的评论　治疗中迅速浮现出来的问题就是那些妨碍露丝前进的情绪。她担心自己会失败，然后就会愤怒、批评自己，接着就会觉得灰心丧气。她尝试通过吃东西来缓解这些感受，但之后她只发现自己对自己和体重更加不满。尽管看起来她似乎很想去教书并希望自己能从中体验到成功的感觉，但是她对于这个选择究竟正确与否尚不确定。此外，她还担心自己的选择会拆散自己的家庭。作为她的治疗师，我希望能帮助她认识到这些感受是“友好的”，这些感受其实在向她传达建设性的信息，而这些信息可以帮助她在努力的过程中更加清楚、更有方向、更加自信。于是我们继续探讨了下去。

治疗师：所以你会如何对以上这些进行总结?

露　丝：我猜在我遇到问题的时候确实希望得到别人的帮助。我总是依靠父母和约翰来给我指导。我在几年前脱离了我原来的教会，我不认为我的父母能够理解或支持我对宗教的观点。约翰也不理解我为什么要完成学业并成为一名教师。他认为我应该很开心地承担母亲和主妇的工作。

治疗师：我猜你长久以来一直希望能得到父母和丈夫的理解。但是有时他们就是不能理解你。对你重要的事情可能在他们看来就无足轻重。你的感受可能对你而言是最好的，但是他们对你的期望却常常引发你的冲突感。然而你还是希望获得他们的承认和支持。是这样吗?

露　丝：我就是这样一个懦弱的人。有时我认为我无法在不担忧别人怎么想的情况下做事情。

治疗师：显然，别人的想法对你来说很重要——非常非常重要。你之所以觉得自己懦弱就是因为你把别人对你的观点放在了你对自己的看法之上。但是你还是挑战了你的宗教信仰，而且你也完成了你的学业。你有时确实还是能在不理会他人的情况下开始并完成那些你真正想做的事情。

露　丝：嗯，我确实在这几件事情上感觉不错。当时完成学业似乎是条永远看不到尽头的路，但我还是做到了。而我也认为自己在教学工作上做得不错。我猜我没有理由让别人的观点和我的一致。他们对什么是正确的有着他们自己的观点。

治疗师：你也有你的观点。

露　丝：是的，我想是的。我十分肯定我希望成为一名教师。

显然，这里露丝对于自己总是希望获得他人的支持感到不满。当她这种自愿脱离宗教并完成学业的成就被治疗师肯定之后，露丝开始用更积极的观点来看待自己，而不再去在乎别人对她的看法。她开始意识到她可以给自己提供应得的赞许。

随着治疗的进行，露丝越来越清楚地意识到在现在的自己和自己希望成为的那个人之间有多么的不一致。当她想要更多地满足自己的需求时，她可能会因这种自私感而感到内疚，她也担心自己的婚姻和家庭会因此破裂。然而，当露丝扩展并修正了自己的知觉领域之后，她终于开始认识到她自己的目标和愿望也值得引起家人的关注。

治疗的中期阶段

从某些方面来看，露丝希望能将自己的丈夫也带进治疗过程中，这样她就可以和丈夫一起探讨自己的冲突了——当她做出让丈夫和孩子们不悦的行为时她所面临的冲突。无论约翰是否支持她的改变，她都必须要面对并处理自己的冲突，这样她才能做那些她想做的事情，并成为一个更加独立的个体。如果她追求自己的梦想，她的婚姻可能会面临巨大的变化。如果她因此而感到充实，她的婚姻关系可能会有所改善；但如果她的丈夫因她的发展而感到备受威胁，那么她的婚姻关系可能要面临难关。

治疗的中期阶段大概会这样进行。

露　丝：约翰和我昨天又吵了一架。他希望我把更多的时间花在他和孩子们身上，少浪费点时间去新教会或和我的朋友们待在一起。我对于自己现在对家庭的投入越来越少感到有些内疚，但是我真的很喜欢我认识的新朋友们。

治疗师：你觉得自己和家庭之间出现了裂痕。

露　丝：是的。我爱约翰，我爱我的孩子们，我也喜欢照顾他们。但是我要做的事情还有很多。并且，我的孩子们现在已经足够成熟了，他们可以学会自己照顾自己了。事实上，罗布上周刚从家里搬出去，詹妮弗也已经开始在社区大学上学了，苏珊和亚当每天也因为高中的各种活动忙得不亦乐乎。约翰每周也有两个晚上去参加他的保龄球俱乐部活动。所以其实他们不是每时每刻都需要我。

治疗师：你看到了，他们每个人都有自己的生活，看起来你对家人的需要远多于家人对你的需要。或者，如果你开始做那些对你而言重要的事情，你可能就不会这么依赖他们了。

露　丝：我想这两种说法都对。当我让他们幸福的时候——你知道，就是做个好妈妈和好妻子——我自己感到很满足。但是有的时候我又发现，我可能过于投入其中了，导致他们无法尽情享受自己的时间，因为我希望把他们留在身边，我希望他们需要我。现在我更愿意把时间花在自己身上。孩子们似乎也没什么问题。即使是詹妮弗，她也已经开始习惯学校的生活了。她也认识到当我说“不”，那么意思就是“不行”，而不是“可能可以”。她并不能总是接受我的规则，但是至少她现在能接受一部分了。

治疗师：做个好妈妈和好妻子对你而言很重要，但是有时你可能过于投入其中了，因为你需要这样。现在你知道自己希望成为怎样的母亲了，也知道制定一些规则并贯彻执行了。你现在不再那么担心当他们没有你的话生活会一团糟了吧。

露　丝：（笑了起来）是的，我过去一直把自己看作是特蕾莎修女*。事实上，孩子们并不是问题所在，约翰才是问题。他总是无法接受我的改变。他已经习惯了我把大部分时间花在他和孩子们的身上，但是现在我没有太多的时间花在他身上了，这让他很不习惯。有时他会抱怨我不像过去那样关心他了。

---

* 特蕾莎修女（1910—1997，又称作德兰修女、泰瑞莎修女），她于1910年出生于前南斯拉夫的斯科普里。她十多岁时成为当地联谊会的一名成员，在耶稣会牧师的影响下，她成为了一名传教士。之后，她参加了一个爱尔兰组织，并在爱尔兰成为修女，1929年前往印度，在那里教了许多年的地理；她一生关爱穷人，1979年获诺贝尔和平奖；1997年逝世，享年87岁。她是印度著名的慈善家，印度天主教仁爱传教会创始人，在世界范围内建立了一个庞大的慈善机构网，赢得了国际社会的广泛尊敬。——译者注

还有的时候，他什么也不说就在一边生闷气。我想一直以来我把他宠坏了，他对现状还很难适应。

治疗师：过自己的生活对你来说是个冒险，而这似乎也让约翰有了威胁感。你似乎因约翰对你反应的变化感到苦恼。

露　丝：的确，但是我并不确定自己到底是什么样的感受。有时候我觉得他就像个大孩子似的长不大。有时我又觉得自己亏欠他。

治疗师：那你的主要感觉是什么呢？

露　丝：大概是悲伤或烦恼之类的吧。没什么意义。

治疗师：那你觉得你的主要感觉集中在身体的什么部位上？

露　丝：大部分应该是在胃部。

治疗师：你能描述你胃部的感觉吗？

露　丝：大概是不安或恐惧什么的。

治疗师：不安或恐惧的感受？

露　丝：是的。

治疗师：你现在把注意力集中在这种感受上，一会儿就可以。你看看能否找到一个词语或者一个画面来体现你的这种不安或恐惧的感受。

露　丝：这大概就像是我有时会出现的那种惊慌失措感。

治疗师：惊慌失措。继续。

露　丝：这种感受就像是当我遇到无法控制的事情时产生的那种惊恐的感觉，像是一种担心自己会被压垮的感觉。

治疗师：嗯，惊恐、被压垮。

露　丝：至于出现在脑海里的画面，就是我当年为了脱离原来的教会和父母的那场争吵。我知道我做的是正确的事情，但是我还是因为害怕失去支持而倍感恐慌。

治疗师：所以这其实更像是恐慌的感觉。

露　丝：就好像是我害怕做自己的那种感觉，就像是被抛弃的感觉，就是这样。

治疗师：被抛弃。就是一种只有你自己支持自己，没有任何其他人支持你的感受。

露　丝：不错。当我离开教堂以后，我的父母更彻底地否定了我。无论我什么时候想做什么事情，他们都一定会站出来反对，他们变得越来越遥远，有时甚至不和我讲话。约翰也是一样，当我是个好妻子的时候，当我把自己的全部精力都放在他和家庭上的时候，他对我很满意。但是当我开始做那些对我有意义的事情——像是教书、交新朋友——的时候，他就开始生气，开始远离我。所以我猜我也被他从情感上抛弃了。就是这样。

治疗师：所以在你看来，你害怕被抛弃，害怕得不到别人的支持。

露　丝：对，就是这样。

对治疗过程的评论　尽管露丝尝试继续和家人们在一起并为他们着想，但她和家人们的距离已经开始越来越疏远。她已经能够更加接纳并容忍这一现实：如果她继续追求自己的目标和需求，那么这可能时常会让自己的家人感到不悦。露丝还认识到自己应该让丈夫和孩子们学会自己照顾自己。

在后来的治疗过程中，我会鼓励露丝把注意力放在那些不太清晰的感觉上。我们会使用一个叫作经验集中的技术，其中我将鼓励露丝注意这种感觉本身以及这种感受出现的身体部位。通过一系列的步骤，露丝就能够澄清自己的感觉并了解到这些感觉和她的惊恐状态、和她的人际关系之间的关系。因为露丝是通过自己的身体来对这些感觉加以理解的，因此像这样的理解往往具有十分重要的意义。对于存在的问题，我们身体的表达和我们的语言表达相比，显然前者更为确切。当我们同时从身体上和认知上对问题加以处理之后，所得到的顿悟将更容易令人信服。更重要的是，露丝已经意识到这种通过近距离接触自己的感受来明晰它们的方式绝对是上上之选。

在后来的治疗过程中，露丝继续探讨了自己的婚姻以及婚姻对自己的意义。

露　丝：有时，我会因为将过多时间花费在自己身上而感到内疚，但是约翰也有自己要做的事情。而且我们还是有很多的时间在一起。我认为他只是觉得我不再像过去那样需要他了，他对此产生了不安全感。

治疗师：也许你不再像过去那样需要他和他的支持了。

露　丝：嗯，我不太确定。我想大概过去的我更需要他的支持吧。而现在看起来他似乎希望我能一如既往地需要他。我认为他觉得他对我不再像过去那样重要了。他对我依然很重要，不过和过去相比意义有所不同了。现在，我希望我们能像朋友那样，成为平等的伙伴。而过去，他可能更像是我的父亲——更有控制欲、更喜欢对我提出要求。看起来他似乎觉得没有他的指导我什么也做不了。而我猜过去我之所以让他主宰我的生活是因为我害怕自己一个人做事情。在我的头脑中，他更像是整个家的主人。现在我稍微自信了一些，并且……嗯，我猜我不再像一个小女孩需要父母那样需要他了。我真正希望的是得到他的支持。

治疗师：在我看来，你改变了很多，也成长了很多。在你的早期婚姻关系中，你希望并确实让约翰主宰了你的生活。你觉得自己需要他的指导，因为你无法自己一个人做决定。而当约翰生气时你就会十分焦虑。而现在，你的自信心得到了提升，你希望在你需要的时候有人能给你建议，但是你希望他人支持你自己做决定。相对于父亲而言，你似乎更需要一位平等的伙伴。

露　丝：是的。这就是我想要的。我希望约翰能意识到我和他是不同的，我希望他能欣赏真正的我。当我需要他时，我想让他理解，我希望他建议什么，不希望他建议什么。我觉得他仍然认为当我征询他的意见时就意味着我就要按照他的做法行事。难怪他有时会有受挫感和受伤感。我觉得我需要让他明白，他的意见对我而言有时并不重要，但是我不按照他的建议行事并不代表我不重视他。我有时只是希望能按照自己的想法做事情。

露丝成长得更加坚强且独立了。她更加明白她希望和丈夫之间维持怎样的关系，并且她能更加客观地看待自己的丈夫了。随着露丝在治疗过程中不断取得进步，她开始以一种更加积极而分化的观点来看待自己。她能感受到自己的力量以及自己对生活的主导能力，她对自己也越来越自信。除了作为妻子和母亲的角色，她也将从自己的工作和兴趣中找到更多的满足感。当她学会倾听自己身体和感觉所传达的信息时，她就能更清晰地了解自己的需求，并能更有效地利用自己的资源去满足这些需求。当露丝学会识别并有效利用自己的资源去解决自己的冲突时，她的抑郁、焦虑以及其他身体症状就将慢慢消失。逐渐地，她将会意识到自己在生活的各个方面都可以依赖一个人——那就是她自己。

治疗的最后阶段

以下是对治疗最后阶段对话的举例。

露　丝： 约翰现在已经适应很多事情了。尽管对他而言这个适应过程很困难，但是似乎他现在已经能接受我的现状了。

治疗师： 那你现在感觉如何？

露　丝： 我想我现在最大的感受就是自己变得更加独立自主了。我还是希望我的家人和朋友能喜爱我、支持我的工作，但是即使他们不支持，我也不在乎。最关键的问题是我现在对自己感觉良好，至少大部分时候是这样。

治疗师： 你看起来的确好多了——更自信、更安心了。你的独立感以及你相信自己决定的能力都使你更加坚强了。

露　丝： 的确。而且我在大部分时候都感觉良好。有一次我又出现了惊恐发作的情况，但是我已经学会了如何去聚焦自己的感受、理解其意义并对它进行处理了。上周我为我的小女儿苏珊着实心烦了一把。我不喜欢她现在约会的那个男孩，而且我也把理由告诉了她。可是她还是坚持和那个男孩约会，我根本不知道应该怎么做。我也将这件事告诉了约翰，我们决定继续让她和这个男孩约会，只要她让我们知道她在哪儿，并且准时回家就可以了。我想有关键的一点在这里帮助了我，那就是我意识到她自己也有着很好的判断能力。

治疗师： 听起来你已经学会信任自己的感觉和决定了，而且因为你相信苏珊的判断能力，所以你也能忍受自己对苏珊的焦虑了。也许你之前做母亲并没那么糟糕。你和约翰似乎更像平等的父母那样共同商量问题了——更像一种平等的伙伴关系了。

露　丝： 相信我，这个过程一点也不容易。在我听见她回来时的大门动静之前我绝对难以入睡，不过目前为止还没有什么糟糕的事情发生。对于我和约翰而言，我们在一起的大部分时间都用来处理我们之间的不同了。尽管我们之间还是会偶尔争吵，但是我不再担心他会离开我了。当我对他反对的事情依然固执己见时，他也会尝试从我的角度看待问题了。而我们有时候也能达成共识：求同存异。

治疗师：你已经发现了吧，过去你觉得你无法处理你的焦虑，但是现在你做得很好。显然，你和约翰也可以顺利地处理你们之间的不同观点了。

露　丝：你知道，我现在确实觉得他更喜欢我现在的样子。在有些地方看来我可能比过去要难于相处一些，但我不再那么依赖别人，也不再那么担惊受怕了。我现在更加有趣了，约翰也喜欢这一点。我当然也更喜欢现在的自己。

治疗师：你已经越来越接近那个你希望成为的人了。现在，你身上有太多值得你喜爱的特点了。

对治疗过程的评论　露丝现在依然期望获得他人的支持和他人对她的欣赏，但这些已不再是她幸福生活的必需品了。更为重要的是，她已经学会了喜欢自己并平静地接纳自己。她对自己作为妻子和母亲的工作更为自信，并且也能够忍受因管教子女而不可避免的焦虑感了。

来访者中心的治疗过程可以被看作是来访者自我的一种重生，治疗师则在其中发挥了助产师的作用。很多来寻求治疗的来访者都在自己是谁以及自己的生活质量的问题上充满了矛盾和冲突。他们缺乏清晰的自我意识，而他们对自我的角色定位(也就是：女儿、母亲、妻子、学生等)往往也是由其文化背景以及重要他人所决定的。在我们不断地投入到这些角色中时，我们会越来越远离我们的本能和天性——实现我们的潜能、回归真实的自己。当我们尝试去得到他人（尤其是我们生活中的重要他人)的接纳和支持时，当我们避免和他人产生冲突时，我们会尝试改变自己、学会顺从，而这往往会导致我们产生不和谐、不满意、冲突的感觉，引发我与自己以及他人的冲突。自我接纳是我们成长过程中的关键步骤。

来访者中心疗法——就像我们在露丝这个个案中所展示的那样——为来访者提供了一个机会，来访者可以以一种更清晰、更特别、更富个人特色的方式来体验其自我和生活。这一过程更多地依赖于治疗师对来访者经历——尤其是来访者当前的自我概念、世界观、内外在需要、目标以及动力——的把握程度。治疗师会帮助来访者认识到他们的经历是他们学习的重要基础，同时也是他们进行自我认识和选择（对自己的生活和未来进行选择）的基础。治疗的重要步骤之一就是要帮助来访者发展出对自己的知觉、判断以及感知的自信心来。因为无论是感性还是理性的决定都是优点和缺陷并存的，因此在我看来，来访者中心疗法的主旨就是要帮助来访者学会同时参考这两个方面来做出决定。当他们的自我感觉与他们的认知相符的时候，来访者往往会感到清晰、平和，并对自己的学习充满信心。他们在这些时候往往会出现“对，就是这样”或“感觉就是这么回事”等类似的反应。这样，认知和情感的世界就整合在了一起，而来访者也能在自己的学习过程中体会到更加自由的感受。

当露丝对自己的生活需求——作为妻子、母亲和单一个体——越来越明确时，当她开始对自我进行重构和接纳时，她就能获得清晰的认识：自己在做决定时需要先为自己着想，并且有时自己的行为方式可能不会得到所有人的喜欢、支持或赞同。治疗师提供的诚恳的接纳和肯定可以帮助露丝将自己从那些自己“应该”怎样生活的观点和感受的禁锢中解脱出来。我相信露丝能够学会面对自己生活中那些最基本的挑战：做她自己，找到一种既可以让她维持自尊又能帮助她接纳现实——自己的行为方式有时可能会引发和他人的冲突——的生活方式。

总结性评论

人们对来访者中心疗法的普遍误解是，这种疗法必然会变成一种长期的治疗过程。而事实并非如此。事实上，和其他很多治疗方法一样，来访者中心疗法能在十次治疗甚至次数更少的治疗中起到良好的治疗效果，而有的来访者甚至在一次治疗中就获益良多。人们往往认为那些更富指导性的疗法耗时更短，因为治疗师会采取更多的教导和指导性技术。这些疗法的一般假设是：治疗师知道如何能迅速地帮助来访者缓解其症状。但在我看来，这类疗法存在一个缺陷：无法充分地察觉或利用来访者的内在资源和自由。

尽管帮助露丝认识到其内在资源，找到其生活方向，学会向前发展的过程可能十分漫长，但是“欲速则不达”。当露丝学会更为有效地处理自己的经历时，她就能学会那些可以帮助她变得更为独立的观点和技巧。当露丝学着去信任自己的经验和自己做决定的能力时，她所收获的自信将可以帮助她获得更加自信、乐观的感受。

无论是我的个人经历还是我的治疗经验都告诉我一点：那种被重要他人所理解和接纳的感受对我们的生活而言具有极其重要的意义。无论别人的治疗方法怎样，在我看来，治疗师的那种希望倾听来访者，希望走进其经验世界的愿望对治疗工作绝对有百益而无一害。显然，大卫·凯恩也认为治疗关系是治疗过程的核心所在。

➢ 杰拉德·科里用来访者中心疗法的观点对露丝的分析

基本假设

从来访者中心理论的观点来看，我认为治疗过程不仅仅是一个解决问题并给出建议的过程。它主要的目的在于帮助来访者意识到他们的内在资源，以便他们能将这些资源更好地用来解决自身的问题——当前的问题和未来的问题。在露丝这个个案中，我认为我可以通过创建一种没有威胁的、自由的气氛来让她体会到我对她的接纳，这样我就能最大程度地完成这一目标。我工作的假设是：来访者有能力主导整个治疗过程。即使没有我积极而直接的干预，他们也能有所收获。我假设，在促进露丝成长的过程中，我必须具备三个重要的特点：真诚、接纳和积极关注，以及共情。如果我能在治疗过程中秉持这些原则并能成功地将它们传达给露丝，那么她就能降低自己的防御水平，从而展现真实的自己，并朝着她的目标——成为那个自己希望成为的人——前进。治疗不是我对露丝做些什么，而是要建立一种治疗关系，从而帮助露丝在其中进行自我探索并最终找到自己的方向。

对露丝的评估

在我和露丝进行交流的过程中，我发现她对自己当前的生活感到不满。此外，当她面对自己的家人和朋友时，她并没有完全地做自己。对她的治疗首先就要关注这一问题。

当我浏览露丝的自传时，我看到了她的疑惑："我如何能发现真实的自我？我如何才能成为那个我希望成为的人？我如何才能脱下虚假的面具，回归真实的自我？"我的目标就是要创建一种能让她感到自由的氛围，其中不带有任何判断或评价，这样，她就可以自由地表达她的感受了。如果她能充分感受到这种自由，那么她就能丢弃自己虚假的面具，回归真实的自己。

治疗目标

我的根本目标就是要创建一种治疗氛围，在这种氛围中，露丝能够摆脱别人对她的预期，发现真实的自我。当她的假面具随着治疗的进行而逐渐剥离时，她的四个方面特质将得以提升：①对经历的开放性；②对自我的信任感；③对自己内在资源的认识；以及④自主生活的愿望。而这些特点也就构成了来访者中心疗法的核心目标。

治疗程序

当治疗开始时，来访者一般会期望治疗师为他们提供答案和指导。来访者往往拥有这样一些特点：秉持着僵化的信念和观点；无法触及自己的感受；不信任自己；倾向于将自己的问题归结到外部原因上。随着治疗的进行，他们将开始表达诸如恐惧、焦虑、内疚、羞愧、愤怒等被他们认为过于消极而被排除出自我结构的感受。最终，他们将不再歪曲事实，他们将学会表达之前无法感知到的感受并学会对自己的所有经历抱以更加开放的态度。这样，他们将能时时刻刻地和自己的感受保持联系，也就不再需要对自己的经历进行扭曲或回避了。

治疗过程

治疗过程的要素

在治疗的早期阶段，露丝并没有和我分享她的感受，而是叙述了很多外部的、无关紧要的问题。她认为，她的问题很大程度上都来自外部。如果她的父亲能有所改变，如果她的丈夫能有所变化，如果她的孩子们能少出些问题，那么她的问题也就不复存在了。在其中一次早期的治疗过程中，她甚至怀疑如果她和我分享了她的感受，我是否能真正地理解并帮助她。

探索我们之间的关系　露丝告诉我，她觉得和我面对面地交流绝非易事——尤其我又是一位男性，这一点让她更觉得不舒服。我从中受到了鼓励，因为这表明她开始愿意和我分享那些她一直有所保留的感受了。

露　丝：我发现当我和你交流的时候，我似乎总是十分小心谨慎。那种被理解的感受对我而言十分重要，而有时我怀疑你是否能真正理解我面对的问题，因为我是女性，而你——是个男的。

科　里：我很高兴你愿意和我分享你在尝试信任我的时候出现的问题。我希望你不要过分在意你对我所说的话，我也十分愿意理解你。可能你能告诉我关于焦虑——关于我是否能够理解作为女性的你——的信息。

露　丝：还不像你说的那么严重，但是我还是很担心，不得不小心翼翼地和你交流。我不知道你会如何判断我、回应我。

科　里：我很高兴能和你以这样的方式交流，所以当你觉得我可能在对你进行判断，或者你觉得我没有完全领会你的意思时，我希望你能告诉我。

露　丝：对我而言，向任何一个男人表露自己都不是一件容易的事情，所以这一切对我而言都是第一次。

科　里：是什么让你觉得我无法理解作为女性的你呢？也许你可以和我说说是什么因素让你觉得阻碍了咱们的交流过程。

露　丝：到目前为止，没有一个男人真正地愿意倾听我的讲述。我尽自己的全力去取悦别人——先是我父亲，之后是约翰。我怀疑你是否能理解我为什么这么需要别人——先是我父亲，之后是约翰——来让我体会自己作为女性的价值所在。

科　里：尽管我不是一位女性，但我仍然知道那种希望被接纳和被理解的渴望，我也知道这种希望从别人那里获得肯定的感觉是什么样的。

在这个过程中，探讨露丝在信任我的过程中出现的障碍很重要。只要她愿意在治疗过程中和我分享她的想法和感受，我们的继续治疗就会有方向。而这种紧密的联系必然可以帮助我们找到其他有效的探索方式。

觉察感受　在后来的一次治疗过程中，露丝谈到了自己难以体验到自己的感受。她对自己的感受并不十分明了，因为她屏蔽了许多她认为并不恰当的感受。她不允许自己自由地接纳所有的感受。让我们来看看她是怎么做的。

露　丝：对我而言，了解自己的感受其实是件很难的事情。我不太确定自己的感受是什么。

科　里：一直以来你似乎都无法察觉自己内心的感受。

露　丝：是的，对我而言，明晰自己的感受已经够困难了，更别说把它拿出来和别人分享了。

科　里：所以，对你而言，让别人知道他们对你产生的影响也是一件痛苦的事情。

露　丝：嗯，我曾经多次尝试隐藏自己的感受，有些感受让我害怕。

科　里：不知道自己的感受让你恐惧，知道自己的感受也让你不安。

露　丝：这就像是……当我还是个孩子的时候，我因生气而遭到了惩罚——当我哭泣的时候，我被锁在房间里。有时我也会感到快乐和兴奋，但是马上就会被要求安静下来。

科　里：所以小时候你就知道了这点：你的感受会让你惹上麻烦。

露　丝：当我开始懂得去感受的时候，我常常会迷茫而混乱。我常常觉得自己没有权利去产生感受——无论是生气、兴奋、沮丧或是别的什么。我要做的就是像老黄牛那样辛勤工作，一声不响。

科　里：你现在还是觉得应该把感受隐藏起来，不去表达它们。

露　丝：对！当我和丈夫、孩子们在一起的时候更是如此。

科　里：听起来你不愿意让他们了解你的感觉。

露　丝：嗯，我不确定他们是不是真的对我的感受感兴趣。

科　里：听起来他们似乎对你的感受并不感兴趣（露丝开始哭泣）。现在你有了怎样的感受（露丝继续哭泣，接着是一段时间的沉默）？

露　丝：我觉得悲伤、绝望。

科　里：至少你现在能够感受，你也能向我说明你的感受。

在这个交流的过程中，有一点十分重要，那就是要帮助露丝认识到她能够感受，并且她可以向他人表达自己的感受。我对她的接纳可以鼓励她更多地了解自己的情绪。这是她迈出的第一步。对露丝而言，更困难的任务在于学会提高自己对情绪的知觉并将它们和重要他人加以分享。

探讨露丝的婚姻问题　在治疗的另外一个阶段中，露丝探讨了她的婚姻问题。她讲述了她对自己做决定的不信任感以及她为寻求问题的解决办法而开始的探索之路。

露　丝：我不知道我能为自己的婚姻做些什么。我想给自己留点空闲，留点时间。但是如果我做出了一些改变而我的家人却不喜欢我的改变，我真不知道会发生些什么。

科　里：我猜你是说如果你表达了自己真实的感受，可你的家人又对你的变化不满时，你不知道你的生活会怎样。

露　丝：是的，我猜我必须停下脚步，因为我不想伤害到我的家人。

科　里：如果你追求自己的愿望，那么其他人就有可能受到伤害。你似乎也没有时间去想怎样做才能既满足你的愿望又能满足他人的期望。

露　丝：我真的没有意识到在我和他人之间必须有所取舍。当我39岁的时候我才开始思考自己是个怎样的人。可能现在思考婚姻中的问题的确有些晚了。

科　里：嗯，我还真不知道我们必须在哪个特定的时间去思考这样的问题。我对你现在能问这些问题而感到由衷的欣赏和高兴。

露　丝：我所知道的就是我的生活一直很有秩序——直到现在我遇到这些问题，我才开始觉得焦虑而无奈。我不知道我是否想要放弃自己原有的生活，是否有勇气去面对未知的新生活。一想到我的丈夫和孩子们对我的变化可能做出的反应我就感到焦虑。如果他们不喜欢我的改变并因此感到烦恼怎么办？

科　里：我能理解你所说的，而我也想起自己在面对未知时的挣扎。我觉得如果你能详细说明让你感到焦虑的情境，我可能就能更好地理解你。

露　丝：有时当我想到自己和约翰的关系时我就会焦虑。我看到了那些我不喜欢的事情，但是我担心如果我把自己的不满告诉约翰，那会让他生气。

科　里：你能详细说明你对约翰感到不满的地方吗？

接着露丝开始讲述自己在面对丈夫时存在的种种问题。我鼓励她和我分享那些让她焦虑的冲动。我为她提供了一种不带评判的、安全的氛围，从而帮助她可以把自己的新感受表达出来，我还对她所讲述的内容进行了反馈。接着我询问她是否经常和自己的丈夫像这样进行交流。我充分地表达了自己对她的接纳，但是我担心即使露丝以同样的方式和约翰交流，约翰可能也无法像我这样接纳她。最后，我鼓励她选择一些我们在治疗中探讨的问题去和约翰进行讨论。

对治疗过程的评论

接着我们探讨了露丝对他人愤怒的恐惧感如何妨碍了她追求梦想的脚步。她开始时尝试从我这里获取答案，她不相信自己知道什么最适合自己，相反，她认为我有能力给她答案。露丝认为我有经验、有能力，因此我至少知道部分问题的答案。看起来她似乎把我当作了一个有能力解决问题的权威。而在我不愿意回答这些问题的时候她显得十分不耐烦。正如她自己说的那样，她坚信如果她想取得进步，那么我的“支持和肯定”就必不可少。

之后，我们回过头去探索了露丝的感受，这时，即使我没有给出更多的肯定和认可，她也能做出正确的决定。她告诉我她认为如果我真的关心她，那么我就应该给她更多的建议和指导，而不是像现在这样只是倾听。她告诉我她觉得我一直做的就是倾听，但是她期望的却远不止这些。而我则告诉她，我不喜欢由她来告诉我我对她有着怎样的感觉。我还告诉她，我确实关心她的挣扎和矛盾，但是因为我相信她自己就能找到问题的解决办法，因此我拒绝给她答案。我希望她能明白，我有时可能会被她激怒，但是我不会放弃或拒绝她。

接着，露丝冒险和我分享了她的感受。在我的鼓励下，她更多地谈到了自己的家庭。逐渐地，她开始变得更愿意考虑自己（而不是他人）对自己的认可。她不再把自己看作一个僵化的角色——比如“完美的人”——她让自己能开放地接受那些新的体验，比如对原有的信念和感知进行挑战。慢慢地，她似乎开始能接纳一些新的观点：她生活的答案并不在那些权威手中，自己的生活只能由自己把握。

➢ 思考题

(1) 目前你已经知道针对露丝的治疗过程是怎样的了，那么你会建立什么样的治疗关系？其中是否会出现一些干扰因素？如果存在，你认为你会怎样处理这些障碍？你认为你对她主观世界的了解程度如何？

(2) 凯恩博士认为他不会对露丝进行任何正式的诊断过程，他也不会尝试通过 DSM-IV-TR 诊断系统来对来访者进行诊断（除非来访者自己要求）。在对露丝的治疗过程中，他强调露丝的自我评估和自我定义的过程。你对在正式的治疗开始之前不进行正式诊断的这一观点有何看法？你认为露丝能否做出正确的自我评估呢？

(3) 凯恩博士说："如果她能聆听她内心感受的声音并注意自己身体的不适症状，露丝就能更清晰地了解自己并知道自己想要什么。在这个过程中，她就可以找到自己的心声和道路。"你对这一假设有何看法？你的回答会如何影响你对露丝的治疗？

(4) 在和露丝的治疗关系中，凯恩博士的治疗工作主要是聆听并对露丝的话进行准确的反馈。他并没有进行直接的干预而是尝试去关注露丝的主观经历。你认为露丝在这样的干预方法下会取得怎样的进步？

(5) 露丝对于我能否理解作为女性的她感到质疑。你认为女性治疗师是否会更适合对她进行治疗？你是否赞同我将她转介给其他的治疗师（尤其当露丝表达出对我的男性身份的焦虑后）？你是否认为男性治疗师可能会难以理解她的主观世界以及她作为女性个体遇到的矛盾和问题？

(6) 露丝提到，她很难信任一位男性，并且她觉得自己总是在接受男人们评判的眼光。你会如何通过来访者中心疗法的观点对这一问题进行干预？

(7) 对于来访者中心疗法和存在主义疗法而言，治疗师－来访者之间的治疗关系都有着举足轻重的作用，而这二者的焦点也都是来访者对其生活道路的选择。你是否同意露丝有选择自己生活道路并做出正确选择的能力？你会让她自己选择探索的主题，还是会对治疗主题提出建议？你会比我或凯恩博士更具指导性吗？

第六章　格式塔疗法

➢ 格式塔疗法概述

格式塔疗法的目标是提高个体对当前经验的觉察。这个关注当前经验的过程为整个疗法定了基调：跟随来访者的意识流。

秉持格式塔疗法的治疗师寻求和来访者的对话，并尝试通过实验来获得“是什么”的信息。除对话外，来访者可以通过实验来深化自己的认识：自己面对的突出问题是什么？这种实验往往以治疗关系的现象学为背景，来访者和治疗师往往会一起合作完成这个实验过程。来访者可以通过对冲突的各个部分或冲突各方进行角色扮演，从而获得对内部冲突更深入的认识。常用的实验有创建自我冲突各部分之间的对话，夸大、聚焦自己的身体语言，重新体验过去未完成的情景，对梦进行分析等。

当来访者能够对当前的思想、情感和行为有深入的认识时，治疗就可以结束了。当他们能对自己的未竟事宜加以认识并解决后，他们就可以进行自我治疗了。与其他体验式治疗（存在主义疗法和来访者中心疗法）一样，格式塔疗法对治疗结果的评价基于来访者的主观体验和来访者对自己变化的感知。

➢ 格式塔疗法专家乔恩 · 弗鲁（Jon Frew）博士对露丝的分析

引言

格式塔疗法的实践基础是场论、现象学以及对话。该理论认为：个体和其居住的环境是不可分割的整体。格式塔理论的治疗师感兴趣的是个体和其所处环境（也称为“场”）的动态关系。而现象学探讨的则是那些外在的现象，或者是那些通过感官获得的信息，而不是由观察者做出的客观解释或定义。治疗师会鼓励来访者描述他们的经验并对场内的因素加以觉察。也就是说，该种疗法强调的是来访者所感知到的主观世界。

格式塔疗法采用马丁 · 布伯（Martin Buber）的关系对话哲学来了解治疗师－来访者之间的这种我 / 你关系。来访者和治疗师之间会谈的质量则决定了该种疗法的疗效。通过对话，格式塔疗法的治疗师尝试让自己充分投入到治疗中，并向来访者传达自己理解并接纳对方的体验，会警觉地注意自己的每个干预对来访者产生的影响。

格式塔疗法的目标很简单，就是要帮助来访者恢复他们的觉察能力。其中的核心技术包括跟随来访者对自我和环境的那些凸显或形象性的体验。格式塔疗法的治疗师会选择性地将自己当前形象化的体验传达给来访者。在格式塔疗法中，我们并不是要实现某一治疗目标或什么具体的结果。相反，我们就是要提高来访者对当前的觉察力。整个治疗并没有任何预定的目标，只是要让来访者学会关注当前。

对露丝的评估

格式塔疗法强调的是健康机能或健康机能的暂时性中断。正因如此，治疗师不会采用“病态”“正常”或“异常”这样的字眼。取而代之的，治疗师认为来访者有能力对生活中遇到的事件进行自我管理。不过，这种和其环境的交互作用则可能因不同的方式而被促进或阻碍。秉承格式塔疗法的治疗师所进行的评估往往就是检验来访者和其环境的交互作用。

格式塔疗法的治疗师不会采用 DSM-IV-TR 的诊断系统来进行诊断，他们采取的方法更像是一种“机能性的诊断”。这种对来访者机能水平的测量往往基于来访者的需求满足模型，主要涉及的领域有以下两方面：①来访者对自己及环境的觉知程度如何？②来访者是否能通过和环境的交互作用而满足需求，进行自我管理并进而实现成长和改变？需求满足模型概括了“经验循环”的过程——首先是机体或情绪上的感觉，然后个体会通过觉察（一种更为明确的意义感）、刺激和行动来和环境有所接触。格式塔疗法的治疗师可以通过机能性的诊断帮助来访者确切地了解自己在需求定义、需求满足的过程中受到了哪些干扰。这种方法远比告诉来访者他们存在抑郁、惊恐发作或其他适应性问题的做法要更为有效。

这种评估根植于来访者和治疗师之间的对话，是一个持续进行的过程（既不是先于治疗的过程，又不是一个与治疗脱节的过程）。格式塔疗法的评估一般有以下两种方式。

首先，治疗师会倾听来访者的叙述——对自己现实生活情况的叙述——从而生成一系列假设。例如，通过露丝的自传，我们了解到她时常被自己强烈的感觉（恐慌、晕眩）所淹没，而这些感觉导致她无法和自己所处的环境相接触。因此，她将自己的这些感觉转化为一种对死亡或失去控制感的恐惧——这种恶性循环似乎无穷无尽。惊恐发作的问题之所以一直困扰着露丝，就是因为她无法将问题从感觉层面上升到行为层面（例如，和别人探讨自己的焦虑），也就导致她无法和环境有所接触。露丝为自己的生活设定了一些目标，比如减肥或找一份工作，但是她却没有为达成这些目标而采取行动。露丝认为如果自己能有所改变，那么她应该会更加快乐——或者用格式塔疗法的语言来说，就是要“能和环境取得更令人满意的接触”。

而第二个方式也是格式塔疗法的治疗师最为偏爱的方式，那就是通过评估治疗过程中来访者和治疗师之间的关系来评价来访者的觉知水平以及交往模式。在治疗过程中，如果来访者的觉知存在问题，或者来访者与环境的接触有所中断，那么这些都将在来访者和治疗师之间的关系上有所体现。治疗关系也是一种有效的媒介，它可以帮助来访者深入了解他们对自己的体验，也可以帮助来访者了解自己是如何将这种体验带进和治疗师的关系中的。

格式塔疗法既可以是一个长期的治疗过程，又可以是个短期的治疗过程。治疗师可以通过探讨来访者的历史、调查来访者的觉知水平等方式来迅速地对来访者进行机能方面的评估。在短期治疗中，治疗师会鼓励来访者通过需求满足模型了解自己的觉知和与环境的接触是如何逐渐减少的。在治疗结束之后，来访者还将需要完成治疗师布置的一系列家庭作业，这些作业被用来帮助来访者不断地评估自己的觉察力水平以及与环境的接触。在长期治疗的过程中，治疗师会检查来访者那些过时的接触模式——过去创造性适应的人工产物，同时治疗师也将提供充足而持久的支持。

关键问题和主题

通过露丝的自传，我们可以看到露丝在和环境接触的过程中出现了一些关键问题。露丝的大部分生活都在关注他人的需求和他人对自己的预期。而执着于这种模式使得露丝无法看清自己希望从他人身上获取什么。个体只有在学会关注自我之后才能和环境取得较好的接触——既包括个体当前的感受，也包括个体从环境中获取的种种感受。对露丝而言，她这种为了他人而生活的理念使她获得了相应的回报——安全感。通过忽略自己，她成功地使得他人留在了自己的身边。她担心生活出现巨大的变化，也害怕实现自己的需要和愿望——因为这可能会破坏她一直以来赖以生存的与他人之间的关系。她从某种程度上已经"失去"了自己的父母，她担心如果继续挖掘自己的需求和需要，她的丈夫可能也会离她而去。

露丝的这种恐惧和焦虑的体验可以很好地说明她面临的冲突：一方面，她的天性使得她更希望把注意力放在自己身上，更关注自己能从他人身上获取点什么；另一方面，她已经习得的、藏在潜意识之中的反应却阻碍她意识到这些愿望，她担心这些意识可能会使自己被他人抛弃，无法获得任何人的关心。

以上这些观点均来自于露丝的自传，但是在治疗过程开始之前，这些观点必须被看作一种假设而非定论。而我们在工作中要应对的问题必须是在治疗过程中浮现出来的——它们应该来自治疗师和露丝的对话而非那些治疗师拍脑袋想出来的假设。

治疗干预

秉持格式塔疗法的治疗师会在治疗过程中注视来访者并认真倾听他们的描述（他们对自己经历感受的描述）从而不断深化整个治疗过程。评估、"诊断"以及对问题的定义过程都是以现象学的观点出发，通过对话完成的。在以下这段和露丝的对话中，我的目标在于帮助她识别出那个重要的体验或经历，从而促进她对自己经历的觉察；此外，我们还将一起探讨如何对这个体验进行探索。

治疗师：在我们开始今天的治疗之前，告诉我你有什么感觉，露丝？

露　丝：我觉得我一直在为他人而活。我不断地付出、付出，直到自己没什么可以付出的为止。

治疗师：你对自己这种不断地付出有什么样的感受？

露　丝：我觉得疲惫而灰心。丈夫和孩子们的需求和预期似乎是个无底洞，我感觉我似乎永远也无法完成那些需要做的事情。

治疗师：在你告诉我这些的时候你有没有注意到什么？

露　丝：我不明白你要说什么。

治疗师：你一直在告诉我你怎样地在为他人付出，你又为此深深感到疲惫。那么你现在的感受是什么？

露　丝：嗯，我并不疲惫。

治疗师：花几分钟好好感受一下你自己。

露　丝：（一分钟之后）我发现我并不会经常这样做。

治疗师：你现在发现了些什么？

露　丝：我觉得有点不安，但是这种不安和我平时感受到的焦虑和恐慌并不一样。

治疗师：继续仔细感受一下这种不安，然后告诉我你能感受到的更多的东西。

露　丝：我的胃部不舒服，我的胳膊和腿却好像有着无穷的能量。在大学的时候我常常参加戏剧演出，这种感觉很像我在上台之前的感受。

治疗师：我通过你的描述和你现在的样子猜测，你现在似乎很激动。

露　丝：是的，就是这样——激动又有些不安。我发现我对即将发生的事情一无所知。

治疗师：你现在正在认真地看着我，你意识到了吗？

露　丝：是的（在椅子上焦躁不安地扭动着身体并迅速将眼光挪开）。对于我这种不停付出的问题你有什么建议吗？

治疗师：此时此刻我没有任何建议，露丝，告诉我你现在有什么感觉。

露　丝：在你指出我在注视你的时候，我觉得很恐惧。

治疗师：恐惧？

露　丝：是的，我被焦虑感覆盖了。

治疗师：现在也是吗？

露　丝：现在我不太敢直视你了。现在看着窗外对我来说似乎更惬意一些。

治疗师：你愿不愿意花几分钟做个小实验？

露　丝：当然，只要你认为这对我有用的话，我应该怎么做？

治疗师：你在根本不知道我想做什么的情况下就愿意开始实验？

露　丝：这就是我，很多时候，在我不知道会发生什么的时候我往往就先会同意。说实话，我不知道我要做什么样的实验。实验的目的是什么？

治疗师：格式塔疗法的实验一般没有什么明确的目的。大概目标就是帮助你更好地了解自己。

露　丝：事实上，我喜欢这种没有目标的想法。我似乎从来没有实现过我为自己设立的目标。

治疗师：我建议的实验就是要让你尝试与我进行眼神接触，接着再将目光转开，这样来来回回几次，看看你在不同情况下的感受如何。

露　丝：听起来很容易。我愿意试一试（露丝刚开始的时候把更多的时间花在了避开与我的眼神接触上，但是之后她与我进行眼神接触的时间开始有所增加）。

治疗师：（几分钟之后）那么你注意到什么了吗？

露　丝：避开眼神接触要容易得多。当我看着你的时候，我的焦虑感就马上出现了。

治疗师：你现在就在看着我，你现在有什么感觉？

露　丝：就像我说的，我觉得焦虑、急躁（她停了下来，做了个深呼吸）。事实上，现在我觉得混乱而迷惑。我常常会出现这样的感觉。

治疗师：完成这个句子，“现在我觉得混乱而迷惑是因为……”

露　丝：是因为我知道你希望从我这里获得些什么，但是我又不知道你希望得到的具体是什么。我知道如何做一个好妈妈和好太太，但是我不清楚在这里我能做些什么。

治疗师：我发现在你的描述中有些东西不太一样了，你能意识到吗？

露　丝：是的，感觉似乎出现了变化。

治疗师：那现在你的感受是什么？

露　丝：（脸上带着略微惊讶的表情）我有点受挫。不，还不止如此。我有点生气（她微笑了起来）。

治疗师：你似乎为此觉得很开心？

露　丝：不一样，我从来不会因为别的事情生气，我只会生自己的气。

治疗师：那现在呢？

露　丝：我在生你的气。

治疗师：你能再说一遍吗？这次说的时候看着我。

露　丝：又一个实验吗？好的，我试试。我很生气，你不告诉我你希望从我这里获得什么。

治疗师：当你这样说的时候你觉得怎样？

露　丝：我感觉很好。我觉得自己充满活力，甚至充满力量。（露丝安静地坐着，看起来很放松、满足。接着她将眼神挪开，又开始显得很不安）

治疗师：你刚才想到了什么？

露　丝：我想象着我的父亲和丈夫也在这里，我对他们也感到愤怒。我也不知道他们想从我这里获得什么（露丝的叙述又出现了变化，她安静了下来，开始流泪）。

治疗师：你现在怎么了？

露　丝：我不停地为他人付出却永远得不到自己希望得到的东西。我甚至不知道应该从哪里寻找自己想要的东西。

治疗师：我们可以从这里开始。你希望从我这里获得什么？

露　丝：当我开始治疗时，我就希望你能告诉我我应该怎么做。

治疗师：那现在呢？

露　丝：我希望你能关注我的感受和我的想法。

治疗师：露丝，再看着我，你看到了什么？

露　丝：我看到了一张和善的脸孔。我看见了兴趣、关心和关注。对我而言，现在看到这样的眼神让我很舒服。

对治疗过程的评论 那些有经验的篮球运动员们常常会说："让比赛顺其自然。"他们采用了顺其自然而不是"尝试让什么结果发生"或"尽力做些什么"这样的说法。这种说法和以对话为基础的、注重现象学的格式塔疗法十分相似。治疗师会跟随来访者的目标，让治疗顺其自然，让彼此的对话自然展开而不会强行改变整个对话的方向和结果。

在露丝谈论自己生活中的问题时，我尝试着要求她对自己的问题进行审视。这种方法可以帮助露丝将注意力放在当前，从而帮助她认识到那些几乎被她忽视的当前体验。而之后的几次交流则遵循着这样的体验周期：露丝先是识别出自己的一种感受，这种感受接着将引发出一定的觉知以及对于未来未知性的兴奋感。

这里发生的接触边界（或中断）现象是露丝生活中存在的主要问题。露丝并没有与自己的需求取得接触，也没有采取实际行动满足自己的需求；相反，她会对周围区域（环境）进行分析来确保别人需要她提供些什么。当我指出她专心地凝视着我时，她的焦虑水平有所上升，并且迅速做出了反应：转换话题。

我建议进行一个实验。请注意这个实验是如何从我们当前的对话中"有机"地产生的。她当时先注视我，而之后又将视线转开——这一过程是客观存在的。因此这个实验只是简单地帮助我们更有目的性地探索这些行为而已。就像这种眼神的实验一样，我们在治疗中探讨过的其他问题和主题也可以出现在类似的实验中。当她看着我的时候，她体验了一系列的感受——这些感受均基于她的假设：我正希望从她那里获取些什么，但是她却不知道如何才能了解我到底希望具体得到些什么。

露丝的假设"我正希望从她那里获取些什么"可以被看作一种投射，这也是格式塔疗法中描述的一种接触边界现象。典型地，格式塔治疗师会要求露丝探讨她自己的体验，从而对她的这种投射加以处理。露丝觉得我"正希望从她那里获取些什么"，但事实并非如此。我当然可以直接告诉她实情，以便帮助她明晰自己的这种边缘状态，但是我并没有选择采用这种明确的手段。相反，我尝试让自己和露丝当前的体验保持一致——当她认为我希望从她那里获取点什么的时候，她有着怎样的感受？

当让露丝跟随她的感觉——我正希望从她那里获取点什么——时，她产生了另外一种感受。她对我——还有他人——感到了愤怒，她生气的是她不知道别人到底希望从她那里获得什么。这个简单的实验可以帮助她把自己的愤怒定位在外界，而不是按照她一贯的方式去进行自我批评。把对我的这种愤怒感告诉我似乎帮助她完成了一个体验周期（治疗过程中将有很多个类似的体验周期）。露丝对环境做出了反应——她把感受告诉了我，她也通过和我的接触获得了暂时的满足感。当这个问题即将解决的时候，另外一个问题出现了——露丝认识到她从来没有认真关注过自己的需求。在这次治疗接近尾声的时候，我要求她关注自己的需求，她继而找到了自己的一个特定的需要——希望我能关心她的问题。而通过直接的眼神接触（并没有任何投射的成分），她意识到了我的的确确关心着她的问题。

露丝和我们大多数人一样，她对周围环境以及她自身的当前体验有着独特的组织及定义方式。这些对经历进行组织和定义的方式更多地受到个体过去经历的影响，而个体当前的体验以及环境所起的作用则不大。治疗师可以通过对来访者当前体验的积极关注来了解来访者“此时此地”的状态。

当露丝尝试关注自我并与治疗师进行接触时，她对人际关系的特有感知方式逐渐显现了出来。当时，她认为治疗师希望从她身上获取些什么。而随着治疗过程的继续，最终变成了她希望从治疗师身上获取些什么东西。这个过程证实了格式塔疗法的治疗师是如何通过关注“是什么”的问题来促使变化发生的。同时，这个过程也告诉我们，这种变化的性质是无法预知的，是不以人们的意志为转移的。

在这里，露丝的知觉——认为别人希望从她身上索取些什么，她自己又希望从别人那里获取些什么——是个关键问题，我相信在后来的治疗中，这个问题还会不断出现。露丝这种组织自己体验的方式——认为别人对自己都有着一定的预期，而自己必须满足别人的这种预期——反映了她一直以来的适应过程。她之所以产生了这样一种适应过程，可能是因为之前的环境曾强化了她这种认定他人对自己有所预期从而努力去满足他人预期的行为。这一适应过程最早可能出现在她和父母或教会的交流过程中。现在，这一问题似乎又出现在了她和丈夫、子女以及大学教授的人际交往中。

当我和露丝的治疗关系进一步发展时，我会继续鼓励她关注自己的当前经历。通过识别当前的体验，她就可以防止自己在和我（以及他人）的交往中陷入到原有的自动化交往方式中去——认为别人对自己都有着一定的预期，而自己必须满足别人的这种预期。随着治疗过程的继续，露丝会不断地学习如何准确地对当前情境进行评估。最终，露丝自然就能将这种能力运用到她在现实生活中与他人的人际关系中了。

➢ 杰拉德·科里用格式塔疗法的观点对露丝的分析

在我以格式塔疗法对露丝进行治疗的过程中，我会关注露丝此时此地的种种经历和体验。

基本假设

作为一名格式塔疗法的治疗师，我认为露丝自己可以有效地解决生活中的问题——当她能清楚地意识到在自己以及身边发生了什么时，她自身这种解决问题的能力的作用将更加明显。作为她的治疗师，我的核心任务就是要帮助她认识到她是如何阻碍了自己去关注自己当前的感受和经历的，这样她才能更彻底地了解自己此时此地的体验。从根本上讲，我的方法不带有任何解释性的成分。我会要求露丝以她特有的方式解读自己的体验。我认为她需要通过一些实验来学会新的接触和反应方式。

我的治疗假设是：要求来访者关注当下将对整个治疗过程大有裨益。格式塔疗法的一个重要前提就是：来访者直接体验内在冲突的过程——而非简单地对其进行叙述——可以扩展他们的觉知水平，从而帮助他们将其片段性的、未被觉察的人格部分整合在一起。

对露丝的评估

露丝一直以来都认为，人是不应该有感受的，更不应该把自己的感受表达出来——这些都是不被他人接受的行为。的确，她一直以来都被内疚感所困，但是她却很少表达自己真实的愤怒感。任何像她这样为别人付出却没有得到应有评价的人的确有理由愤怒。尽管露丝父亲惩罚露丝的方式很苛刻——他隐藏了自己对女儿的感情和欣赏，但是露丝还是不允许自己对父亲产生愤怒感。她对约翰的愤怒感并不多，尽管她觉得自己也没有从约翰那里得到应有的认可。她对儿子女儿们也是一样。露丝终其一生都在为家庭付出，尽管她认为自己没有得到一点回报，但她却不愿表达这对她造成的影响。看起来露丝一直将所有感受都深锁在心中，这当然无法让她获得自由感——她的大部分精力都被用在压抑这些让她觉得危险的感受、感觉以及想法上了。我会鼓励她表达自己当前的体验，这样，她的能力就可以被解放出来，去追求那些创造性的目标，而不是像过去那样固着在那些（阻碍她成长的）防御机制中了。

治疗目标

我的治疗目标就是要给露丝提供一个平台，在这里她可以扩展自己的觉知，同时她也可以更好地了解她与别人互动的情况。在此基础上，露丝就可以认识到那些被她拒绝的自我的部分，最终走向自我整合的道路。治疗会提供一系列必要的干预手段来帮助她了解自己的想法、感受以及当前的行为。当露丝可以识别这些阻碍她走向成熟的障碍物时，她就能开始实验新的生活方式了。

治疗过程

我十分重视那些旨在增强个体此时此地感受的干预方法。这些方法将被用来帮助露丝聚焦于她当前的状况并增强她当前的感受。从这个意义上讲，我是主动地对露丝进行干预治疗的。然而，露丝的语言和非言语行为才是我获取信息的基础。在这个过程中，有一点十分重要：治疗过程应该以我和露丝的交流内容——而非我认为露丝应该探索的内容——来作为治疗的主线。通过我从露丝身上获取的信息线索，我就可以创造一些实验来帮助她提高她对自己当前经历的认知。

在露丝所完成的一系列实验中，有一部分是要求她通过身体动作或手势表达那些她从未表达过的东西，也可能只是要求她换一种声调讲话。我可能会要求她大声将那些在大脑中一闪而过的想法表达出来——她常常将这些想法保留给自己。我会鼓励露丝去领会这些实验对她的教育意义并尝试新的行为。如果露丝能学会在任何情境下都将注意力放在自己的当前体验上，那么这种觉知本身就能引发改变。

科　里：露丝，现在我们坐在这里，你都感觉到了些什么？

露　丝：今天我不太知道自己想说些什么。发生了太多事情，我希望能一一讲述出来。我现在没什么耐心了，我希望能赶快好起来。

科　里：我能理解那种希望在短时间内完成很多事情的想法。让我们先安静几分钟聆听一下你自己吧。这个时候你最想和我分享些什么？

露　丝：我还是和过去一样持续被内疚感所折磨，我特别为自己作为母亲的角色感到内疚。现在我觉得十分悲伤，因为我在孩子们身上犯了很多错误。

科 里：有没有哪个孩子的问题更加突出？

露 丝：詹妮弗！她总是时不时让我费尽心力。无论我怎么尝试，就是没有效果。我阅读了很多关于教育孩子的书籍，可是也没什么帮助，我一直不停地在内疚。

科 里：露丝，先别说你如何被这种内疚感所困，也别说你觉得自己如何没有做到一个理想中的母亲，你能先简单地讲讲你是怎么感到内疚的吗？

露 丝：嗯，这很简单——有太多问题让我感到内疚了！我觉得内疚是因为我不够理解她，我对她管教不严、约束太少，在她需要我的那几年我却一直待在学校里。我觉得她的问题有一部分都是我的责任——类似这样的话我能一直说下去。

科 里：那就说下去，再多说点。只要你能继续就一直往下走（我在鼓励她将她一直在头脑中不停告诉自己的话大声地讲出来）。

露 丝：（深深地叹了一口气）好的，我知道了。

科 里：你为什么叹气？

露 丝：我想大概就是因为詹妮弗。我觉得好点了，我突然想起了一件事。你知道，我一直气詹妮弗希望我能成为一个完美的母亲。毕竟，我已经尽全力去照料我的孩子们了，但是詹妮弗似乎从来不认为我做对了什么。

科 里：那你对这种被期望成为一个完美母亲的怒气有什么感觉？

露 丝：嗯，现在我为自己有这样消极的感受感到内疚。

我意识到露丝似乎一直深深陷在自己的内疚感当中。如果她能摆脱内疚感对自己的控制，她就能体验到其他的感受了。露丝提到了怨恨，我猜测这种怨恨和她的内疚感有关。于是我建议进行下面的实验。

科 里：如果你想更深入探讨这个问题，我希望你能重复你刚才提到的内疚感，不过这次，我希望你能以"我对你感到愤怒，因为……"为开头，而不是像刚才那样用"我对……觉得内疚"作为起始。

露 丝：可是我不觉得愤怒啊，我就只觉得内疚而已！

科 里：我知道，但是你是不是愿意尝试一下这个实验，看看会发生什么？

露　丝：（在犹豫了一阵并确认了这样做的价值之后）我对你感到愤怒，因为你总是希望我能理解你。我对你感到愤怒，因为你给我带来的那些麻烦让我整夜无法入眠。我对你感到愤怒，因为你让我觉得内疚。我对你感到愤怒，因为你根本无法理解我。我对你感到愤怒，因为你希望从我这里获得感情，却从不付出感情给我。

我要求露丝将内疚转化为愤怒，因为这样做可能帮助她找到自己愤怒的来源，而不是直接将怒气指向自己。她有着如此之多的内疚感，部分就是因为她把愤怒指向了自己——这样做使得她远离了那些生活中的重要他人。露丝在不断表达怒气的过程中显得越来越积极。

科　里：露丝，现在假设我是詹妮弗，请继续讲，说说你对我哪里觉得不满。

露　丝：（变得更为情绪化）我很难和你对话。我和你从来没有像这样交流过这么久（眼眶中充满泪水）。我付出又付出，而你只是不断地索取又索取。简直就是个无底洞。

科　里：告诉詹妮弗你希望她怎么做。

露　丝：（停顿了一下，接着爆发一样地大声喊道）我想更像你一些！我嫉妒你！我希望能像你一样大胆而活泼。哦，我对自己刚才所说的感到惊讶。

科　里：继续和詹妮弗对话，然后再更详细地谈谈你现在的感受。

随着露丝的情绪爆发，她终于能够对詹妮弗说出她从未说过的话。她从这次治疗中获得了新的顿悟：她的内疚感其实更多的是愤怒感；她对于詹妮弗的愤怒其实是一种基于羡慕和嫉妒的感受，而她不喜欢詹妮弗的地方正是她希望自己拥有的那些东西。

探索露丝内在的极端

在后来的治疗过程中，露丝提出她感觉自己似乎在被推向不同的方向。她面临着很多人的预期：她父母之前赋予她的预期以及他人现在给她的预期。她说她并不总是想要成为“完美的人”。她对他人要求自己必须事事做好却不能追求自己的乐趣而感到愤怒。在她讲述的时候，她似乎知道自己内部有着两个互不相容的极端。我们对露丝人格中这些分裂的部分进行了分析。我的目标不是要让她摆脱自己的感受，而是要让她体验自己的感受并学会将自己人格中的不同部分整合在一起。虽然她不能通过拒绝来摆脱自己不喜欢的那部分人格，但是她可以通过表达来认识到控制着自己的那部分人格。

露　丝：这么多年来，我一直必须保持一个牧师女儿的完美形象。我在自己保持的“好女孩”形象中迷失了自我。我希望自己能更加随性而顽皮，不必担心他人会对我有什么看法。有时当我感到无助的时候，我就会听见自己头脑中的声音，它让我保持规矩一点。似乎世界上有两个我：其中一个得体而守规矩，而另外一个则希望能自由自在。

科　里：那你现在觉得自己更像处在哪一面上呢？是规矩的那一面还是无拘无束的那一面？

露　丝：嗯，那个保守而规矩的一面显然在我这里更具优势。

科　里：我想到了一个实验，希望你能尝试一下。你愿意吗？

露　丝：是的，我已经准备好了。

科　里：这里有一对椅子。我希望你坐在这张椅子上做那个规矩一面的你。你要对那个坐在另外一张椅子上的自由自在的你说话。

露　丝：（冲着另外一张椅子）我希望你能成熟点。你应该像个成年人那样说话办事，别总像个愚蠢的孩子。如果我按照你说的做，那我肯定会遇到麻烦。你是如此的冲动而苛刻。

科　里：好的，现在我们换一下，你坐到这边这张椅子上，然后对另外一张椅子上的规矩保守的你说话。你觉得她会向规矩的一面说些什么？

露　丝：是时候把长发放下寻找快乐了。你太谨慎了！当然，这样你很安全，但是你也是个非常非常无聊的人。我知道你更多时候希望能和我一样。

科　里：再换个位置，继续向你大胆的一面说话。

露　丝：我更愿意安全一点也不愿意为自己的行为感到抱歉（她的脸变红了）。

科　里：那你希望用什么回敬你拘谨的一面呢？

露　丝：（换了椅子）这就是你的问题，你总是喜欢蜗居在安全里！那你真实的自己去哪里了？你会在自己营造的安全感中慢慢死亡。

这个“换椅子”的过程持续了一段时间。对露丝而言，成为自己自由的那一面并不容易。但过了一会儿之后，她就自然地变成了那个大胆的自己并对坐在对面的规矩的自己展开了斥责。她批评“她”让生活白白流逝，还指出“她”其实正在重复母亲的一生，她还告诉“她”就是这种循规蹈矩阻碍了快乐的到来。这个实验让露丝看见了思考冲突与体验冲突之间的不同。她获得了更加清晰的认识：她是个复杂的综合体，并且在被不同的“自己”（自由的一面和循规蹈矩的一面）朝不同方向拉扯着，仅仅装作视而不见并不能帮助她摆脱这些感受。逐渐地，她开始接纳自我的不同部分，并在此过程中体验到了自由感，她不再拒绝自我的某一部分了。

和露丝的父亲对话

在另外一次治疗中，露丝提出了一个问题：她在孩提时不知道应该如何与人相处，尤其不知道应该如何和自己那个冷酷而漠然的父亲相处。我要求她讲述自己过去的经历，并要求她将父亲带进治疗中（假想方式），然后让她按照小时候的方式和父亲对话。她回顾了儿时的几起事件并进行了再体验的过程。6岁的时候，她因和朋友玩“医生游戏”而被父亲训斥。她以形容自己当时的恐惧感开始了讲述，她还提到了自己在被父亲抓到玩这种带性色彩的游戏后根本不知道应该如何和父亲交谈的窘状。于是我鼓励她停留在那种恐惧感中，然后告诉父亲她当时没有说出来的所有感受。

科　里：告诉你父亲你希望他怎么对待你（当露丝谈到自己的父亲时，她用自己的右手不停地摆弄着自己的左手。之后我递给她一个枕头）。表演一下你希望父亲怎么做，然后和这个小枕头说话，这个枕头就是小时候的你，而你现在扮演你的父亲。和小露丝说话吧。

露　丝：（这引发了她一些强烈的感受，露丝很长一段时间都没有讲话，她只是安静地坐在那里，抱着“小露丝”并温柔地抚摸着它）露丝，我一直以来都很爱你，你在我心中也占有特殊的地位。我只是不知道怎么表达我的感受，但是我希望你能知道，你在我心中很重要，我只是不知道怎么表达。

对治疗过程的评论

在露丝完成这一系列工作的时候，我特别关注了她的非言语行为。例如，当她描述自己的心脏时，她说感觉上它似乎要碎了；她觉得自己的胃都打结了；她的脖子和肩膀充满了压力；她的头脑受到了压迫；她的拳头紧握；她的眼中充满泪水……我在恰当的时候提醒她关注自己的身体，并教会她如何关注身体当前的体验。此外，我还教她尝试去“成为”自己那颗历经创伤的心脏（或者任何其他的身体部位），然后赋予这个部分以“言语能力”。

露丝开始时显得不大愿意参与这些格式塔式的实验，但是在挑战并克服了这种让她觉得愚蠢的感觉之后，这些实验的结果着实让她吃了一惊。我没有做出解释，她就已经开始慢慢发掘自己的过去经历和当前感受之间的联系了。

在治疗过程中，露丝不停地将过去的经历带到了当前情境中，这些经历在浮现出来的时候是如此的栩栩如生。对于这些问题，她不仅仅对其进行了理性分析，她也没有只满足于对这些问题进行详尽的叙述，相反，她通过一系列的实验获得了对当前经历的更加深入的认识。当她通过重新经历这些事件而将这些经历带到当下时，她往往能够获得深刻而重要的认识。其实她并不需要我这个治疗师所进行的解释。通过关注这些当前的体验，露丝终于可以看到自己存在的意义了。

露丝的知觉本身就是促进她改变的强有力的催化剂。在她进行任何改变之前，她首先要对自我有所了解。她目前的主要任务就是探索当前情境中的自我感受以及这种感受的方式。因此，当她感到焦虑时，她的焦点就应该放在这些焦虑感是如何集中在她的胃部和头部的。我鼓励她把注意力放在当前的体验上而不去思考具体的原因。思考原因会使她和自己的感受相分离。在这个治疗过程中，还有一个需要被解决的问题就是要处理那些未完成的过去。那些过去未得到处理的事情会对露丝当前的生活造成持续影响，直到她学会面对并处理这些过去未曾得到表达的感受，她才能从这种被影响的状态中解脱出来。

➢ 思考题

（1）弗鲁博士描述了通过治疗师以及露丝之间的我 / 你对话来进行评估的过程。你对这种评估方法有什么样的看法？

（2）弗鲁博士认为格式塔疗法的干预方法基于对来访者当前认知的观察及聆听，他在此过程中并不急功近利，他只是跟随露丝的叙述并让彼此的对话自然展开。

你对这种治疗干预手段有什么看法？

(3) 格式塔疗法对于那些存在分裂或极性的个体而言是相对更为有效的干预手段。你可以看到，露丝的问题来源于她无法将自己内在的极性进行整合：依赖与独立、付出与索取、对安全的需要与希望离开安全的原有生活方式创建新生活方式的需要。你自己的生活中是否存在和露丝类似的冲突呢？

(4) 在对露丝进行治疗的过程中，你能否想出一定的办法来将阿德勒疗法那种注重认知内容的方法与格式塔疗法这种注重情绪情感内容的方法结合起来？尝试举几个例子来说明你是如何将这两种注重不同焦点的理论中的概念以及方法结合起来的。

(5) 在弗鲁博士对露丝进行的治疗（格式塔疗法）与凯恩博士对露丝进行的治疗（来访者中心疗法）中，你看到了哪些主要的差异？我根据这两种疗法对露丝进行的治疗工作又存在哪些不同？

(6) 如果露丝是亚裔美国人、拉丁美洲人、非裔美国人、美国土著人，那么秉持格式塔疗法的你会如何为她量身定做具体的干预措施？在处理露丝生活中与文化相关的内容时，格式塔疗法的概念和治疗手段存在怎样的优缺点？

(7) 在你对露丝进行了解的过程中，你认为她生活中的哪些未完成事件最为显著？她那些未被表达的感受是否让你回想起了自己生活中的问题？你生活中的什么未完成事件可能会影响你对露丝的治疗？如果这些感受在治疗过程中出现，你可能会怎样处理？

第七章　行为主义疗法

➢ 行为主义疗法概述

行为主义疗法的核心目标在于消除来访者适应不良的行为方式，代之以更有建设性的行为方式。也就是说要找出导致来访者行为问题的思维方式，教之以新的思维方法，从而改变他们原来的行为方式。

常见的行为主义疗法技术有：系统脱敏法、实景暴露法、放松训练、强化、示范、社交技能训练、自我管理项目训练、专注与接纳技术、行为排练、指导以及其他多模式的技术。评估和诊断在确定治疗计划的阶段进行。其中，治疗师会采用"什么""怎样"以及"何时"这样的问题（但不会使用"为什么"这样的问题）。

这种方法有其独特的优势：可以确定明确的、易于管理的和可测量的行为目标并可以将此作为治疗的焦点。在治疗开始时，个体的行为将被测量从而得到一个基线水平。因此，在后来的治疗过程中，治疗师就可以在给定的维度上将来访者的行为与其基线水平进行比较而得出治疗的进度。此外，在治疗过程中，评估和治疗是同时进行的，来访者将频繁地面对治疗师提出的这个问题："我们现在做的事情是否可以帮助你达到你所预期的改变呢？"这样，来访者可以很容易地确定什么时候应该停止治疗。

➢ 多模式行为主义疗法专家阿诺德·A. 拉扎鲁斯（Arnold A. Lazarus）博士对露丝的分析

引言

多模式疗法是一种内容广泛的、系统的、全面的行为主义疗法，它提倡的是技术上的折中主义（也就是说，不考虑理论的出处，只要是合适的技术都将被治疗师采用）。多模式理论假设来访者往往会受到不同问题的侵扰，要对这些问题进行处理，就必须采取多种类别的治疗策略。当遇到类似的情况时，治疗师应该根据自己的经验针对来访者特定的问题选择不同的治疗手段。其治疗方式和评估手段往往基于来访者 BASIC I.D. 的各个领域：B = 行为（behavior）；A = 情感（affect）；S = 感知觉（sensation）；I = 意象（imagery）；C = 认知（cognition）；I = 人际关系（interpersonal relationships）；D = 药物和生物因素（drugs and biological factors）。以上这些领域中往往会存在一些离散的却又相互联系的问题，治疗师可以选择不同的技术来分别对其加以处理。真诚而共情的来访者－治疗师关系则为具体技术的运用提供了平台。

对露丝进行的多模式评估

在露丝这个个案中，我们可以根据以诊断治疗为取向的 BASIC I.D. 方法确定出以下具体的问题。

行为层面：烦躁、避免眼神接触、语速快、睡眠不足、很容易哭泣、暴饮暴食以及各种不同的逃避行为。

情感层面：焦虑、恐慌（在学校班级中及晚上临睡前更为严重）、抑郁、对被批评和被拒斥的恐惧、因宗教问题引发的内疚感、痛苦、困惑、自我牺牲。

感知觉层面：晕眩、心悸、疲倦、头疼、有否认 / 拒绝 / 压抑性欲的倾向、暴饮暴食导致的恶心。

意象层面：不断从父母那里得到的消极信息；心中有对地狱之火的恐惧；不良的身材意象和自我意象；把自己看作一个衰老且不断丧失外表吸引力的个体；无法想象自己

能承担任何职业角色。

认知层面：自我认同方面的问题（我是谁以及我在做什么）；焦虑的想法（担心死亡）；对自己能否成功担任某一职业角色的担忧；存在绝对性的信念（应该、应当、必须）；寻求新的价值观；自我贬低。

人际关系层面：优柔寡断（尤其喜欢将他人的需求摆在自己需求的前面）；培养家人对自己的依赖性；仅以相夫教子为乐；同孩子相处不和谐；与丈夫关系不佳（但又担心失去他）；要求治疗者给予指导和建议；寻求父母的支持。

药物和生物因素层面：超重；缺乏运动；身体各个部位都有疼痛的症状，但是体检并未检查出器质性问题。

和杰拉德·科里一样，我首先不会考虑采用诊断术语来对来访者进行定位。事实上，多模式的治疗师会将 BASIC I.D. 的问题看作是“诊断”的结果。对我而言，进行一个具体详细的诊断并没有什么意义。很多 DSM-IV-TR 中的标签似乎都和露丝的问题相符，比如，

300.4：恶劣心境障碍

300.01：不伴有广场恐怖症的惊恐障碍

309.28：混合着焦虑与抑郁的适应性障碍

V61.10：配偶关系问题

313.82：认同问题

如果非要让我针对露丝的情况选择其中一个标签的话，我想我会选择“混合着焦虑与抑郁的适应性障碍”来概括露丝存在的主要问题。

选择技术和方法

多模型治疗的目标不是要消除每个问题。然而，在和露丝建立了良好的治疗同盟关系之后，我会和她一起选择一些主要的问题来加以处理。由于她存在着紧张、激动、不安和焦虑的症状，因此我选择的第一个矫正方法可能就是放松训练。在放松训练的过程中，有些人的压力似乎反而会出现奇怪的增长现象，因此，为每个来访者量身定做适合其特点的放松训练计划十分必要（例如，我们可以采用肌肉的紧张－放松训练、自主训练、沉思训练、积极意象训练、深呼吸或以上方法的组合）。根据露丝的实际情况，我

认为深度肌肉放松训练、积极意象训练以及帮助自我冷静的陈述训练会对她有所帮助。

下一个主要问题就是要处理她的优柔寡断并帮助她进行自我授权。我会借鉴行为预演和角色扮演的技术。而我们的谈论将围绕着她追求职业和成就的权利来进行。认知重构技术可以帮助她意识到自己存在的那些绝对性的信念，从而帮助她尽量减少那些她强加给自己的“应该”“应当”和“必须”。我可能还会采用想象技术，我可能会要求她完成一定的家庭作业，其中包括：当遇到不可控制的情况时，尝试重复某个特定的想象直到她觉得自己能控制情境为止。例如，我可能会要求露丝坐上时间机器回到过去，让她遇见小时候的自己，然后帮助小时候的她摆脱被父亲强加的宗教内疚感，从而改变其自我。

治疗师：你能想象你坐上时间机器回到了过去，然后遇见了小时候的自己吗？

露　丝：是的，我想我可以。

治疗师：那么你希望坐着时间机器回到多久前的过去呢？你希望遇见多小的自己，并帮助“她”改变自我？

露　丝：我希望看到10岁时的自己。

治疗师：那好，现在时间机器已经带着你回到了过去。（停顿）现在，请想象你走出了时间机器，你看见一个小女孩。那就是你，小露丝，10岁。她上上下下地打量着你，但是并没有意识到她其实看见的就是成年后的自己。但是这个小露丝对你有着特别的感觉，她将会十分在意你对她说的任何话。（停顿）想象一下你给了小露丝一个拥抱。（停顿）现在你希望就你父亲的说教向小露丝说些什么？

露　丝：大露丝会告诉小露丝，她的父亲彻底误导了她，并且小露丝要十分留意父亲强加给她的那种宗教内疚感。

就大多数人而言，一般都会对这个想象产生共鸣，并且大量的情绪会随之而来，接着他们会讲述一系列的支持性的、矫正性的、具有补偿性质的、鼓励的话语，从而将这些内容与那个改变了的自我一起分享。如果他们无法自发地达到这个水平，那么治疗师就要促使他们朝着这个方向前进。在5 ~ 10分钟之后（取决于他们对想象的投入程度），治疗师会要求来访者再次进入到时间机器中，然后回到当前。很多人发现这是一个健康且行之有效的程序，并且在家中，他们一天内就可以进行多次实践——就好像在治疗过程中那样。人们认为这个程序背后的机制便是脱敏法和认知重构。

如果露丝和她的丈夫同意的话，治疗师可能还要求他们进行婚姻治疗（也可能要求他们进行性生活治疗），之后再进行一系列的家庭治疗以便能促进家庭中的人际关系氛围。当然，如果露丝能够成为一个更为轻松、自信和果断的个体的话，那么约翰和她的孩子们可能也需要得到专业的帮助以适应露丝的改变。此外，我还必须尽力去阻止约翰和孩子们的破坏性活动。

如果露丝觉得自己可以承受的话，我将会帮助她养成合理的饮食习惯，并帮助她确立减肥以及锻炼的计划。在这里，当地的减肥中心可能会是非常有用的帮手。

作为评估程序的一个部分，我要求露丝填写一个15页的多模型生活史调查。这个调查能够帮助我发现露丝身上存在的各种 BASIC I.D. 类型问题。而我们之间的对话则可能会像下面这样进行。

治疗师：在调查表第12页“你每天三餐是否均衡”“你是否经常进行身体锻炼”的问题上，你写下了“否”。而在第15页上，你承认自己存在喝咖啡、饮食过量、吃垃圾食品等问题，而且你也认为自己的体重存在问题。

露　丝：也许我应该再减一次肥。

治疗师：好吧，总是不断重新开始减肥的人基本上存在一个问题，那就是他们往往会很快放弃自己的减肥计划然后看着体重回升，甚至后来增加的体重比原来减掉的体重还要多。我认为我们的目标应该是发展出合理的饮食习惯。首先，有一位营养学家推荐给我一张食物清单，上面列举了我们应该少吃甚至不吃的食物（清单中主要包括的是那些高脂肪含量的食物，尤其是那些饱和脂肪食品和高糖食品）。作为开始，你愿意把这张清单拿回家而且尝试看看你能从日常饮食中排除掉其中的多少吗？

露　丝：当然。

治疗师：我想知道我们是否可以就此签订一个协议？

露　丝：关于什么？

治疗师：你愿意一周进行至少三次的二三公里的步行运动。

露　丝：我可以做到。

治疗师：顺便说一句，在你家旁边就有家不错的减肥中心。这家机构有一个项目可以训练人们理解食物成分并可以轻松地计算出自己摄取的纤维和卡路里含量。这家机构还设立了一系列的团体，有时候，在团体里和他人一起努力远比你一个人孤军奋斗更能帮助你建立新的饮食习惯。

露　丝：是的，我知道你说的那个地方。我常常从那里路过。你真的认为去那里是个好主意吗？

治疗师：是的，我确实这样想。

对露丝的治疗过程

在我画出了露丝的功能概貌图之后（BASIC I.D. 图），后续的临床对话将会是这样。

治疗师：我已经完成了一份清单，其中列出了你存在的七类主要问题。例如，在行为这一类别之下有：慌张、避免眼神接触、语速较快、睡眠不足、容易哭泣、暴饮暴食以及各种不同类型的逃避行为。

露　丝：那就是我，它们全都正确。（停顿）但是我不是完全明白你所说的"各种不同类型的逃避行为"指的是什么。

治疗师：嗯，对我而言，它指的就是你时常避免做你想要做的事情；相反，你会做那些你认为他人期待你做的事情。你逃避对锻炼计划的坚持，你逃避良好饮食习惯的养成。你逃避做决定。

露　丝：我知道你的意思了。我猜我是你遇到过的最无可救药的人了吧。我这么软弱而惊慌失措，简直就是一个懦夫，这些天我甚至不能做任何决定了。

治疗师：你似乎非常擅长一件事，那就是从不逃避对自己的羞辱。如果你能开始尝试让你的情绪浮现出来并愿意和自己的心灵对话，你就不会再觉得无助了。对你而言，这个主意听起来如何？

露　丝：你是不是在问我是否愿意更开朗一些而少些胆怯呢？

治疗师：这当然是个好方法。如果你按照这个方向改变，你认为会发生些什么呢？

露　丝：我不确定，但是我肯定我的父亲不会赞同。

治疗师：那你的丈夫呢？

露　丝：（看起来很气馁）我明白你的意思。

治疗师：你现在是不是同意这个说法了，你一直在按照父亲赋予你的步调行事，而你做的所有事情又都在丈夫的掌控之下。(露丝肯定地点了点头)嗯，我想是时候让你成为自己生活的建筑师和设计者了。

露丝并没有被自己的感觉压倒，因此我又和她讨论了功能概貌图上的其他项目。如果她表现出了关注（“哦，我的天啊！我有这么多问题！”），我也只会从那些最显著的问题着手，我会想办法帮助她缓解或消除这些问题。

只要可行，我就会采用那些以资料为基础的治疗方法。因此，在处理她的惊恐发作上，我首先向她解释了惊恐的生理学机制和不战则逃反应。我特别强调了适宜的和不适宜的焦虑之间的区别。例如，当露丝在为一项考试感到焦虑的时候，这种焦虑是有帮助的；但是如果当它的强度过大，从而破坏了她的考场发挥时，这种焦虑便是适应不良的了。接着，我们对她的焦虑反应进行了检查。我们探讨了行为结果、间接的情感反应（像是对恐惧的恐惧）、感觉反应、想象、意象、认知成分还有人际交往效果等成分。而我对每个成分都采取了不同的治疗策略。例如，在行为上，我鼓励她停止逃避并转而去勇敢地面对；在认知层面，我引导她向自己的不合理信念——“我要死了”“我一定会疯掉”——进行挑战，然后用类似“我的医生认为我的身体很健康”“仅仅是忧虑并不会让我疯掉”等自我陈述取代这些不合理的想法。因为很多人在出现惊恐发作时会出现过度呼吸（换气过度）的问题，因此我会教露丝如何进行缓慢的深呼吸，以此来缓解她的生理症状。除此之外，我们还可以采用药物——例如新一代的抗抑郁药——作为辅助性的治疗，尤其当露丝进展缓慢的时候。

一般来说，处理“关键事件”——即那些具有重要作用的事件或记忆——十分重要。因此，我们需要努力消除露丝的内疚感以及她父亲所制定的清规戒律，我们尤其要想办法消除早期她父亲因“医生游戏”对露丝的斥责所造成的影响，在这里，我们还会用到前面提到的时间机器的办法。

治疗师：让我们再一次请出时间机器吧。请你进入时间机器内进行时光旅行，当你走出时间机器的时候，你看到了6岁时的露丝。你现在已经是39岁的露丝了，你回到了33年前。(停顿)你能想象出这一场景吗?

露　丝：(肯定地点头)哦，是的，我能看到她。

治疗师：她正在做什么？

露　丝：她的右手正在摆弄她的布娃娃，并且在吮吸自己左手的两根手指。

治疗师：你能判断“现在”是在她被父亲抓到玩“医生游戏”之前还是之后吗？

露　丝：（停顿）根据她的眼神和她那负罪般的神情，我判断事情应该已经发生了。

治疗师：现在那个小女孩正看着你——39岁的露丝，她并没有意识到你就是她——33年之后的她，一个成熟的女性、一个妻子、一个母亲。但是她对你有着特别的感觉，她非常信任且愿意亲近你。你能想象这一场景吗？

露　丝：（柔和地）是的。

治疗师：好。现在你想要对这个小不点露丝说点什么？

露　丝：首先，我想要告诉她不要再对有关宗教的东西、福音、罪行等全盘接受了。（停顿）

治疗师：那么就这么和她说，向她解释。她能听见。她会听你的话。

随着这段对话的继续，我不断鼓励露丝通过提供好的建议、鼓励以及不带判断色彩的意见来帮助那个6岁的自己进行自我改变。

露丝慢慢地卷入到了其中并且开始变得有些情绪化，尤其当她挑战那些令她不断困扰的痛苦观念和事件的时候，她的情绪化变得更加明显。在练习接近尾声的时候，我要求露丝再一次进入时间机器中进行时光旅行，再回到现在。接着我们进行了详细的讨论，露丝觉得自己大有收获。

对露丝和约翰的联合治疗

治疗主线索的变化（例如，她是否愿意冒险进行改变，变得更加果断并且向自己那些适应不良的想法挑战）主要取决于露丝对改变的准备程度以及她丈夫的配合程度。当露丝开始表达并逐步实现自己的愿望的时候，约翰会感到被露丝威胁。在这个时候，进行联合治疗可以帮助约翰认识到，从长期生活的角度来看，如果他面对一个痛苦的、失望的和无趣的妻子，那么他的生活将远不如有一个自我满意的妻子那样幸福。因此，我给露丝提了个建议，建议她鼓励约翰至少参加一次这样的治疗。我告诉露丝，我打算采取超出常规的做法来和约翰打成一片，以便能够获得约翰的配合。在这里，我和约翰以及露丝进行了下面这样的对话。

治疗师：（对着约翰）谢谢你同意和我见面。你知道，我已经尝试帮助露丝去克服各种不同的恐惧和焦虑，而且我相信她已经获得了相当大的进步。但是现在我们还需要你的加入和帮助。我想知道我们是否能先听取你在这个问题上的意见。

约　翰：（注视着露丝）你想要知道些什么？

治疗师：很多。我想知道你如何看待她的治疗，你认为这个治疗在过去和现在是否有存在的必要，如果你认为她从中得到了帮助。我想要听听你对露丝的抱怨——毕竟，没有完美的婚姻。

约　翰：（对着露丝）我能实话实说吗？

露　丝：约翰，这就是我们在这里的原因。

治疗师：请开诚布公。

约　翰：我怎么称呼你？

治疗师：让我们不要拘泥于正式的或死板的称呼。你就叫我阿诺德好了。

约　翰：好吧，阿诺德，到目前为止我看到的就是：露丝有点贪多嚼不烂，在她决定进入大学学习之前，一切都没有问题。我不认为她能同时处理好自己的事业和家庭。她现在背负了太多的压力。你知道，我的意思是，如果你把精力从家庭中拿走，那每个人都不好受。而且我们也并不需要她从工作中赚取的那点钱。我赚的钱已经足够养家糊口了。

治疗师：这一点非常重要。是不是说自从露丝工作之后一切都变得更加糟糕了？她已经开始疏忽你和孩子们了吗？整个家庭蒙受损失了吗？

约　翰：嗯，那倒不至于。我的意思是，露丝一直是个好妻子和好母亲。但是，（停顿）我不知道该怎么讲？（停顿）

治疗师：也许这只是你对自己内在感觉的一种反应——你觉得这更像是一种处罚或放弃……你将失去些什么。

约　翰：是的，也许。

治疗师：你正在面对许多家庭都会遇到的转折点。其实，露丝母亲的职责已经完成了。我们已经看到，你的四个孩子现在分别已经19岁、18岁、17岁了，最小的也已经16岁。因此露丝过去在照顾孩子方面所花费的精力现在必须有其他的替代品。既然孩子都已经长大，那么她手头上就会有较多的空余时间。她原有的全职主妇的工作时间现在除了部分用于家事外已经可以用来做一些其他事情了。现在露丝已经接近40岁了，她现在似乎需要妻子和母亲以外的其他身份。这种工作不会越来越少，相反，只会越来越多。如果她做的事情损害了你或者孩子们的利益，那么这显然是个错误。比如说，如果她希望成为一个一周要花费60小时在工作上的主管，那么这显然会给大家造成不便。

约　翰：(微笑地) 你说得对极了！

治疗师：嗯，如果她只是去做一份小学教师的工作，那么过去她用来照顾孩子的时间将会得到建设性的使用。但是如果她只是围着锅台转，那么你将很快收获一个痛苦、抱怨而失望的女人。如果她的所有自由时间都只是做一只摆在家里的无用的花瓶，你觉得这有什么意义吗?

约　翰：我明白你的意思。

治疗师：此外，让我们再看看你说的话。即使你赚取高额薪水，可面对着需要完成学业的四个小孩，多点钱总没什么坏处吧。(和露丝说) 我希望你不要介意我这样和约翰交谈，好像你不在房间里一样。我没有任何对你不敬的意思，但是我真的想要和他说说心里话。

露　丝：不，我了解。我能问个问题吗?

治疗师：(一副觉得荒谬的样子) 难道我说过除非你屈膝下跪才能问问题吗?

露　丝：(微笑着) 我又体会到6岁时的感觉了！(转向约翰) 约翰，我曾经忽略过你或孩子们吗?

约　翰：就像我前面说的那样，你一直是个好妻子和好母亲。

治疗师：现在的问题是你是否能够在做一名好教师的同时继续做一个好妻子和好母亲。

在联合治疗过程之后，我和露丝又进行了下面这样的讨论。

治疗师：我十分好奇，我想知道这种三人一组的会谈是否对你产生了积极的影响?你认为我们收获了些什么?

露　丝：这个不太好形容。我是说，约翰离开的时候说你的话很有道理，我想这是一个非常好的预兆。他对你似乎感觉不错。

治疗师：嗯，我希望我的努力能帮他认识到孩子们已经长大，如果你不工作仍然去做一个全职主妇，那么这种情况对每个人都没有什么好处。我也希望你能时常强调这一点。我们需要让约翰充分认识到如果你去工作，他将得到积极且切实的回馈，而且你的工作也绝不会威胁到他的挣钱能力。正如我对他说的那样，这额外的钱没什么坏处，甚至大有好处。你能温和而坚定地反复将这个观点传达给他吗？

露　丝：我想这是确保他感觉不那么别扭的必要条件。

治疗师：那你呢？你对这点的感觉也不错吗？在这个问题上你似乎表达过相当多的冲突。

露　丝：我仍然对许多事物感到恐惧，而且我还不能完全相信自己能取得成功。

治疗师：嗯，我们现在应该就这点进行探讨吗？

露　丝：苏珊——我那个17岁的女儿——有一次让我觉得很担心，我们能否先讨论这个问题呢？

治疗师：当然可以。

总结性的评论

我们最初的目的是能获得露丝的这个“约翰爸爸”对她追求事业的首肯。如果约翰有足够的动机进行婚姻治疗以改善他和露丝的婚姻关系——能够深入地了解对方并欣赏对方，提高他们日常沟通以及性生活的沟通状态——这都将对他们的婚姻大有裨益。如果他因为一些个人安全感方面的原因去寻求个人治疗，我也不会吃惊。身为一名多模型的治疗师，我认为无论针对露丝个人、约翰个人还是他们夫妻俩，我都有能力为其提供帮助。

多模型的治疗方法假设：要获得持久的治疗效果，需要联合各种不同理论的技术、策略和形式。一位多模型的治疗师将根据需要来针对个体、夫妻甚至整个家庭开展工作。其方法往往基于经验且注重实效。它为诊断个体人格某个 / 多个维度上的问题提供了可靠的参考框架。总体上，它强调要根据来访者的预期、对改变的准备状况以及动机等因素来进行适宜的治疗。按照不同来访者的需要和特点，治疗师的风格（例如，指导和支持的程度）也将有所改变。最重要的是，治疗师要保证自己的灵活性和完善性。我很推崇“阅读疗法”，我会要求露丝去阅读一些自助类型的书籍，比如《60秒心理医生——在疯狂世界保持清醒头脑的101条策略》(*The 60-Second Shrink: 101 Strategies for Staying Sane in a Crazy World*，A. A. Lazarus & C. N. Lazarus，1997)。此外，我还会给她一份我的书籍的副本《重访婚姻的奥秘——从新鲜的角度看待24种关于婚姻的错误理念》(*Marital Myths Revisited: A Fresh Look at Two Dozen Mistaken Beliefs About Marriage*，A. A. Lazarus，2001)作为礼物。

大多数的治疗师或许会觉得露丝是个很愿意接受帮助的来访者，而且她的问题也易于处理；她不像那些有着严重人格障碍的来访者，她没有过度的敌意，没有强烈的自我破坏倾向，而且没有不适宜的防御机制；她是个协同合作型的人，她不好战也不喜欢争论。然而，如果治疗师只采用两到三个模式(这是大部分非多模式治疗师的工作方式)来对露丝的问题进行处理，那么一些重要的问题和缺陷就有可能被掩盖或忽略，这些未得到处理的问题可能会遗留下来并有可能在某个时刻再次发作(例如，她可能会回到自己那种胆小、充满冲突、忧虑、沮丧而且无法行使正常机能的状态中)。

在当今这个时代，短期疗法已经司空见惯，多模式疗法的治疗师并不会茫然跟从，他们更倾向于解决BASIC I.D.不同维度上的问题，而不是将注意力放在探讨一两个所谓的关键性问题上（这是许多受到时间限制的治疗师的首选）。因此，在露丝这个个案中，如果我们只有6～10次治疗时间的话，那么我们可以选择解决下面的问题。

行为层面：指出她的种种逃避行为

情感层面：提供应对焦虑的办法

感知觉层面：教她学会自我放松

意象层面：使用积极的自我意象

认知层面：努力消除她的绝对性的信念（应该、应当、必须）

人际关系层面：进行自信心训练

药物和生物因素层面：建议合理的营养和锻炼计划

多模型疗法的格言是：广度比深度更为重要。沉浸在一个或两个模式中的临床治疗师可能会忽略许多其他的重要问题。明智的解决办法是：在时间许可的情况下，尽可能解决更广范围的问题。通过“连锁反应”，解决了一方面的问题可能会对其他方面的问题造成影响。不过，这种被解决的离散性问题的数量越多，最终得到的治疗效果才可能越深远。

➢ 另外一位行为主义治疗师芭芭拉·布劳内尔·德安杰罗（Barbara Brownell D'Angelo）对露丝的分析

引言

行为主义疗法包含各式各样的技术，包括生物反馈训练、自信心训练、脱敏疗法、操作性条件反射、榜样和角色扮演。这些技术的共同点在于它们都注重寻求现有问题或疾病的处理办法。首先，治疗师会确定来访者的特定问题，之后，治疗师将和来访者一起设计出解决问题的计划来。行为主义疗法的治疗过程几乎没有什么秘密可言，治疗师和来访者将共同参与治疗计划的设计等过程。除此之外，因为有明确定义的治疗目标，因此在治疗过程早期，我们对治疗效果就有了清晰的评价标准。治疗师的工作就是让这个计划良好地运行并时时对其效果进行检验。行为主义者往往会问诸如“什么”“何时”以及“如何”这样的问题，但不去计较其原因所在。

基本假设及运用

行为主义治疗师一般秉持着以下六个方面的基本假设：

(1) 在行为主义疗法中，评估是一个持续的过程。它以来访者的叙述为开始，之后治疗师将对此进行分析以了解其前因后果。来访者将就问题的频率和强度进行记录，而这将成为制订计划以及评估计划的有效辅助工具。

(2) 良好的治疗关系是治疗取得成功的关键，也是一个强有力的催化剂。治疗师必须是支持性的、专注的、自信的，同时治疗师还需要信赖来访者。

(3) 治疗的主要焦点在当前而非过去。在探讨来访者的过去时，其核心只是要探讨这些过去经历如何能应用到当前的情境中。

(4) 治疗师要将注意力放在对来访者行为的观察上，这种观察不仅包括行为，还包括来访者的感觉和想法。任何可确认的、可识别的、可量化的事物都是治疗师观察的对象。

(5) 治疗师和来访者将一起对行为的前因后果进行评估，以便能够制订出旨在改变行为的具体的计划来。在这里，治疗师的创造性十分关键，因为每个来访者面临的挑战各不相同，而治疗师必须针对每个来访者制定出最为合适的治疗技术组合。

(6) 治疗师将鼓励来访者尝试新的行为，而来访者也将和治疗师一起设计行为计划并将其付诸实施。在治疗过程中，治疗师可能会示范那些所预期的行为，可能会与来访者进行角色扮演，还可能会要求来访者在类似办公室这样中性的、实际生活情境中实践新的行为。

现在让我们来看看如何将这些假设运用到对露丝的治疗过程中。

评估 传统的诊断分类法对于行为主义治疗师而言几乎没什么用处，因为这种分类法没有直接地指明诊断结果和治疗技术之间的关系。然而，治疗师还是要进行一定的诊断，以便能够使来访者获得保险支付的资格（或者为达到某些健康机构的要求）。在这些情况下，治疗师做出的诊断并不是影响后续治疗的因素。此外，如果来访者被贴上了任何诊断性心理障碍的标签，那会在无意间产生一系列的衍生效果。在这类诊断中，伦理的问题也必须被充分地加以考虑，从而防止来访者今后受到诊断结果的不利影响。例如，残疾、寿命以及健康等方面的保险计划可能会将这种诊断作为后续评价来访者是否有资格获取保险的评估因素。

鉴于这些慎重的考虑，如果露丝选择让第三方来支付自己的治疗费用，如果她的保险代理人需要一份正式的诊断结果，那么我认为在诊断结果上写下“适应性障碍”可能是万全之策。临床上的证据显示，当她面临压力（把孩子单独留在家中、完成学业、取得教师资格证）时，她都在情绪以及行为上表现出了一定的症状。

身为一名行为主义治疗师，我主要依靠露丝来为治疗过程指明方向。我想从她那里知道哪些问题让她最为不安。我不会依靠理论来揣测她话语后的种种含义，我会直截了当地询问她希望做出哪些改变。

治疗师：告诉我今天你想说点什么。

露　丝：之前我也进行过治疗，而且那的确帮了我很多。当时我想我已经可以将所学进行运用，不再需要其他任何帮助了。

治疗师：可现在你不这么想了？

露 丝：是的，我试图找份工作，可又半途而废了。总之，我对自己越来越感到不安。

治疗师：什么在烦扰着你？究竟是没有工作还是你对自己的这种不安感？

露 丝：两者都有。我讨厌这种闷闷不乐的感觉，我的内心深处觉得如果我能制订一个计划并坚持执行的话，或许我就不会如此沮丧了。但是，如果我真的找到一个工作，我又害怕因为家庭而无法继续。

治疗师：听起来好像你并不确定自己真正想要的是什么。

露 丝：你是对的。我的确善变。

治疗师：好吧。重要的是我了解了你是如何看待事物的。在我们对此进行更为详细的探讨之前，你能告诉我其他你关心的问题吗？

露 丝：嗯，我的确还有其他问题。我一直努力执行我的减肥计划。我大约轻了5千克。之后，我停止了锻炼又开始暴饮暴食，结果现在有一半体重又反弹回来了。

治疗师：因此，你的减肥最初是成功的，但是之后你又发现自己开始退步了。

露 丝：是的，很可悲，但这的确是真的。我开始感到内疚，因为我不能为约翰和孩子们准备早餐。晨练课在早晨八点开始，因此，我不得不急急忙忙就走了。

治疗师：你的孩子……

露 丝：他们四个都步入青少年阶段了。

治疗师：而且他们期待你为他们做早餐。

露 丝：并非如此。但是如果我不做早餐，那他们就都干脆不吃了。

治疗师：听起来好像你承担了家庭的全部重担。

露 丝：一直是这样。我一直先满足他们的需要，之后才是我自己的。似乎我没有时间或精力来忙那些我想要做的事情——我的意思是，只为我自己做的事情。

露丝把目标定位在了几个特定的区域：她希望获得一份工作、减轻自己的体重、改变自己超级妈妈的角色。通过深入的讨论，我清楚地发现她最大的问题在于她和丈夫、孩子之间的关系。她为他们做出的持续牺牲已经在她体内积聚了大量的不满情绪，而这种不满又进一步禁锢了她。

治疗师：让我试着对你所说的内容进行一下总结。你想要先为自己考虑，以此开始你的改变。

露　丝：是的，但是我不希望这种做法使我内疚。

治疗师：我了解。这就是我们即将解决的问题。不过这个星期我希望你做一些记录。它将会帮助我们了解事情的进展情况。

露　丝：你想要我把情况写下来?

治疗师：是的。我们需要一些非常具体的数据来帮助我们了解情况。这是一个小的活页本，分为两个部分。让我们在每页的顶端写下日期。现在，每当你想要为自己做些什么事情，或者你已经为自己做了些什么事情，就在这里把它记录下来。而每当你为你的丈夫或孩子们做了某事，你就在另外这页上记录下来。同时，在每个事件的后面写下你的感觉。好不好?

露　丝：好的。我想这会十分有趣。

露丝已经识别出了她的主要问题，但是我们对这个问题的了解还不充分。在跟踪记录了一个星期之后，她将会有一本描述自己问题的详细记录，而我们将会根据这份记录来为处理这些问题设计具体的计划。收集数据的第二个好处是可以检验露丝的治疗动机。如果她在这个星期结束之后拿回来的是一个空白的活页本和一大堆搪塞的理由，那么我就会怀疑她是否真的有改变的动机。要求她进行记录行为的最后一个原因就是通过积极的行动（记录自己的行为），露丝可以找到丧失已久的成就感。

治疗关系　姑且不管治疗的方式如何，如果要让治疗取得进展，那么治疗师和来访者之间的关系必须得到良好的处理。露丝在之前的治疗中有所获益，因此她对于这种寻求帮助的结果有着积极的预期。在第一次治疗的过程中，我们探讨了她之前接受治疗的经历以及她对当前治疗的期待。

治疗师：你说你从之前的治疗中有所收获。你能告诉我是什么样特别的收获吗?

露　丝：（她告诉了我她认为之前治疗的好处，而我们就此进行了对话。）

关注现在　我希望能关注露丝现在的生活并能鼓励她在当下做出改变。然而，过去的经历对现在而言是一堂极具有价值的课，因此当需要的时候，我们还是会寻求过去经历的帮助。露丝的日常生活中处处显现着她的自我否定倾向。她甚至对自己这种自我否定的范围之广感到惊讶。在这点上，我们希望能确定她当前问题的性质。我对于探讨她童年时的成因并不感兴趣，我只是想知道“现在正在发生什么”。

露　丝：嗯，这就是我这星期的回顾。

治疗师：你是在星期二开始的。让我们看看你都记录了些什么。

露　丝：星期二早晨我起得很早，心情也不错。亚当的学校活动需要棉球，因此，我开车跑遍了全城的食品杂货店。然后我做了早餐并为每个人将午餐包好，除了詹妮弗。她不支持使用塑料袋，因此她的午餐不用打包。

治疗师：这些事情让你一直忙到早晨九点钟？

露　丝：是的。我从不浪费时间。在每个人都离开之后，我清扫了房间。尽管我不愿意提起，但是我不得不说，我就是无法忍受苏珊和亚当的房间像猪圈一样乱，因此，我把他们俩的房间也收拾了。

治疗师：那你身处他们房间中的时候，你有什么感觉？

露　丝：我猜我当时觉得恶心……愤怒。我的意思是他们一个16岁，另一个已经17岁了，我的上帝，这么大还不知道收拾房间。我感觉自己像一个仆人，一个完全不受欢迎的仆人。

治疗师：难怪。星期二这26件事情中，没有一件你是为自己做的。

既然露丝已经知道了自己为家庭做出的牺牲、忽视自己的需求到了怎样的程度，那么我们就可以开始考虑将她的改变提上日程了。我问她什么样的活动能给她带来快乐，并且我还询问了过去曾让她觉得快乐的经历。

治疗师：这是做头脑风暴的好时机。让我们写下你可能喜欢做的事情。你能想到任何事情吗？

露　丝：我过去一直在唱诗班里唱诗。他们都说我的声音相当好听。

治疗师：好，让我们写下来，“参加教堂唱诗班”。

露　丝：还有在我和约翰结婚之后，我们曾一起进行了一次长长的散步。我记得那种感觉很好。

治疗师：好，继续。你还记得什么事情让你觉得很快乐？

露　丝：我过去一直喜欢照相，而且我还喜欢将这些照片拼贴在艺术拼贴画中。我已经有很多年没有这样做了。

治疗师：这是一个不错的开始。你已经找到了一些让你快乐的事情。在后来的几天中，时刻记得将自己觉得快乐的事情记录下来。我们将会在下次会面时详细探讨这些内容。

注意可观察的行为　露丝还对自己和家人的互动进行了观察和记录。除此之外，她还把自己对这些互动的想法和感觉也记录了下来。在第二次治疗的时候，我们探讨了她可以尝试的其他行为，但是我们需要先对那些让她不舒服的想法和感觉进行探讨。

露　丝：这个星期我发现我过度担心是不是所有的孩子们都吃到了早餐。当然，我的责任就是确保他们全部吃早餐。就算我不在家，我也要确保他们都能吃到早餐。

治疗师：显然，你的孩子都吃早餐是个很重要的问题。但是这难道完全是你的职责吗？

露　丝：很不幸，我告诉我自己，如果他们没有吃到早餐，那就是我没有完成自己的工作！

治疗师：让我们做个尝试。把你的眼睛闭上几分钟，想象一下你刚才为所有家人准备好了早餐，之后你就动身前往晨练班了。

露　丝：好。那现在呢？

治疗师：让这个想象尽可能地真实起来。告诉我，你跟自己说了些什么。

露　丝：我说“如果亚当没有吃我准备的早餐怎么办”？

治疗师：好的。现在告诉我你的感觉。

露　丝：我的胃里出现了一个结……我的胸部有压迫感。我讨厌这种感觉。

治疗师：好。现在，让我们做个实验，我想要你高声地说“今天早晨我做的事情已经远远超出他们的需要了，亚当会找到他愿意吃的东西”。你能否重复说五遍，并将感情赋予其中？

露丝大声地进行了重复，接着我引导她在心中默默地进行重复，直到她觉得这些话说起来十分自然为止。在重复了几次之后，我要求露丝将注意力放在自己的感觉上。

在处理了露丝的感觉之后，我觉得此时的治疗需要进行更加深入的练习，我可能会要求露丝通过尝试新的行为来迈向一个新的台阶。

治疗师：现在你对为约翰和孩子们准备好早餐然后去晨练课的感觉怎样？你是否愿意在本周对这一行为进行尝试？

露　丝：我会记着，下周回来的时候我会把情况告诉你，如何？

治疗师：好。到时见。

分析前因后果　露丝的短期目标中有一个就是希望能重新开始她的晨练课。我希望能帮助她轻松地取得成功，我还希望确保她能通过这一经历获得积极的感受。为成功设置合适的平台——设置良好的前提条件——对于整个计划的完成而言至关重要。

接着我们会一起对露丝的生活情境进行规划，以便她能更加轻松地参加她的晨练课。我们会建立一个尽可能有许多奖励的策略，这样，我们就可以保证露丝的行为总能获得强化。

尝试新的行为　治疗环境提供了一个中性的场所，在这里，来访者可以在毫无风险的情况下实践自己的行为。对于露丝而言，她需要治疗师的帮助才能在和家人的互动中建立起一个崭新的、更加果断自信的姿态来。在一次角色扮演练习中，我让自己扮成约翰，然后要求露丝按照和约翰说话的方式来和我对话。接着我们交换了角色。露丝变成了约翰，而我则扮演一个更加自信的露丝，这样，她就能看到自己其实还有其他的行为方式可选。最后，我们又交换了角色，这时，露丝在和我（约翰）的交流过程中显得更加自信了。

总结性评论

我们可以预期，露丝有较高的治疗动机，她对治疗的效果有着积极的期待。她的行为显示她愿意接受建议，也愿意完成各种家庭作业。这些特点对于行为疗法的效果而言至关重要，因为改变的重担最终还是落在来访者的肩上。

露丝那些适应不良的行为源于儿童早期经验，至今已经有许多年的历史了，而且这些行为一直以来都在持续地对她生活的各个方面造成影响。因为她的行为已经沿袭成为根深蒂固的习惯，所以在面对类似露丝这样的来访者的时候，我们一定要保持耐性，不能简单地认为只通过几次治疗就能抹去那些已经持续数年的适应不良性行为。相反，我们应该意识到，在她慢慢接受新的思考和生活方式的时候，她还会忍不住回到自己熟悉的行为模式中。

身为一位行为主义疗法的治疗师，我尊崇折中主义的方法。我关注的焦点不仅在那些外显的行为上，我还会注意来访者的思维方式和情绪。而这些全部都需要由来访者叙述出来，并最终由来访者对其进行处理。当露丝知道她把家人的需求摆在自己的需求之前的时候，她产生了强烈的情绪反应。我们必须先将注意力放在这些强烈的情绪上，否则我们的治疗必然会以失败告终。

此外，露丝对于治疗的现实期待也十分重要。那些长期深远的改变不可能一蹴而就，而且她也应该了解幸福的生活是个终其一生的长期过程。但这并不意味着治疗过程将持续她的一生。治疗应该被看作一个可以帮助她建立有效行为模式的过程。在十到十五周的治疗之后，我会建议将治疗的周期减为一个月一次。这样的做法可以保证她逐渐学会自助。同时，这也能保证在她需要的时候能够寻求治疗师的帮助。当她开始因自己的积极改变而获得强化的时候，她将会越来越依赖自己的能力。对于露丝这个个案，我希望她能学会更为有效的应对技巧，然后她可以将这些技巧用于提高自我接纳水平以及改善人际关系上。

➢ 杰拉德·科里用行为主义疗法对露丝的分析

基本假设

行为主义疗法的一项基本假设是治疗最好以系统化的方式进行。虽然行为主义疗法包括多种治疗原则和程序，但是它们都存在一个共同特征：客观性的评估过程。

对露丝的评估

我非常喜欢在治疗开始时先对来访者的当前机能进行一个总体的评估。这种评估往往在受理面谈时进行，不过，在需要的情况下它还会持续到后来的治疗过程中。

露丝和我都认为她希望解决的问题主要存在于两个领域中：首先，她生活中的大部分时间都被惊恐发作导致的压力所占据，因此她想要学习放松的方法；其次，从她的人际关系来看，她缺乏向他人索取的技能，她似乎无法清楚地表达自己的观点，而且她还时常会参与到那些她其实并不想要参与的活动中。

治疗目标

行为主义疗法的一般目标就是创设新的学习环境。我会将露丝的问题看作她错误学习的产物。我治疗的潜在假设是：学习的过程能改善问题行为。我们治疗的内容将会包括：改正错误的认识，学会社交和人际交往技能以及自我管理的技能。这样，她就能作为自己的治疗师学会自助了。基于我在治疗开始时对她的评估结果以及我们对治疗目标单独进行的一次讨论，我和露丝确立了以下指导治疗过程的目标：

- 学习并实践放松的方法
- 学会有效地处理压力
- 学习自信心训练的原则和技能

治疗步骤

行为主义疗法是一种注重实效的治疗方式，因此，我会十分关注整个治疗过程的有效性。我将会利用各种认知和行为的技术来帮助露丝达到她所预期的目标。如果她没有取得进步，那么我会认定主要责任在我——因为我的工作就是选择适当的治疗程序并有效运用这些技术。身为一名行为主义疗法的治疗师，我会不断地评估治疗技术的有效性以便检验哪些技术是真正有效的。在这里，露丝的反馈十分重要。我将要求她对自己的日常行为进行记录，而且我会鼓励她积极地参与到完成治疗目标的过程中——无论治疗内外。

我们的治疗过程相对比较简短，我的主要职能就是要教会露丝一定的技术，这样她就能将这些技术运用到解决问题的实际过程中，并利用这些技术让自己的生活方式更为积极有效。我的终极目标就是要教她成为自己的治疗师。而我将教授她一系列的心理学方法并让她在日常生活中对这些方法加以实践，以此实现我们的治疗目标。例如，对于如何更有效地处理她的压力，我建议她去阅读一本书——《充满灾难的生活——利用你身体和心灵的智慧来面对压力、痛苦和疾病》（*Full Catastrophe Living: Using the Wisdom of Your Body and Mind to Face Stress, Pain, and Illness*，Jon Kabat-Zinn，1990）。我还会鼓励她购买同位作者的磁带，从而练习那些减压的技巧和方法。

治疗过程

治疗过程要素

治疗过程由收集露丝特定维度上的基线数据开始。我们的大部分治疗都旨在帮助她学会有效地处理压力，并帮助她学会在面对压力情境时保持自己的果断自信。

学会压力管理技术 露丝认为自己的当务之急就是要学会更有效地应对压力。我要求她列出让她有压力的事件。之后，我和她又一起讨论了她的期待以及她的自我对话对压力感的产生所负有的不可推卸的责任。然后，我们设计出了一个计划，以便能帮助她减少不必要的压力并帮助她更有效地处理日常生活中不可避免的压力。

露　丝：你问我的压力来源有哪些。我觉得有许多事情都会让我感到压力。我感觉好像我总是莽莽撞撞的，总也无法完成我应该完成的事情。我的大部分时间都在压力中度过。

科　里：那么列出那些会引发压力的情形。然后，我们也许能找到一些办法来帮助你减轻这些压力。

露　丝：这种情形有很多：比如在满足家人的需要的同时还要让自己能跟上学校的各项要求，我还要处理詹妮弗的愤怒和她的那些蔑视行为，我需要满足约翰的各种需求。还有，我参与了太多的社区活动但是之后又发现自己没有足够的时间去完成它们。在完成学业上我的压力也不小。我还烦恼我能否拿到教师资格证并找到一份工作。

科　里：我能理解你为什么觉得自己被压力感淹没了。我们恐怕不能立刻解决所有这些问题。我希望更多地了解你在这些压力情形中的情况。谈谈其中一个情形吧，描述一下你当时的感觉、你当时的想法以及你在这些压力情境中做出的实际行为。（我希望获得一个具体的压力情境，从而了解到底是什么因素导致了这种压力以及她是如何尝试去应对这种压力的。）

露　丝：嗯，我时常感觉我戴着许多顶帽子——我需要扮演如此之多的角色，而且我没有充足的时间去满足所有人的需要。我常常在晚上辗转反侧无法入睡，一直在思考那些我应该完成的事情。对我而言，睡觉简直是一件困难的任务，而第二天早晨醒来时，我会觉得十分疲惫。第二天白天，我简直是度日如年。

科　里：之前你提到了你有惊恐发作的问题，尤其是在晚上更为严重。我希望能教你一些简单的放松方法，以便你能在陷入全面恐慌之前先有所准备。你需要识别惊恐发作的征兆。之后我会教你一些简单却又行之有效的放松方法。当你在夜晚辗转反侧时，与其浪费时间去逼迫自己睡觉，不如做一些自我放松的练习。不过重要的是，你应该每天都进行这样的自我放松训练，每次至少坚持20分钟。

露　丝：我害怕我无法成功地完成这个任务。

科　里：那取决于你如何对待它。

我们对这个问题进行了深入的探讨，因为我担心露丝会将这种训练当作一种无足轻重的杂事，却不会认识到这是一个为了她自己、为了她能愉快生活的必要准备。她最后认识到这并不是一个需要她做到完美的任务，而是一项能帮助她更加轻松地应对生活的好帮手。我教她学会将注意力放在呼吸上，我还教给她了一些视觉化的技术，比如想象出一个非常安宁而舒适的场景来。然后，我按照《放松反应》（*The Relaxation Response*，Herbert Benson，1976）一书中的指导语，给她提供了如下的引导。

科　里：找到一个尽可能没有干扰的安静而平和的环境。然后找个舒服的姿势坐在椅子中，让自己的身心放松下来。不要让自己被那些技术性的问题所干扰，尽管让自己的想法随意释然即可。重复一个字或词，像是“嗯”这个字就不错。慢慢闭上眼睛，让你所有的肌肉充分放松下来，从你的脚开始慢慢向上直到你的脸。继续放松并呼吸。

一个星期之后，露丝报告说自己实在无法放松下来。

露　丝：我做得一点也不好。我确实每天都做练习，而且它也不像我想象的那么困难。但是对我而言，找到一个安静而放松的地点实在太难了。在我放松的时候，我经常会被电话铃声打断，有时则是孩子们因为什么事情而需要我。即使我没被这些事情打扰，我发现我的意识也会飘忽不定，对我而言，感受自己的紧张和放松一样都是十分困难的事情。

科　里：我希望你不要轻言放弃。这只是一种技术，和其他的技术一样，你需要一定的时间去学习并掌握。但是，找到一个能让你连续20分钟不受干扰的安静的练习场地对你而言至关重要。

露丝和我讨论了找到一个完全为她自己所用的时间对她而言有多么的困难。我特别强调这也是个好机会——她可以学着向别人索取自己的所需，并坚持到底直到得到满意的结果。这样她就同时完成了另外一个目标——向别人索取自己所需要的东西。

学会说“不” 露丝告诉我，她到目前为止一直在不停地为每个人付出，但是她却无法为自己要求些什么。我们已经对后面这个问题进行了处理，并且获得了一定的成功。露丝告诉我，当别人要求她参与到某个活动中时，她不知道该如何拒绝；尤其当别人说他们需要她的时候，她更不知道如何说“不”。她希望能谈论她的父亲，她认为是父亲让自己失去自主权的。我要求她回忆最近一次她觉得无法拒绝别人的情况，并将这个场景详细地描述出来。

露　丝：上星期我的儿子亚当在深夜来找我，让我帮他录入他的学期报告。我一点也不想做，因为我白天十分辛苦，并且他来找我的时候已经接近午夜了。一开始，我告诉他我不会帮忙。然后他就生气了，而我也就屈服了。我能怎么办呢？

科　里：你能做的事情其实很多。你能想出其他的选择吗？

我希望露丝能找到其他可以取代屈服的行为方式，因为很明显，她的内心其实当时就是希望拒绝。接着她提出了一些可能的方式，而我们也对每种方式的可能结果进行了探讨。然后我建议进行一下角色扮演。首先，我扮演亚当的角色，而她则需要找到(除了屈服，并老老实实去打字之外的)其他方法。她的表现有一点软弱，因此，我建议由她扮演亚当的角色，而我则示范其他的行为选择。我希望能通过直接的榜样作用来证明，她还有其他的行为选择，我还希望她之后能切身实践这些行为方式。

在数个星期的过程中，露丝利用很多机会练习了她所习得的技术。然后，她遇到了一次危机。一个家庭教师协会希望让露丝当这个协会的主席。虽然她很享受在这个团体中的感觉，但是她确定她不想让自己担负主席的种种职责和责任。在治疗过程中，她说她不知道如何拒绝协会的要求，因为看起来协会似乎确实没有其他合适的人选。

我们接着又采用了角色扮演的技术来处理这个问题。我扮演了那些要求她接受主席职务的人们，我对所有的手段可谓无所不用其极，尤其利用了露丝的内疚感。我告诉她，这个职位非她莫属，我们对她有着多么高的期待，我们知道她一定不会让我们失望等。

最终，我们在关键的时间点上停了下来，我们探讨了她声音中的踌躇感、她脸上的内疚表情以及她尝试用种种理由来表达自己立场的习惯。我还探讨了她身体姿势下潜藏的含义。接着我们又系统地分析了她的表现。我们探讨了她对字眼的选择、她声音的质量以及她的表述风格，我们探讨了她如何才能有技巧地拒绝别人又不用因此深感内疚。我还给她留了家庭作业，我要求她阅读了阿尔伯特和蒙斯的《你理想的权利》(*Your Perfect Right*，R. E. Albert & M. L. Emmons，2008)中的部分章节。这本书中的观点和练习可以供她在治疗间隙进行思考和实践。

第二周，我们谈论了她阅读后的收获，我们还特地进行了认知层面的工作。我还特别和她探讨了她在遇到麻烦时都对自己说了些什么。除了认知技术之外，我还继续通过角色扮演、行为排练、指导及实践等技术来帮助她学会变得更加果断自信。

治疗过程评论

通过这种方法，露丝成为了那个能够决定自己想要做什么、想要改变什么的人。在治疗过程和她的日常生活中，她都会积极地挑战自己的假设并进行行为训练，因此她在自己设置的目标中取得了不断的进步。例如，她已经能得心应手地进行放松练习了(通过治疗过程和所阅读的书籍学会的)。她学会了索取自己需要的东西，并拒绝那些她不愿意答应的请求。她的改变不仅停留在决心的层面上，她还定期地记录了那些自己应该保持果断却最终妥协的情境。她还冒险将这些在治疗中学会的技术运用到自己的日常生活中。尽管我帮助她了解到如何进行改变，但是她才是那个最终决定去运用这些改变技巧的人，因此，是她让一切皆有可能。

➢ 思考题

(1) 你对拉扎鲁斯博士的将评估作为治疗起始的多模型方法有怎样的观点?

(2) 你最欣赏拉扎鲁斯博士方法中的哪些特点?你最欣赏德安杰罗博士方法中的哪些特点?你最欣赏我的疗法中的哪些特点?这三个疗法中存在着哪些根本的相似之处?又存在哪些根本的不同?根据你目前对露丝的了解,如果你需要以行为主义疗法来进行治疗,你会采取怎样不同的治疗途径?

(3) 拉扎鲁斯博士成功地说服了露丝每周至少进行三次以上的散步。作为一名行为主义疗法的治疗师,如果露丝告诉你她并没有按照预先的计划进行锻炼,你会如何处理?

(4) 我和德安杰罗博士都尝试尽快让露丝脱离治疗的程序,以便她能学会运用那些自我管理的技能,对此你有什么看法?你认为还有什么方法可以帮助她更好地进行自我指导?

(5) 在拉扎鲁斯博士对露丝过去经历的处理方法中,你认为哪些可以帮助露丝更好地了解她现在的情况?你是否同意要改变露丝当前的问题就必须回到她的过去并解决那些未完成的事件?对你的观点加以解释。

(6) 你对拉扎鲁斯博士对露丝和约翰进行的联合治疗有什么看法?如果你也正在实施这样一个行为主义色彩的联合治疗,那么你会给这对夫妻共同布置什么样的夫妻家庭作业?对他们每个人,你还会布置什么样的单独的家庭作业?

(7) 找到德安杰罗博士教给露丝的应对技巧。假设你正要教给露丝一些新的技巧以帮助她处理自己的问题,如果露丝出现了一定程度的退步,回到了她原有的行为模式习惯中,你会如何帮助她?

(8) 尝试通过其他的行为主义技术来帮助露丝解决自己的问题。根据你目前对她的了解和目前你对行为主义疗法技术的了解,说明你会如何开展对露丝的治疗。

第八章　认知行为疗法

➢ 认知行为疗法概述

认知行为疗法的核心目标在于消除来访者对生活的自我挫败观点，并帮助他们获得对生活更加宽容、理智的态度。来访者将了解到以下内容：自己如何将自我挫败的想法结合进生活，又是怎样将这种错误的思维保持下来，他们应该怎样来摧毁这些破坏性思维，如何帮助自己学会那些能改变行为和情感方式的新的思维方法。

通常，理性情绪行为疗法（REBT）的治疗师会使用各种不同类型的认知、情感和行为技术。而他们所采取的种种方法就是为了让来访者用批判性的眼光考察自己当前的信念和行为。其中，治疗师采用的认知方法包括：与非理智信念进行辩论、做认知作业、改变个体的语言和思维方式。治疗师采用的情感技术包括：角色扮演、REBT 想象、攻击羞愧感练习。此外，治疗师还会采用许多有效而实用的行为步骤来帮助来访者完成在治疗过程中需要完成的困难任务。

认知行为疗法坚持要求来访者完成一定的作业——无论在治疗过程内外都是如此——因为个体很少会改变一种自我挫败的信念，除非他们愿意从行为上不断地对这种信念加以攻击。当来访者不再用“应该”“应当”和“必须”来要求自己，当他们用理性的、建设性的信念取代非理智性的、自我挫败的信念时，治疗过程就可以结束了。而治疗效果则可以通过来访者在具体认知、情感和行为上表现出的变化加以评估。

➢ 理性情绪行为疗法专家阿尔伯特·艾利斯（Albert Ellis）博士对露丝的分析

引言

理性情绪行为疗法(REBT)认为，类似露丝这样的来访者不会受童年早期习得的(来自其家庭或文化背景)那些不现实的、非理性的准则所困扰。恰恰相反，是来访者自己将这些准则、价值观以及生活中的不幸事件“创造性”地加工成为了教条式的、严格的守则和命令，而后者才是困扰他们的主要原因。露丝这个个案就很好地说明了这一点。她接受了父母强加给子女们的那些正统基督教派的教义（无数在类似情况下成长起来的儿童并没有出现类似的问题）。但是露丝在接纳这些的同时又坚持认为她应该做回自己并过一种自我实现式的、独立的生活。这些相互冲突的观点无论哪一方都足以让露丝发狂。而正因为她对这两方面都采取了虔诚恪守的原则，因此她陷入了麻烦。正如 REBT 理论所展示的那样，如果个体将合理的目标和美好的愿望转化为绝对化的“命令”，那么这往往会导致个体的自我贬损、愤怒以及自怜。在这些问题上，露丝不幸地无一幸免。

对露丝的评估

露丝有一系列的目标和愿望，而这些目标和愿望在大多数疗法（包括理性情绪行为疗法）的眼中都是健康而合理的：她希望能拥有一段稳定的婚姻，她希望能照顾好自己的家庭成员，她希望更苗条更具吸引力，她希望能获得父母的赞许，她希望能当一个有能力的教师，她希望能发现自己人生中真正想要的东西并按照自己的个人意愿行事。尽管这些愿望中有一些似乎有些矛盾，但是这些愿望并不会给她造成严重的困扰，因为她最终会采取折中的办法。

这样，露丝就可以选择既将自己奉献给丈夫和孩子（甚至她的父母），同时又可以追求自己事业的目标，并遵循自己非正统基督教的观点，按照自己的观点行事。也许她此后的生活会出现冲突，也许她以后的生活不太可能完美，但是她不再会陷入到严重的混乱之中。然而，几乎和所有的人一样，露丝可能存在将这些价值观“神圣化”的倾向（也许是先天的）。从儿童早期到现在，她得出了一系列僵化的结论："因为我想获得父母的赞许，所以我的生活就不能缺少他们的赞许""因为我爱我的孩子们，我就必须把自己彻底地奉献给他们""因为我喜欢为自己考虑并做自己的事情，所以我时时刻刻就都得这样""因为我希望自己能更加苗条而富有吸引力，所以我就必须朝这个方向努力！"

在以上这些冠冕堂皇、完美主义的命令下，露丝将自己那些合理的、原本可实现的目标和标准转化为了一种绝对化的"必须"。她就无可避免地使自己——的确，是她自己造成的结果——变得惶恐、抑郁、优柔寡断且丧失了生命的活力。此外，当她发现自己出现了情绪上的抑郁、当她发现自己并没有在做自己最感兴趣的事情时，她使自己为此感到了不合理的不安。她强烈地——而且是愚蠢地——告诉自己"我不能恐慌"而不是"我希望自己不被恐慌所困，可事实并非如此，那我该如何把自己从恐慌中解脱出来呢"？而她之后又为自己的恐慌而备感恐慌……她坚持认为"我必须果断起来，做我自己喜欢做的事情"，这时她就会觉得自己弱小得如蝼蚁一般。这种对自己种种症状的自我苛责使得她更加混乱，根本无法看到自己是怎么"创造出"这些症状的。作为理性情绪行为疗法的治疗师，我对露丝的问题以及她的信念系统进行了以下方面的评估。

露丝在治疗中提出了一系列问题来探讨自己问题的成因：

- 我应该为别人付出多少，我又应该为自己付出多少？
- 我应该如何锻炼和节食？
- 我如何能在成为一名教师的同时又能和我的丈夫很好地相处？
- 我如何能在不遵循正统基督教派的信条的情况下和我的父母和谐共处？
- 我如何能在通过治疗获益的同时又能接纳那些我在治疗中发现的对自己难以容忍的地方？
- 我如何能在做自己的同时又不伤害到我的丈夫和孩子们？

露丝可以通过以下的回答来解答她遇到的问题：

- 如果我过多地为我自己付出，那么人们就不会像我希望的那样喜欢我了，这的确很糟糕！

- 锻炼和节食对我来说太困难了，而胖乎乎的丑样子更让我无法忍受。
- 我获得教师的工作，这种做法可能会激起丈夫的不满。但是我能理解这一点，而且痛并快乐着。
- 我的父母永远也无法理解我放弃正统基督教派信条的做法，这很让人难过，但不至于多么糟糕。
- 如果我在治疗中发现有令自己难以容忍的地方，那这将是一件很可怕的事情，但是我依然能从这种发现中获益良多。
- 如果以牺牲丈夫和孩子们为代价来做自己，那这种做法实在很愚蠢。但是我有权利在合理程度下追求自己的兴趣。

相反，露丝却抱持着一系列非理性的信念，这些信念引发了一些类似焦虑和抑郁这样的不健康感受以及那些自我挫败性的行为。例如：

- 我根本不能过多地为自己付出，因为我无法忽视他人可能的不满。
- 锻炼和节食对我来说太困难了，但是它们本不应该这样困难的。
- 如果我的丈夫讨厌我获得教师的工作，那就真太可怕了！
- 我无法忽视父母对我放弃正统基督教派信条所进行的指责。
- 如果我在治疗中发现有令自己难以容忍的地方，那我简直就是个彻头彻尾的废物了！
- 我永远也不能自私，如果我自私，那只能代表我是个没有任何价值的人。

露丝还持有一些会引发其二级困扰（对恐慌的恐慌，对抑郁的抑郁）的非理性信念：

- 我必须保证不让自己恐慌！
- 如果我抑郁了，那简直太可怕了！
- 因为我优柔寡断，所以我一无是处。

关键的问题和主题

我会探讨最令露丝感到困扰的感受和行为背后的核心问题，它们是：①自我苛责，这种苛责源于她总是追求“我必须十分努力以便获得周围重要他人的支持与赞赏”这样非理性的信念；②存在非理性要求：“你（他人）必须友好而体贴地对待我”；以及③非理性的观念：“我生活的环境必须舒适自在”。

露丝一直以来都在要求自己成为一个给予者、一个惹人喜爱的人，她要求自己苗条而美丽，她要求自己成为一个好女儿，她希望自己“坏的一面”不会在治疗过程中体现出来，她要求自己只做出对的和合适的决定，看起来，她似乎存在前面提到的第一个核心问题。在这些完美主义的要求之下，她的生活就难免与自我苛责、焦虑为伴。此外，她似乎还有一些不为人知的非理性信念，比如她认为丈夫绝对不希望她做自己——她因此对丈夫产生了愤怒感。

最后，露丝忍耐挫折的能力较低，她还有自怜的倾向，这些并非她的合理愿望所致，而是来源于她那些异想天开的需要——她希望减轻体重，但又不希望经受锻炼和节食的苦；她希望自己永远不会死亡；尽管她和丈夫的关系处得并不好，但是她依然希望能确保自己婚姻的安全；她还希望整个治疗过程令她舒适自在；她希望自己的种种问题获得魔法般、神迹般的解决。

露丝固执地秉持着这三种主要的非理性信念（主要是那些“必须”），理性情绪行为疗法将这些非理性信念看作是她大部分问题的根源所在，因为她的一部分要求——比如她在自我牺牲的同时又希望做自己——是相互矛盾的，我猜想她会是一个非常难应付的来访者，她需要的是高强度的治疗。然而，在几次治疗的过程中，她也有可能充分意识到自己抱有的那些“必须”和非理性愿望，并开始有意识地减少它们。因为她已经开始尝试冒险并改变自己，我估计即使她背负着那些自我挫败性的观点，我们的治疗过程依然能顺利进行。

治疗技术的运用

REBT 总是会包含一系列认知、情绪以及行为方面的技术。在我对露丝的治疗过程中，我会采用以下技术。

REBT 的认知技术 我向露丝展示了如何发现她自己的合理要求，并教她学会将自己的合理偏好区别于非理性“必须”和要求。之后，我会教她学会和这些愿望进行科学地辩论并将它们转换为合理的愿望。我鼓励她创造一些理性的应对性自我叙述，并反复将这些叙述纳入到她的自我哲学中。例如，“我希望成为一个慈爱的母亲和妻子，但是我也有权利关爱我自己”。我还会帮助她准备 REBT 的讨论资料，也就是说，列出一张清单描述暴饮暴食 / 不节食的缺点，然后每天对这些进行多次思考。我还要求她换个角度进行思考，以便帮助她认识到失去丈夫和孩子们的爱本身是利弊兼具的，而不是只有坏处没有好处。我还会鼓励她使用一些 REBT 的心理教育方面的辅助手段，比如：书籍、专题论文、磁带、讲座以及工作坊。我会帮助她认识到将 REBT 技术传授给他人——比如教给她的丈夫、孩子以及学生——的种种好处，其中一方面好处就是她能更好地将 REBT 进行自我消化。我还和她探讨了找到一件自己感兴趣的、长期的工作——比如去帮助他人更加坦然地放弃父母的正统基督教派教条的教诲——有着怎样的好处。

以下就是我利用认知技术帮助她和自己非理性信念进行辩论的一种方式。

露　丝：因为我爱我的孩子们，所以我必须全身心地为他们付出。

治疗师：这是个有趣的结论，但是这个结论是如何从你确实爱你的孩子这个前提（我假设为真）得出的呢？

露　丝：嗯，难道对自己孩子的关怀和帮助不是正确而合乎道德要求的吗？

治疗师：当然是。你没有征求他们的同意就将他们带到了这个世界，如果你再不付出相当的时间和精力就太不负责任了，自然也就不符合伦理道德的原则。但是你为什么要谈到伦理问题呢？有什么放之四海而皆准的公理要求你必须这样做呢？

露　丝：我自己的法则是这样讲的——大部分人应该都是这样。

治疗师：好吧。但是你为什么必须总是遵守你自己的法则呢？事实上，你也确实是这样做的，是吧？

露　丝：嗯，不。并不总是这样。

治疗师：那么其他人是不是也一直都在恪守着他们自己以及所在文化的种种守则呢？

露　丝：不，并不总是这样。

治疗师：显而易见，尽管对你来说照顾孩子们是应该且合乎伦理的事情，但是这种做法有绝对的必要性吗？

露　丝：不，我想不是。

治疗师：但是你仍然孜孜以求，在喜欢做、值得做与绝对需要做之间有什么区别？

露　丝：我明白，差别很大！

治疗师：是的。而且无论你多么爱他们，你是否随时随地都要为他们完全付出呢？

露　丝：你在质疑我希望全身心付出的价值？

治疗师：是的，我的确在质疑。你这种全身心付出的现实意义究竟怎样？

露　丝：完全不现实。我还需要时间去做其他重要的事情。

治疗师：所以你希望能全身心为子女和丈夫付出的愿望并非来源于你对他们的爱，也并非来源于任何放之四海而皆准的公理，因此，它显然是不现实且无法实现的。如果你坚持认为自己应该全身心为子女，你最可能得到的结果是什么？

露　丝：在我完成这些我认为必须完成的事情时，我会感到非常焦虑。而如果我没能完成，我又会抑郁。

治疗师：是的，你的这种"必须"显然并没有任何现实效果。

在治疗的早期，我会采取这种积极的、有导向性的对话来迅速帮助她换个角度去思考自己的愿望。

REBT 的情绪技术　我会推荐露丝使用我认为比较有效的情绪性的、唤起性的以及戏剧性的方法，比如：

- 她可以坚定地强迫自己接受以下这些理性的应对性陈述："能获得父母的赞许当然最好，但是我并不需要（确实不需要）父母的赞许。"
- 她可以录下自己的一次辩论过程——其中她可以和自己的一个非理性的"必须"进行辩论。之后她可以和一些朋友一起来听这盘磁带，她的朋友们不仅可以帮助她评估其中辩论的内容，还可以帮助她评估她的辩论力度是否足够强。
- 她可以做一些理性的情绪想象练习，想象自己身上发生了一些最糟糕的事情——比如，她的父亲因为她的非正统基督教派的观点严厉地斥责了她。然后，她可以对产生的感受进行处理，这样她就可以先体会到自己的那些自我挫败性的、恐惧性的情绪，之后再把这些不健康的感受转化为健康的悲伤和悔恨等消极情感。

- 她还可以完成一些著名的瓦解内疚感的练习。她可以公开地做一些她认为是可耻、羞愧或荒谬的事情，在做这些事情的同时对自己的感受进行处理——让自己不会怀有内疚感或自我挫败感。
- 无论她在治疗内外的行为有多么糟糕，她都可以学习对自己进行无条件的接纳。我可以向她展示如何能经常——是的，经常——接纳自己，无论自己行为的好坏。
- 我们可以进行角色扮演，我可以扮演她盛怒状态下的父亲，而她则扮演自己，想办法应对来自父亲的严厉斥责。在这个过程中我们会时不时地暂停角色扮演的过程来对前面的过程进行总结，以便能了解她在角色扮演中对父亲进行反馈时，她对自己说的哪些话语会导致焦虑或抑郁的感受。
- 我们还可以进行角色互换的角色扮演，我来扮演那个固执地秉持着她的那些不合理信念的人，然后鼓励她来尝试说服我放弃这些信念。
- 她还可以使用幽默来消除自己的那些不合理信念，尤其可以为自己演唱那些我教给她的理性幽默歌曲。

在下面这个治疗过程中，我使用了 REBT 的一项情绪技术。

治疗师：我们已经与你那种“你深爱你的孩子，所以你就要全身心地为他们投入”的不合理信念进行了辩论。你也可以尝试一下另外一项很受欢迎的情绪技术——理性情绪想象。你是否愿意让我展示如何进行这个练习呢？

露　丝：是的，我愿意。

治疗师：好吧，闭上你的眼睛——随意地闭上即可。现在生动地想象一件可能发生在你身上的最可怕的事情。想象一下你没有全身心地为你的孩子们付出——事实上，你似乎有点忽略他们。生动地想象他们对此产生了抱怨，而你的丈夫和母亲也因为你的这种忽略而严厉地斥责了你。你能生动地想象出这一场景吗?

露　丝:可以,我可以将它在大脑中清晰地描绘出来。

治疗师:很好,现在你内心深处的感受是什么?

露　丝:非常内疚、沮丧、自责。

治疗师:很好,现在深入地感受这些消极的感觉。感受它们,充分地感受它们。

露　丝:我的确感觉到了,非常强烈的感觉。

治疗师:很好,现在想象同一幅画面——不要有任何更改——尝试让自己对已经发生的事情只感到抱歉和失望,而不再有内疚、沮丧和自责。抱歉和失望是健康且合适的消极感受,而内疚、沮丧和自责是不健康的且是不适当的消极感受。你可以控制自己的感受,所以你也能改变它们。当你只感觉到了抱歉和失望的时候请告诉我。

露　丝:这对我来说很难。

治疗师:是的,我知道。但是你能做到。你绝对可以控制你的感受,任何人都可以。

露　丝:(在停顿了两分钟之后)我改变了它们。

治疗师:所以现在你只感到抱歉和失望,而不再有内疚、抑郁和自我责备?

露　丝:是的。

治疗师:很好!你是怎么改变了你的感受的?你都做了些什么?

露　丝:我告诉我自己,"对我来说,丈夫、孩子和母亲因为我对孩子们的忽略而苛责我实在是太可怕了,但是我并不确定我是否真的忽略了他们。即使我真的忽略了他们——那的确是我的错,但是这种行为还不至于就让我变成一个坏人。我会尝试不再忽略他们,但同时我也会注意不让自己过于关注他们。但是到时候如果我依然受到批评,那也仅仅是糟糕而已——并不意味着世界末日的来临。我可以在背负着这个批评的同时过好自己的生活。"

治疗师:你真棒!现在我希望你能在后面的二三十天中每天都重复进行这个练习。记住,你应该将内疚、沮丧和自责这些不健康的消极感受转化为抱歉和失望这种健康的消极感受,时间控制在两分钟之内。每天都重复这个练习,采用和这次一样的完美的自我陈述,或者其他你在进行理性情绪想象时出现的自我陈述也可以。如果你持续这样做,我想经过10天、20天或者30天,你就会自动地——是的，自动地——感到抱歉和失望，而不再会有不健康的内疚、沮丧和自责等消极感受了。

露　丝：你认为这真的能帮助我？

治疗师：是的，我非常确信它能帮助你。那么你是不是愿意尝试一下自己帮助自己呢？

露　丝：是的，我愿意。

治疗师：很好，现在如果你因为感到这个练习过于困难或其他什么类似的原因而决定停止这个练习，你可以挑战你的非理性信念——这个练习应该很简单，或者你并不需要这个练习来帮助你进步。你还可以使用强化程序来帮助你持之以恒。

露　丝：我应该怎么做？

治疗师：很简单，例如，在你每周的日常生活中，你一般都会喜欢做什么事情？

露　丝：嗯，读书。

治疗师：很好，在后来的二三十天中停止读书。当你某一天做了这个练习并且成功地将内疚、沮丧和自责这些不健康的消极感受转化为抱歉和失望这种健康的消极感受后，你再去读书——作为奖励。这样可以吗？

露　丝：是的，可以。

治疗师：如果这不奏效——虽然它应该奏效——你还可以对自己没能完成这个理性情绪想象的练习而实施惩罚。

露　丝：惩罚？

治疗师：是的。例如，你讨厌做什么事情——有什么任务或杂事你总是因为不喜欢做而能逃则逃？

露　丝：嗯，大概是洗厕所。

治疗师：好的，在后面的30天中，如果在你就寝的时候发现自己没有完成这个理性情绪想象练习，那么你就可以惩罚自己洗1小时厕所。

露　丝：这一定会管用，我确定我每天都会练习。

治疗师：好！

理性情绪想象和其他很多REBT的情绪技术一样，都可以将其直接传授给露丝这样的来访者，或者作为一种家庭作业布置给他们，以便能使治疗在相对较短的时间内起效。

REBT 的行为技术　和对待其他 REBT 的来访者一样，我对露丝也会使用以下这些行为方法：

- 我会向她展示如何选择并实践脱敏，比如顶着自己因家人的反对而感到的焦虑去申请教育课程。
- 我鼓励她去做那些她害怕的事情——例如，和她的丈夫一起多次讨论她的职业目标，直到她不再为丈夫的反对感到非理性的恐惧为止。
- 我鼓励她在完成了那些困难的家庭作业后，用一些自己喜欢的东西来强化自己——例如，阅读或听音乐。而如果她因为松懈没有完成作业的话，那么我要求她采用一些自己不喜欢的事情来对自己实施惩罚（但不要谴责自己），比如比平时早起 1 小时。
- 我和她一起计划并监督她对实际目标的实施情况，比如对家务琐事的分工工作。
- 如果她已经开始克服情绪上的困扰，但是却存在技术上的缺陷，我就会帮助她弥补技术上的不足，比如：果断、良好沟通以及进行决策。

所有这些 REBT 的行为技术可以作为两次治疗过程之间的家庭作业，然后可以在下一次治疗时对来访者的完成情况进行审核。这样，既完成了家庭作业，又受到了治疗师的监督，整个治疗过程的长度将得到大幅度缩短。

在一次治疗中，我向露丝展示了 REBT 其中一种行为取向的技术。

露　丝：我如何处理自己的恐慌以及你说的因恐慌而产生的恐慌？

治疗师：真是个好问题。首先，让我们来处理你因恐慌产生的恐慌。就因为这个二级症状，你常常会回避那些可能会造成你恐慌的情景，哪怕参与会获得好的结果你也会回避，不是吗？

露　丝：是的。我尤其会避免见到我父亲或和他说话，因为他对我照料孩子的方式以及其他几乎所有的事情都抱着批评的态度。因此，我基本上不给他打电话，如果他给我家打来电话，我也会让丈夫孩子说我不在家，而实际上我就在家。

治疗师：这是个很不错的例子。当你回避这些电话的时候，你对自己说了些什么？

露　丝：如果他批评我，我会恐慌，那太恐怖了。

治疗师：好的，但是每次你避免和你父亲讲话的时候，你其实强化了你对于和他说话、被他批评的焦虑感。你对自己说："如果我和他说话，我就会非常焦虑。"所以你提高了你的焦虑水平！

露　丝：你说得很对。无论什么时候，一想到要和他交谈我就十分焦虑。

治疗师：所以你能做的第一件事情就是对自己说——肯定且频繁地对自己说："恐慌是很不舒服的感受，但是还不至于太糟糕。它只会让我不自在而已。"

露　丝：这就能够根除我的问题？

治疗师：并不完全是，但是这却会大有裨益。此外，在深思熟虑之后尽量多和你的父亲进行交流。在REBT中，我们会这样说：做你害怕做的事情。事实上，和思考一样，你在行动上也要尝试和恐慌做斗争。

露　丝：但是这样不会让我的恐慌愈演愈烈吗？

治疗师：开始的时候可能会是这样，但是如果你一直坚持做那些你害怕的事情——和你那个苛责的父亲交谈——同时坚信你的恐慌只会让你不自在而不至于太糟糕的话，你将会在很大程度上减轻因恐慌而产生的恐慌。

露　丝：那我对父亲批评的初始恐慌也会降低吗？

治疗师：这极有可能发生，这种初始恐慌甚至可能完全消失。因为你对父亲的批评感到恐慌，而这种恐慌又使你产生了新的恐慌，这种二级症状比你的初始恐慌更为重要并在很大程度上为你的初始恐慌提供了生存的土壤。所以如果你克服了自己因恐慌而产生的恐慌，那么你的初始恐慌也会消失。如果它并没有消失，你只需要回去继续和自己的非理性信念——批评会使你成为一个"坏人"、你根本无法忍受他人的批评——进行辩论就可以了。

露　丝：所以我最好从想法和行为上都和我的恐慌进行斗争？

治疗师：是的，无论想法还是行为上都和恐慌进行斗争。无论是你的初始恐慌还是你因恐慌而产生的恐慌。

露　丝：听起来不错，我愿意尝试一下。

对治疗过程的评论

通过这段典型的对话摘录我们可以看到，理性情绪行为疗法的治疗师会和来访者进行一种协作性的、苏格拉底式的对话*并尝试帮助他们在想法、感受以及行为上对抗自己存在的障碍。这样，来访者就可以在和其自我选择的目标、价值观以及人生目的保持一致的过程中获得积极的成长以及自我实现。

在对露丝进行治疗的过程中，当我使用这些REBT技术时，我并没有仅仅满足于尝试帮助她改善现有症状（恐慌、内疚以及优柔寡断），我还尝试帮助她改变她的潜在思维观念。我的治疗目标有：使她认识到自己的情绪问题源于自己的认知建构方式，帮助她尽可能减少其他的相关问题，并保持整个治疗过程的流畅性。在治疗过程接近尾声时，我希望露丝能将以下REBT的三条主要的领悟原则充分内化并定期加以运用：

(1) “当遇到生活中不顺利的情景时，我总会将这些不顺利转化为僵化的要求和命令，而这将引发我在情绪以及行为上的困扰。”

(2) “无论我是如何开始让自己心烦意乱的，无论是谁鼓励我这样做的，现在我的困扰只来源于这些‘必须’的教条。”

(3) “为了改变我的不合理思维、不健康的感受以及那些适应不良的行为，我最好放弃那些不切实际的解决办法，我要在之后的生活中一直坚持工作并实践下去——是的，不断地工作并实践——终我余生。”

露丝的大部分问题来源于她在学习“做自己”的同时还要防止让自己受到过多社会约束的限制——这些约束告诉她，她必须成为一个“好女人”，必须成为一个“苗条女人”，必须成为一个“正统基督教派的教徒”。尽管理论上她有权利不遵从这些社会规则，但是如果她决定做真实的自己的话，她的原生家庭和现有家庭还是会给她带来一定困扰并使她产生内疚感。通过REBT的运用、通过遵循自己的实际愿望——不把

---

* 认知疗法的“辩论”既不“辩”，也不“论”，而是请教和提问，让来访者自己发现认知偏差，产生“认知不协调”，然后自己去修正，这就是所谓的“苏格拉底式对话”。苏格拉底式对话是认知疗法的精髓。——译者注

它们转化为绝对化的必须，她可以在大体上，而非完全地——做她自己。同时，她在大体上——而非完全地——做她自己，并不会激起自己的父母、丈夫和孩子们的不满。REBT 鼓励她在这些生活方面保持平衡。但是作为一个个体，她将不得不选择自己所期望的平衡，并接受这种选择的结果。

在对露丝治疗了一段时间之后，我发现露丝存在明显的恐慌失调以及一定的精神抑郁障碍。我更倾向于认为她存在人格障碍，而不是神经质患者。她经受了很多的冲突与困扰，但是她有能力——而且我也希望——她有决心去解决自己存在的问题。我喜欢像露丝这样的来访者，因为我发现这样的来访者对他人帮助的开放程度很高。如果她愿意尝试 REBT 中关于对抗困扰的种种理论和实践技术，那么我认为她将很有可能发生改变。她已经选择不再去继续跟随家族、文化中的那些僵化的规则，并且，她也为自己的“反叛”造成的问题感到——健康水平上的——抱歉。对于她的“反叛”，如果我能帮助她继续维持自己的抱歉和遗憾、放弃自己那种严重的内疚和自我谴责，那么我想她将走上一条健康的道路。在这条道路上，她和她的家人都将从中受益。我真诚地希望这能成为现实。

➢ 弗兰克·M. 达迪里奥（Frank M. Dattilio）博士通过认知行为疗法对露丝进行的家庭治疗*

引言

在前面的部分中，阿尔伯特·艾利斯向我们展示了 REBT——理性认知行为疗法——在对露丝进行个体治疗过程中的运用。而我的治疗风格则深深受到我之前的老师阿伦·T. 贝克（Aaron T. Beck）——认知疗法的先驱之一——的影响，同时也受到了行为主义疗法之父约瑟夫·沃皮（Joseph Wolpe）的影响。在我进行治疗的过程中，除了个体治疗之外，我还积极地把认知行为疗法运用到了家庭、婚姻治疗中。

认知行为疗法的子类型有很多，我在这里将向大家介绍其中重要的两种。这两种方法主要是艾利斯和贝克的方法。艾利斯的 REBT 方法强调的是每个个体对发生在其

* 这里的家庭治疗特指根据认知行为疗法进行的家庭治疗，下同。——译者注

家庭环境中的事件的独特解释。其基本观点是家庭成员主要根据他们对周遭发生的事件的现象性观点来创建自己的世界。治疗的焦点在于，探讨家庭成员的特定问题如何对整个家庭的生活造成了影响。在治疗的过程中，家庭成员们都会被作为一个个单独的个体，这样，每个人就从其家庭背景中凸显了出来。每个家庭成员都有其特定的信念和期望。因此，家庭治疗师的任务就是要帮助家庭成员们认识到：他们存在的非逻辑、非理性的信念和曲解才是他们情感、交往上冲突的基础；同时，这些非逻辑、非理性的信念和曲解也会对整个家庭造成系统化的影响。贝克的认知理论也强调了认知和行为之间的平衡问题，该理论更加深入地聚焦于家庭成员间互动的形式，以更加系统化的观点来分析整个问题，因而更具广阔性和综合性。该理论的代表人物有鲍考姆(Baucom)、爱泼斯坦（Epstein）、达迪里奥（Dattilio）等人。

基本概念和假设

和家庭系统疗法一样，针对家庭成员进行的认知行为疗法存在一个大前提：那就是家庭成员之间存在的相互影响的关系。也就是说，一个家庭成员的每个行为都将对其他成员的行为、认知和情绪造成影响，并将会进而引发其他成员在行为、认知和情绪方面的反应。随着这一循环过程的持续，家庭动力的影响作用将进一步提升，使得家庭成员之间更容易受到消极冲突的破坏性影响，因此导致冲突进一步升级。随着家庭成员数量的增加，这种家庭动力的复杂性也将上升，对于冲突而言，这种情况无异于火上浇油。

近年来，认知行为疗法越来越多地强调图式——或者说是一组核心信念——的作用。当将这一概念运用到对整个家庭的治疗过程中时，治疗师所秉持的假设就是：家庭成员们会利用图式来对彼此进行解释和分析，而情绪和行为则是在这些认知的基础上产生的反应。正如每个个体会对自己、自己所处的世界以及自己的未来秉持一定的图式一样，个体还会对其家庭成员秉持特定的图式。在我进行临床治疗的过程中，我发现家庭成员间的这种认知以及家庭图式的种种信息都具有十分重要的意义，值得我们加以重视。这其中就包括家庭成员在多年的相互影响中形成的共同信念。我们可以在露丝的原生家庭中找到类似这样的例子——露丝的家庭认为，“公开地讨论自己的感受和情绪是绝不被允许的”。这不仅仅是一个不成文的规则，而且是所有家庭成员秉持的强烈信念。

事实上，对于家庭，个体往往秉持着两种不同的图式。第一个是关于其原生家庭的图式，其中包括父母双方在各自家庭中成长时所获得的并带入到婚姻中的信念。第二个也是最为重要的图式，就是一般意义的家庭图式。这些图式会对个体在家庭环境中的思考、感受和行为造成影响，同时还会对家庭的规则和形式的发展起到举足轻重的作用。我们也可以在露丝现在的家庭中找到类似的例子："个体的情绪和感受只有在特定的情况下才能被拿出来讨论"。

因此，图式是人们对于世界的运行方式和他们在其中所处位置的长期的、相对稳定的基本假设，个体会将这个图式投射到当前的家庭之中。例如，在露丝的家庭中，父亲被认为是整个家庭的首领。在获得他的首肯之前，所有有关家庭事务的决定都只能是备案。这种形式可能会降低母亲在孩子们心中的权威感，孩子们可能只会把母亲看作是另外一个平辈的兄弟姐妹。

在进行家庭治疗的过程中，探讨家庭图式是十分关键的步骤。其中，治疗师会探讨以下问题：配偶之间的关系如何；婚姻中存在哪些问题；这些问题应该怎样解决；建立并维持一个健康的家庭关系需要哪些因素；每个家庭成员都应负有哪些责任；当个体没有扮演好自己的角色或没有完成自己的责任时，可能产生的结果；个体对自己在婚姻中需要付出的代价和可能获得的收益有着怎样的预期。

在这里，我们要记住重要的一点，那就是原生家庭的每个成员、环境（例如，媒体或同伴群体）都会对家庭图式产生重要的影响。那些原生家庭中的信念可能会有意识或无意识地被传递给个体，这些信念可能会混合或结合在一起而形成图式，从而影响个体当前家庭图式的发展（参看图8.1来了解露丝的家庭图式）。

这个家庭图式还可以被个体运用并实践在对孩子的养育过程中。家庭图式会和个体的想法、对环境的知觉、生活经历一起影响整个家庭信念系统的发展。当重大事件（死亡、离婚）发生时，家庭图式就会不可避免地出现改变并会在个体的日常生活中继续发展下去。

在图式形成的过程中也可能出现一定的歪曲现象，从而导致家庭功能出现紊乱。以下列举了十个在家庭和婚姻中最为常见的歪曲现象。

（1）**武断地推论。**在没有支持性证据的情况下，家庭成员便轻易地进行判断。例如，露丝的某个孩子在家里规定的晚归时间的半小时之后才回家，因此家人便判断

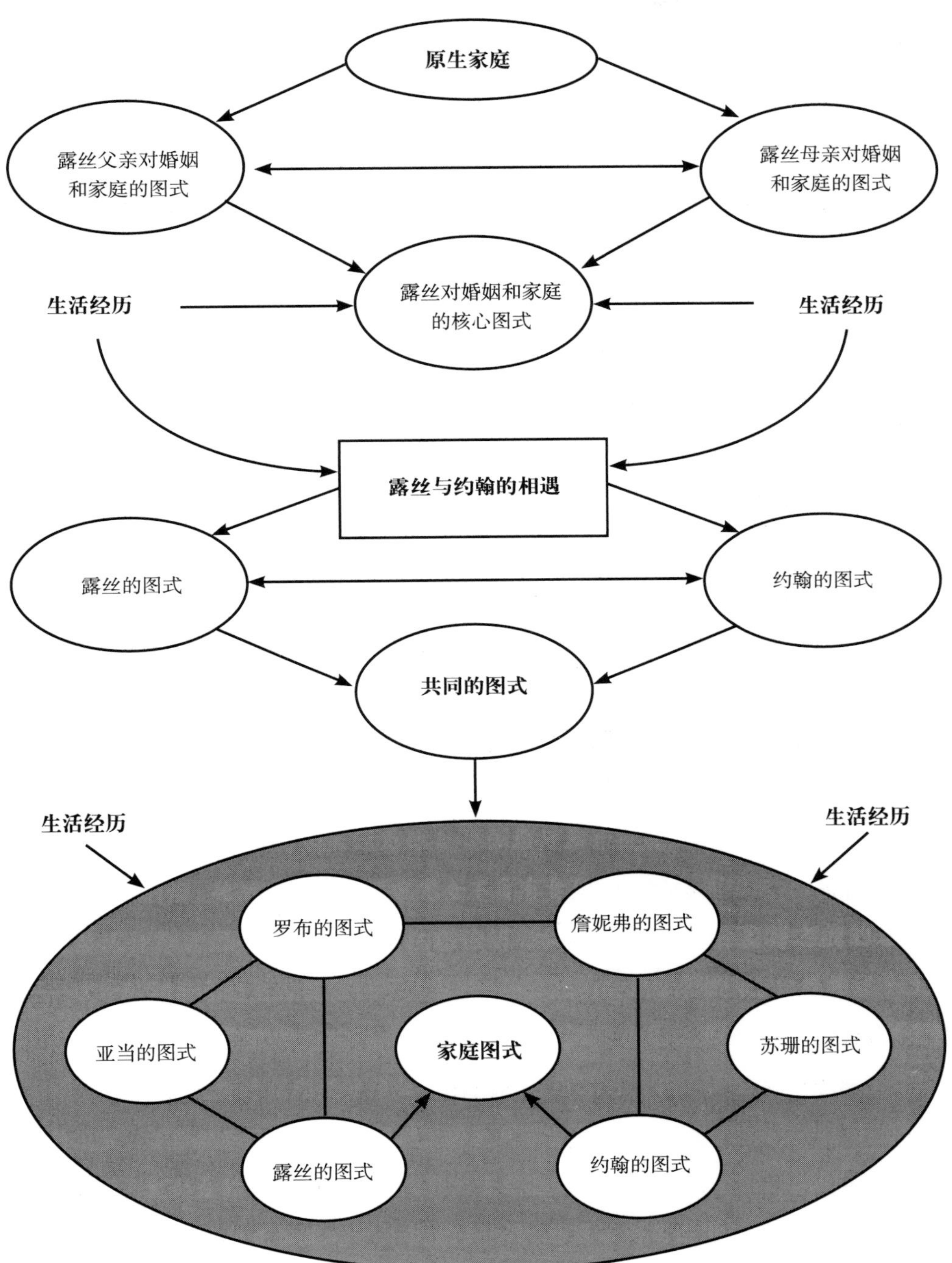
原生家庭
露丝父亲对婚姻和家庭的图式
露丝母亲对婚姻和家庭的图式
生活经历
露丝对婚姻和家庭的核心图式
生活经历
露丝与约翰的相遇
露丝的图式
约翰的图式
共同的图式
生活经历
生活经历
罗布的图式
詹妮弗的图式
亚当的图式
家庭图式
苏珊的图式
露丝的图式
约翰的图式

图8.1　露丝的家庭图式

他“不是个好孩子”。

(2) **选择性概括。**在忽视背景的情况下提取信息：某些细节被过于关注，而其他重要的信息却被忽略。例如，约翰没有回应亚当早晨的问候，亚当便认为“爸爸一定是生我的气了”。

(3) **过度概括化。**仅凭一两个事件便对所有类似的情境做出概括化的推论，无论该事件和情境之间是否存在联系。例如，因为约翰和孩子们总是时不时地剩饭，因此露丝便认为她的家人们都很浪费，而且对所有人和物——包括她自己——都不珍惜。

(4) **扩大化或缩小化。**某个事件或情境被不恰当地进行了扩大或缩小。例如，约翰希望孩子们能在饭前洗手，但是他一个人无法说服孩子们做到这一点。所以当他被孩子们质疑时，他就会将这个事件进行缩小，他告诉自己：“嗯，他们并不是每次都不洗手——所以没关系。”

(5) **个人化。**在没有足够恰当证据支持的情况下将外部事件的结果归因到个人身上。例如，詹妮弗将父母频繁吵架的责任归咎到了自己身上，她认为：“也许我就不应该出生。”

(6) **极端思维方式。**经历被按照全或无的方式进行了加工，事情只有成功和失败两种结果。例如，因为亚当在学校中总是问题重重，约翰和露丝就下结论：“是我们管教无方。”

(7) **贴标签以及错误地贴标签。**过去造成的错误和不完美将被作为评定个体未来发展的刻板印象。例如，有一次露丝和约翰没有信守诺言，孩子们从此就不再相信他们了。

(8) **狭窄视野。**家庭成员有时候只能看到自己希望看到的事情或者只能看到符合自己观点的事情。例如，约翰固执地认为男人就应该是“一家之主”，因为在他的成长过程中，他的父亲就是这样的。

(9) **带偏见的解释。**家庭成员在痛苦时发展出来的一种极端的思考方式，他们会认为其他家庭成员行为背后会有其他的动机。例如，约翰和孩子们都不信任露丝，因为露丝在抑郁状态下总是不承认自己处在抑郁状态中。

(10) **读心术。**在没有任何言语交流的情况下，其中一个家庭成员就能依靠自己的“魔力天赋”知道其他成员的想法。例如，露丝认为她的家人都把她看作是一个失败者，因为她不能为自己抗争，也不会为自己提要求。

这些歪曲可能会成为家庭治疗中的核心治疗目标。在治疗过程中，大部分的治疗内容都集中在帮助家庭成员识别他们存在的歪曲信念并帮助他们重构其思维过程。同时，治疗师还可能会处理成员们的消极归因方式并鼓励他们去实践其他的交往行为方式。

认知行为理论有一系列的假设，施韦贝尔（Schwebel）和法恩（Fine）认为这些假设对治疗有着关键作用。以下是我修订后的假设。

假设一：所有的家庭成员都希望自己所处的环境能满足自己的要求和需要。他们尝试对周围的环境进行理解并探索自己如何能在环境中达到最佳的机能——即使有时候这可能挑战了规则的界限（例如，亚当希望自己可以比规定时间晚半小时回家）。当家庭成员试图了解整个家庭的运作方式时，他们会利用收集到的信息来指导自己的行为，以便能创建并优化那些与家庭相关的认知。这就帮助个体建立起了有关家庭生活和家庭关系的概念。在亚当的例子中，他可能会建立起的观念是：他能冲破规则的限制而不会受到惩罚，因此他断定规则可以被打破。

假设二：每个家庭成员的认知会影响其家庭生活的各个方面。有五个方面的因素会决定这方面的认知，它们是：①选择性注意（约翰和露丝总是特别关注孩子们的消极行为），②归因（露丝对孩子们调皮原因的解释），③预期（约翰预期露丝和孩子们会无条件地接受自己的要求），④假设（亚当认为生活本身就是不公平的）以及⑤标准（詹妮弗对于世界应该是什么样子的想法）。

假设三：在家庭成员认知中，有一些特定“障碍”会妨碍成员们获得满足感（例如，露丝对于妻子和母亲角色的刻板印象）。

假设四：只有当家庭成员们能清楚地认识到那些与家庭相关的认知，并理解这些认知是如何在特定情境下对他们造成影响的，他们才能够找到痛苦的来源，并以健康的交往方式取代原有的不健康的交往方式。

对露丝的评估

根据 DSM-IV-TR，我对露丝进行的评估可能会包含以下方面内容。

第一轴：（V61.10）夫妻关系问题；（300.4）认同问题和继发的恶劣心境障碍；（300.21）不伴有广场恐怖症的惊恐障碍

第二轴：（301.6）依赖性人格障碍；（313.82）认同问题

第三轴：外因性的肥胖

第四轴：与社会环境相关的问题

第五轴：GAF=60（受理面谈时的评估结果）

我对露丝的家族史进行了调查以便获得其原生家庭的相关信息。尽管家庭治疗在很多情况下和其他疗法一样都尽量避免对来访者进行“确诊”——相反，治疗师会以平衡的方法来处理整个家庭的机能不良的问题——但有时也存在例外。看起来露丝这个个案就是一个例外。露丝已经开始进行个体治疗的过程，而她也和治疗师达成共识：应该让她的家庭成员也参与到治疗的过程中。因此，从这个角度讲，她其实已经是一个被“确诊的患者”，而家庭治疗在开始时也可以将主要焦点用在解决她的问题上。然而，一般来说，认知行为方法一般遵循着系统性方法的主线，也就是说，既把所有的家庭成员看作是一个整体，也把每个家庭成员看作一个独立的来访者。根据她的历史和背景信息，我要求她的家庭成员们一起参与几次治疗，通过这样的方法，我就可以更加详细地了解她的原生家庭。这肯定能帮助我很好地理解她对她自己以及她的家庭生活的核心图式，这也能帮助我理解她的思维方式是怎样发展起来的。传统上这个治疗过程中只会包含露丝、她的父母以及她的兄弟姐妹，其他外延性的家庭成员——最重要的就是她的丈夫——并没有被包含在其中。

这一阶段完全是为露丝量身定做的，这样治疗师就可以更好地理解她从原生家庭中继承下来的思维方式，并且还可以帮助她扫清那些过去遗留下来的冲突问题。如果这些措施行之有效，那么我们总共大约需要进行每次两小时、共计三到五次的治疗过程，这样，我们就可以将治疗的重点放在其家庭图式上，并帮助她从那些阻碍她的思维方式中解脱出来。不过，这只是我们预计的理想状态，因为这种家庭成员的会谈往往并不见得总能获得成功。

露丝原生家庭成员的会面过程——其中包括露丝的双亲——似乎并不怎么成功。露丝的父亲是个固执的男人，他中途就离开了治疗，并说他并不相信“这类东西”。而露丝的母亲，原本就是个顺从丈夫的人，她听从了丈夫的要求，也离开了治疗。

针对露丝当前家庭进行的最初阶段的治疗

认知行为疗法的家庭治疗师注重的是在家庭环境的背景下探讨那些被歪曲的图式以及适应不良的行为，因此治疗的下一个主要步骤就是要和露丝的整个家庭（直系）成员进行会谈。基于我从露丝原生家庭那里收获的可怜信息，再加上我和约翰会谈得到的结果，我大概可以理解两个家庭中的不同哲学，我也能理解露丝将怎样的图式传承到了她的现有家庭中，这个图式又怎样对她当前家庭的图式造成了影响。

在治疗的初始阶段，我可能会要求不同家庭成员表述自己对家庭的感知，并让他们聊聊自己眼中的家庭现状。这个过程最好从最小的孩子开始，最后在父母那里结束。这样，年幼的孩子们就不会被年长的兄弟姐妹们的叙述所影响。正如我们在下面的摘录中看到的那样，这个过程的目的是要了解家庭成员们对家庭的一致认识，从而找到可以综合大多数家庭成员意见的家庭图式。这一步骤完成以后，下一步就要向整个家庭展示治疗的认知行为模型，接着让大家一起利用这个模型去识别那些导致家庭功能失调以及适应不良行为的认知歪曲或错误的思维方式。

治疗师：我要感谢今天到来的所有人。这个会谈的主要目的就是找到家庭中存在的主要问题，然后探索可以改善我们彼此交流的新途径。大家都没有什么问题吧？（有三名成员点头同意）

詹妮弗：我有问题，我觉得这太诡异了，我根本不想待在这儿。

治疗师：那你为什么同意来呢？

詹妮弗：我并没有同意过来。是我的父母强迫我来的。

治疗师：听着，詹妮弗，我不希望任何人出于非自愿的原因来到这里。所以如果你觉得如此不舒服，那么你可以离开，只要你的父母和其他家庭成员同意即可。（停顿）

詹妮弗：那么，我该做什么？我现在就离开吗？

治疗师：是的，我认为你可以离开。

詹妮弗：那我应该去哪里？

治疗师：我不知道，那是你自己的问题了。

詹妮弗：嗯，听起来很傻。我可不想出去待在汽车里——那无聊极了。

治疗师：好吧，我当然欢迎你留下来——如果你愿意的话。但是实际上，我对你不想留在这儿的原因特别感兴趣，要知道，你留下来对整个家庭很有好处。

詹妮弗：因为这根本是无用功，而且这也不是我的问题——是妈妈的问题。是她把她的问题变成了所有人的问题。

治疗师：真的吗？其他人和詹妮弗的想法都一样吗？（短暂的停顿）

约　翰：不，我不这样认为，我完全不同意。我认为除了妈妈，我们每个人也都有需要在这里进行探讨的问题，但是妈妈的确有着她自己的问题。

治疗师：还有其他人想谈谈自己的观点吗？

罗　布：是的，我想说说。我想我们家在思考问题的方式上肯定有问题。每个人都是这样，就像平时的时候，总有人说这没有意义，那没有意义……你怎么能说……

治疗师：你是说整个家庭都有问题？

罗　布：对，差不多是这个意思。我的意思是，爸爸总是一个人生活在他自己的世界里——这并没有什么错，爸爸——而妈妈总是在做她的事情并尝试为每个人服务，这简直有点疯狂。

治疗师：所以你的意思是家里时常会出现混乱，而你觉得十分不舒服？

罗　布：是的，而且并不是有时，是常常这样。

治疗师：好的，这是一种观点。我还是想回到詹妮弗刚才所说的“妈妈把她的问题变成了所有人的问题”上。所有人都认同这个观点吗？我们都认同詹妮弗的说法吗？

约　翰：不，我对詹妮弗的说法有不同意见。你知道，露丝和詹妮弗常常对着干，詹妮弗只要一有时机就无所不用其极地责备她母亲，或者其他什么人——当然，除了她自己。

治疗师：约翰，你对詹妮弗的评论听起来让人觉得似乎有些袒护你的太太。

约　翰：是的，不过我说的也基本属实。

治疗师：好的，但是孩子们的话中有没有让你觉得有道理的地方？

约　翰：嗯，也许有一部分。我的意思是，你看，露丝确实有她自己的问题，我们都知道。她的成长过程很苦，所以我们应该更多地支持她而不是让她更辛苦。

治疗师：在我看来，这就是你的家庭在过去很长一段时间里的运作方式，直到最近发生了改变，是不是？

詹妮弗：是的。直到我把所有的东西都搞砸了，是不是？是不是，妈妈？是吧——说啊。

露　丝：（开始啜泣）哦，詹妮弗，别说了吧。

亚　当：我认为詹妮弗的问题就是她希望长大，而妈妈不肯让她长大。这就是为什么她对妈妈充满怒气并对别人不屑一顾的原因。

苏　珊：我也同意。我能看出妈妈也开始这样对待我了。

约　翰：什么？怎么对待你？

苏　珊：哦，不，我说过头了，我这个大嘴巴。（每个人都在偷偷笑）

治疗师：不，这没什么，苏珊。把你感受到的都说出来。治疗的原则就是我们要享受能畅所欲言、言无不尽的自由。

苏　珊：嗯，她开始有点过度保护我了，就像她对詹妮弗那样。

詹妮弗：是的，她只会这样对女孩子们。她就不会对亚当和罗布这样。

治疗师：露丝，你对今天在这里听到的都有什么感受？

露　丝：嗯，如果让我说实话，我猜从某种程度上讲他们说的确实属实，但是这听起来还是很刺耳。

治疗师：好的，所以你在尽力保护女孩子们，而约翰则在保护你！那谁来保护罗布、亚当和爸爸？

罗　布：当然是罗布、亚当和爸爸自己保护自己了。（所有人都笑了）

治疗师：啊哈！看来是男人们自己照顾自己了。真有趣！看来在你们的家庭中，相互保护似乎是个相当重要的主题。

约　翰：的确，你可以在我和露丝各自原来的家庭中明确地看到这一点。

治疗师：公平地讲，我猜这种传统已经被沿袭到你的家庭中来了（每个人都表示了同意）。我们刚才一起识别了一个叫作家庭图式的东西——我们按照特定方式来彼此保护，尽管有时可能具体形式有所不同。你们家庭中这种行为——不是每个人保护自己，而是相互保护——的信念来源是什么？

苏　珊：难道我们这种做法不好吗？

治疗师：嗯，这倒不一定，但是你们这种家庭行为模式却导致了很多问题。但是请先回答我的问题，因为这一点十分关键。（停顿）

约　翰：嗯，我猜作为父亲，我对此感到有些愧疚。当我支持露丝的时候，我似乎将没有好好照顾孩子的责任推卸给了她。

治疗师：是的，由于露丝的成长经历，她似乎觉得自己有责任负起整个家庭的责任，也许部分原因是为了补偿你。因此在你的家庭中，既存在与家庭有关的歪曲信念，又存在个人的歪曲信念。

亚　当：你所说的歪曲信念是什么呢？

治疗师：问得好，亚当。让我来进行解释。

之后，我进行了解释并对前面提到的认知歪曲进行了简单的介绍，我采取了一种清晰易懂的方式来进行讲述，以便每个家庭成员都能理解。此外，我还会引用他们家庭中的例子来进行说明。

治疗师：让我们一起来尝试识别一些歪曲的信念。

罗　布：我有一个，妈妈常常有的歪曲信念。

治疗师：好的，让我们来听一听。

罗　布：嗯，这就是你所说的有关武断推论的问题。

治疗师：武断推论？

罗　布：是的，我猜是这个。比如说，当我们到了该回家的时间还没回家的话，妈妈就会胡思乱想，她还会责怪我们，好像我们做了什么坏事。直到证实她的话完全没有根据，她的胡思乱想和责怪唠叨才会停止。

治疗师：嗯，这是你认为妈妈存有的一个歪曲信念，但是其他的家庭成员是不是也有类似的歪曲性认知呢？

亚　当：有，詹妮弗就有。

詹妮弗：我没有。

亚　当：有，你有。

苏　珊：是的，你有，詹妮弗。在这个方面你和妈妈相当一致。

治疗师：看，伙计们，我们在尝试寻找大家都会不时出现的认知歪曲现象，而并不是让你们彼此树敌。大家应该在识别其他家庭成员出现的认知歪曲的同时也去识别那些自己出现过的认知歪曲。

约　翰：好吧，我来说一个我的。我发现，有的时候我思考问题的方式就像露丝的父亲一样。当我的决定得到他人的质疑时，我就容易变得愤怒——尽管我讨厌承认这一点。我猜我把其他家庭成员的顺从看作是对我的尊敬，然而，当出现问题的时候，我还是会把责任推给露丝。

在这个时候，我在尝试揭示家庭成员们的图式的同时，也尝试寻找家庭成员们存在的歪曲认知。在认识到自己歪曲认知的同时，家庭成员们也在不知不觉中定向到了一个清晰的认知模式上，这个模式可以帮助他们最终学会自己运用学会的技术。在识别了这些歪曲认知之后，我们的下一个步骤就是教他们学会质疑并衡量那些支持他们内在语言的证据，从而挑战其中出现的错误假设。

治疗师：好吧，约翰，这是个不错的例子。所以你存在的一个歪曲信念就是："老大永不能质疑，质疑就代表你不尊敬老大。"从这个意义上讲，你的意思就是"按照我说的去做，而不是按照我的做法去做"。

约　翰：是的，我猜是这样。天哪，这话从别人嘴里讲出来还真是可怕。

治疗师：不用过分焦虑这件事情，约翰。让我们来分析一下，然后再来看看是否能对你的一些基本信念进行挑战。现在，你能否告诉我你是怎么产生这个信念的——即男人应该是一家的老大，他的要求和决定不应该受到任何质疑？

约　翰：嗯，我知道和露丝的母亲相比，我似乎和她父亲的关系要更好。而且我认为露丝的父亲以前在这个方面也起到了一定的作用。在我和露丝结婚的时候，他曾经……有点儿……灌输这样的信条给我。

治疗师：灌输给你？

约　翰：是的，你知道，就像把我叫到一边给我上课一样，他告诉我作为一个家庭和房子的主人我需要做些什么。此外，嗯，这可能听起来很奇怪，但是我有这样一种感觉，好像这种处理方式让露丝很舒服。还有，你知道——就好像是……哎，我忘记了你们常用的那个词了，是个很流行的术语，叫什么来着?

治疗师：授权?

约　翰：对，对，授权。就是这个。她授予我权力去这样做，我认为。

治疗师：我明白了。所以，你认为你可以在某些事情上授权给露丝吗？你们两人或许也可以授权给孩子们?

露　丝：是的，当然可以！（和约翰一起）

治疗师：也许这和你们彼此照顾的家庭图式有关？这种关系是怎样的?

罗　布：嗯，在你和爸爸说话的时候，我想到了一件事，我觉得我们就像一群狼，时不时地关心着别人，如果我们中的一个需要帮助，那么其他人肯定不会袖手旁观。但是我们从没有就此进行过公开的讨论。

治疗师：（这是一个十分有趣的比喻，因为狼是互相照顾的动物，但是它们同时又能自己照顾自己。）好的，但是这怎么会导致冲突呢?

罗　布：这我就不知道了。

苏　珊：我觉得冲突的出现是因为大家的预期不同而彼此之间又不进行沟通所导致的。我们就像是……嗯……

治疗师：读心术。

苏　珊：是的。

治疗师：嗯，这是另外一种歪曲了。

亚　当：噢耶，我们是个歪曲的家庭——真酷！（所有人都笑了起来）

治疗师：嗯，是的，你们有你们的歪曲，而所有的家庭都有着类似的歪曲现象。这也不怎么奇怪。

露　丝：（开玩笑）我不知道，当我听着这些的时候，我觉得我们就像是个魔鬼家庭一样。（所有人都笑了起来）

治疗师：很好，露丝！真有趣！

在这里，我尝试通过玩笑等手段来促进整个家庭的团结，同时，我也尝试理解整个家庭的动力性特点以及每个人对不同情境的思维和感知。接下来，我会慢慢地引入思维模式重构的观念，从而帮助他们做出改变。

治疗师：我认为审视一下我们自身时常出现的认知歪曲具有十分重要的意义。既然现在你们已经识别出了一些，那么让我们来看看能否对它们进行一下挑战，尤其是那些对你们家庭动力干扰最甚的歪曲信念。例如，约翰，你是否愿意充当一下志愿者以便我能更好地进行解释？

约　翰：当然可以。

治疗师：我记得你曾经说过，你秉持的一个观点就是：父亲应该是家庭的首领，而这个“老大”是永远不容置疑的，怀疑老大的行为只能被认作是不尊敬的表现，大概是这个意思吧。

约　翰：是的。

治疗师：好的，那么你在多大程度上确信这个信念的正确性呢？

约　翰：我不知道，我一直以来就是这么认为的罢了。

治疗师：所以其实并没有什么实证性的证据可以证实这个观点的正确性。这仅仅是你的一种臆断。那么有没有这种可能，就是你这个结论其实是根据错误的信息得出的呢？

约　翰：有这种可能。

治疗师：嗯，那么你认为这个信念会产生怎样的影响呢？换句话说，这个信念都导致了哪些结果呢？

约　翰：嗯，结果并不是很好。事实上，没有人按照这个规则行事。而且就因为我坚信这一点，我还会时不时地因此被孩子们嘲笑。

治疗师：好的，那么也许你已经看到，否定这个信念的证据远比支持它的证据要多得多。那么也许我们需要对这个观点进行一下修改——你并不需要完全地放弃这个观点。我的意思是说，得到尊敬当然十分重要，但是如果你认为任何人都不应该质疑你的话，这显然有些不合理了。

约　翰：好的，我理解你的意思了。但是，我该怎么做才能把这个念头从我的脑袋里赶出去呢？你知道，我的意思是说，它已经扎根在那里好久了。

治疗师：真是个好问题。认知疗法会采用一系列的家庭作业来辅助治疗的过程。其中基本的理论原则就是你必须不断地和自己那些消极的自我陈述——

或者说是那些我们常常称为自动化思维的东西——进行挑战，你过去有多么依赖它们，你现在就得付出相应水平的斗争。其中一种做法就是当你又开始进行消极的自我陈述时——或者说是认知扭曲时——你要将修正后的陈述写下来。因此，我需要你拿张纸然后在顶端写下一些标题，然后用直线将它们区分开来，就像这样：

情境或事件	自动化思维	认知扭曲	情绪	对自我陈述进行挑战	转换后的行为反应

然后，每当你出现某种自动化思维的时候，就把它写下来。从左侧的那一栏开始，记录下你产生自动化思维时的情境或事件。然后，在下一栏中将你的想法完整地记录下来。下一步，尝试识别你的认知扭曲类型以及相伴随的情绪反应。接着，通过权衡当前的证据来对你的那些想法或信念进行挑战。最后，通过你收集到的任何可能有用的新信息，尝试为自己找到其他可行的行为反应。你能理解这一过程吗？

约　翰：是的，但是我们能不能先尝试一下，以便确保我确实理解了这个过程？

治疗师：当然可以，我们现在就来找个例子练习一下。

约　翰：上周发生了一件事情，是关于亚当的。他回到家的时间比我们规定的回家时间晚了那么一点，然后我就对他迟归的行为说了几句。接着，他就开始了一种，嗯，我认为是挑战权威的行为，他尝试将他的行为大事化小，他说只不过晚回来了五分钟而已，没什么大不了的。

治疗师：好，现在让我们把这个事件完整地记录在纸上。

情境或事件	自动化思维	认知扭曲
亚当回到家的时间比规定的时间晚了几分钟	“他在挑战我，他并不尊重我的地位，如果我不惩罚他，那么我就是个失职的父亲”	过于武断的推论 极端思维 个人中心
情绪	**对自我陈述进行挑战**	**转换后的行为反应**
沮丧 生气	“他回家的时间比规定时间晚了几分钟并不代表他在针对我，也不代表他在挑战我的权威”	“在我匆忙下结论并惩罚他之前，我完全可以好好地和他谈一谈。也许他会诚实地讲他只是不小心忘记了时间而已”

治疗师：不错。你们大家是不是都看到了我们是如何进行思维重构过程的？

罗　布：是的，但是如果亚当真的是在挑战父亲呢？我的意思是，我们怎么知道这究竟正确与否呢？

治疗师：你提了个很好的问题，罗布。我们所做的就是收集一些信息从而帮助我们找到其他合适的行为反应。因此，你爸爸可以选择——就像他写在纸上的那样——和亚当好好地谈一谈，看看亚当晚归的原因到底是什么。这种方法对于你们任何人都有效，当你们觉得自己出现了歪曲性的思维时，你们都可以采用这种办法来帮助自己。我们的目的是检验你的思维模式，并对你的自我陈述的准确性进行检验。这对于改善你们的交往而言可以起到里程碑般的作用。

对治疗过程的评论

在这里，我开始要求家庭成员们用前面提到的范式来对其自我陈述进行挑战。在这个过程中，我既重视个体的感觉和情绪，又会关注他们的沟通技能和问题解决策略。此外，我还会布置一些一般的家庭作业来帮助成员们更自发地挑战自己的扭曲想法。

最后，我将会通过特定的技术来确保每个家庭成员都能正确地使用这种范式。此外，我还会采用一些行为技术，比如重新对家庭成员的角色及责任进行分配，从而使得治疗过程更加完整。同时，家庭作业也是推进整个治疗过程发展的关键所在。整个治疗的核心观念是：只要改变并修正家庭中存在的机能不良的思维和行为模式，家庭冲突就会减少。

➢ 杰拉德·科里用认知行为疗法对露丝的分析

基本假设

在以下这个部分中，大家可以看到我对露丝的治疗工作整合了艾利斯的理性情绪行为疗法（REBT）以及贝克的认知疗法（cognitive therapy，CT）中的要素。贝克的认知疗法以及艾利斯的理性情绪行为疗法之间存在着共通之处：它们都是一种积极的、指导性的、有时限的和以来访者为焦点的结构性治疗方法。此外，我在下面还会采用多种认知、情绪以及行为的技术来向我的来访者示范他们的错误信念如何导致了其情绪混乱问题。作为一名认知行为疗法的治疗师，我的治疗假设是人们生活中的事件或情境并不会导致诸如内疚、抑郁以及敌意等的问题情绪。相反，是个体对事件的评价和信念使自己陷入了困境之中。

对露丝的初次评估

在我对露丝的初诊表格和自传进行回顾的时候，我发现她现有的大多数问题都是由她的错误信念导致的。她不假思索地接受了特定的价值观——其中大部分价值观都是通过个体的内疚感来压抑个体的行为的。她无法根据自己的价值观来进行清晰的判断；相反，她只是一直在听从头脑中那个告诉她应该怎么做的声音的命令。

露丝有一种潜在的机能不良的信念——她要在所有事情上都力求完美。在她看来，如果她不完美，后果将很严重。她不断地对自己的表现进行打分，但是因为她那不切实际的高标准，她对自己的评价就从未高过。的确，因为一直有一个法官坐在她的肩膀上在她的耳边窃窃私语。我希望教给露丝一些和这个法官辩论的实际的方法，我希望能教她学会新的与自己的对话，我希望能改变她的行为，我希望能帮助她重新评估她的经历——这些都将会是我治疗的焦点。

治疗目标

认知行为疗法的基本目标就是要协助来访者学习用建设性的信念替换原有的自我挫败性观点。为了完成这一个目标，我将向露丝教授人格的 A-B-C 模型。这个模型的假设是：A［诱发事件（the activating event）］未必是结果 C［情绪问题（the emotional consequences）］的原因；相反，B［个体关于诱发事件的观念（her belief about the activating event）］才是关键所在。

在治疗过程中，我会和露丝一起确定治疗的目标。在最初的治疗阶段，她明确地表达出了自己的愿望——不愿意按照父母给她设计的蓝图去生活。和露丝签订治疗契约则可以帮助我们将治疗工作引导到相关的目标方向上来。

治疗程序

作为一名认知行为疗法的治疗师，在对露丝进行治疗的过程中，我会采用指导性的、行为取向的技术。从机能上看，我的角色更像一名教师，我会聚焦于帮助她学会那些可以改变自己思维、感受以及行为方式的知识技能。基于贝克的认知疗法，我会把治疗重心放在帮助露丝定位自己的错误结论上，这一过程需要我们找到那些支持/驳斥其观点、假设的证据。她将会时常听到这个问题："它的证据在哪里？"通过使用这种开放式问题以及苏格拉底式的对话，我将会试着帮助露丝系统地发掘自己得出错误假设和概念（认知歪曲）的过程中存在的误差。在她辨认出自己的认知歪曲之后，我将会鼓励她进行一系列的家庭作业，从而对她的思想和行为进行记录，并找到可以替代她原有错误假设的新的解释方式。最后，通过指导性的探索过程，我希望能帮助她找到自己的想法、感受以及行为之间的联系。我也希望她能学会多种应对技巧从而能自如地处理她当前存在的或将来可能出现的问题。

我会要求露丝阅读一系列认知行为方面的书籍来帮助她了解认知行为的观点，这对我们的治疗将起到进一步的促进作用。例如，我将推荐她阅读一系列书籍，如艾利斯和哈珀合著的《理性生活的新指南》(*A New Guide to Rational Living*，A. Ellis and R. Harper，1997)、艾利斯的《理性情绪行为治疗——它对我有用，对你也会有用》(*Rational Emotive Behavior Therapy: It Works for Me—it Can Work for You*，Ellis，2004)以及贝克的《认知治疗——基础与超越》(*Cognitive Therapy: Basics and Beyond*，Judy Beck，1995)。

和任何其他形式的学习一样，治疗这个学习过程也是一份辛苦的工作。如果露丝希望能成功地转变自己的信念、改变自己的行为，那么她就必须在现实生活情境中将自己的所学加以实践。我会强调完成家庭作业的重要性，我还会要求她填写自助表格。这个表格可以帮助她分析诱发事件，她对诱发事件的观念，这些观念导致的结果，她自己与这些错误信念的辩论以及这些辩论所产生的影响等。

在我对露丝进行治疗的过程中，我尝试将认知以及情绪（感受）等方面的因素加以整合。尽管我强调治疗过程中认知方面的内容，但是我认为最终的改变必须以情感上的真实体验为依托。然而，单独的情感体验并不足以促使行为发生转变。我们大部分的治疗会被用来对露丝现有的行为进行检验，并教会她同时在治疗过程和现实的日常生活中采用新的行为方式。

治疗过程

治疗过程要素

处理露丝的错误信念 作为露丝的治疗师，为了帮助她获得建设性的信念系统以及自我促进型的内在对话，我认为我的具体目标有以下几个方面。第一点也是最重要的一点，我要帮助她学会挑战那些她以前未加质疑便全盘接受的自我挫败性的信念。我还会强迫她放弃自己那些错误的信念，内化一些新的、更适合她的观念。在治疗过程中，我会让她明白，她的自我谴责是很多情绪问题的来源，她完全可以停止这个对自己不断苛责的过程，只要付出努力——包括完成行为家庭作业——她那些机能不良的想法就将大幅度减少。

我布置给露丝的现实生活任务包括：在日常生活情境中完成我布置的家庭作业，然后将结果带到治疗过程中，以便我们可以对此进行讨论和评估。我关心的是她不仅要识别出自己的自我挫败性的思考方式，还要学会逐步挑战并改变它们。

我们探索了她害怕失败的心理如何让她在众多想做的事情前停下了脚步。她说，她一直喜欢跳夸德里尔舞*，但是因为她害怕自己会动作笨拙得看起来像肌肉抽搐，所以她放弃了。她喜爱滑雪，但是因为害怕自己甚至可能会摔倒在初学者滑雪道上——那会使她看起来像个笨蛋，因此她也放弃了滑雪。我和她一起探讨了她对这些事情的评估以及她对失败结果的预测。我希望她能意识到，即使她会失败，她也依然可以学会应对。

我们的治疗持续了几个月的时间，露丝阅读了一些材料并开始逐步做一些难度越来越大的家庭作业。她尝试了那些十分冒险的作业，几次她都冒险——看起来会显得很愚蠢——去完成，但是后来她发现结果并不像她开始想象的那么糟糕。她尝试进行了演讲，收效不错——她显得自然而幽默。这给了她极大的自信，她开始愿意尝试她之前回避的那些领域了。

* 夸德里尔舞是一种来源于法国的方阵舞，由五种图形和四对人表演组成。——译者注

处理露丝关于自己的母亲身份的种种观点　露丝对于没能管教好自己的一个女儿而深感内疚。詹妮弗的学业成绩很不好，露丝对詹妮弗的评价是："走进了死胡同"。露丝认为自己是詹妮弗问题的部分原因，她认为自己在为人母方面必须比自己的母亲做得好。

露　丝：我不希望詹妮弗因我处理问题的方式而受到伤害。但是在很多时候，我都知道自己对她的确有些过于苛刻——就像我在这个年龄的时候被我母亲苛求的那样。

科　里：当你想到这些的时候你都对自己说了些什么？

我希望露丝能够意识到她的自我挫败性想法是导致她心情压抑，不停地用内疚感折磨自己的罪魁祸首。我希望她能够意识到，修正自己的想法才是解决她那些无意义焦虑和内疚的关键。

露　丝：我为自己无法在学业上给詹妮弗足够的帮助而感到内疚。如果我能辅导她的话，她的成绩可能不至于这么糟糕。

科　里：你能看到你的这种思路如何将你逼进了死胡同吗？在詹妮弗的问题上，她自己的行为难道不是导致并维持她问题的主要原因吗？

露　丝：不错，但是我还是犯了不少的错。现在我正在尝试弥补，希望能帮助詹妮弗做出改变。

科　里：我同意你在她的身上犯了一些错误，但是这并不意味着她就无药可救了。你能否意识到如果你为她全心全意付出并将她问题的全部责任大包大揽的话，她对自己的问题就完全不负有责任了呢？

我尝试让露丝和她的那些自毁性想法进行辩论。她一直沿袭着之前的思维模式——这导致她自动自发地责备自己。之后，内疚感就会紧跟着到来。

露　丝：嗯，我尝试着用不同的方式去思考，但我还是会在不知不觉中回到老路上，我能对自己说些什么吗？

科　里：当詹妮弗做错事情的时候，谁受到了责备？

露　丝：大部分的情况下是我。

科　里：那么当詹妮弗做对什么事情的时候，谁又获得了奖励？

露　丝：不是我。我一直以来都在关注她没有做到的事情，却忽视了她做得不错的地方。

科　里：你何以如此神速地将詹妮弗的责任包揽到自己身上？你又为什么如此迅速地让自己从她的成功上抽身而退呢？

露　丝：因为我的脑袋里全是她的问题，我一直在不停地想我应该能做得更好。

科　里：我希望你能对自己好一点。记得时不时和自己说这样的话："尽管我过去犯过一些错误，也许将来我还可能会犯错误，但是这并不意味着我就毁了詹妮弗，现在没有，将来也不会。这也不代表我对待詹妮弗的方式是在重蹈我母亲的覆辙。"

露　丝：这听起来不错……如果我真能这样说、这样想、这样感受就好了。

科　里：嗯，如果你一直坚持和自己的想法进行辩论并学着用建设性的自我陈述将其取代，那么你就很可能可以这样说、这样想——当然，你也就会有不同的感受。

对治疗过程的评论

对露丝这个个案而言，我治疗工作的主要焦点就是要改变她的想法。只有通过这种严格的自我挑战式的方法，她才能将自己从那些破坏性的、导致她问题的思维方式中解脱出来。我特别重视行为家庭作业的作用，因为这可以强迫她去面对自己的错误信念以及那些局限性的行为。我还对露丝那种"只有获得他人的赞许才能让自己有实现感"的假设进行了挑战。

➢ 思考题

(1) 艾利斯博士在应对露丝的那些机能不良的信念时采用了一系列的认知、情绪以及行为技术，你认为其中存在着哪些优势？又有哪些不足？

(2) 假设你向露丝建议了某项技术（比如记日记或者阅读自助类的书籍）却遭到了她的拒绝，她认为你的要求有点过多。那么你可能会对她说些什么？

(3) 你和露丝存在着哪些相同的错误信念（如果有的话）？你对于自己的这些自我挫败性的想法处理的情况怎样？你认为这将如何影响你对露丝的治疗效果？

(4) 对于露丝而言，积极的、指导性的以及挑战性的工作方式将可能引发一定的伦理问题。尤其当你在尝试向她建议应该重视些什么时，你很可能把自己的价值观强加于她。回顾一下艾利斯博士、达迪里奥博士以及我对露丝的治疗过程，你是否看到我们中哪个人存在这种“强加价值观”的嫌疑呢？

(5) 达迪里奥博士将注意力放在了露丝的家庭图式上，其中就包括她的原生家庭和现在家庭所赋予露丝的信念。你认为家庭图式有什么用处？在对夫妻进行治疗时，认知行为疗法有着怎样的优势？存在怎样的不足？

(6) 如果露丝所处的文化背景导致她产生了“必须”“应该”或“应当”的想法时，你会怎么做？如果她坚持认为她在质疑自己成长的环境时会充满内疚——由于自己所处的文化环境不允许，你又会怎么做？

(7) 作为认知行为疗法的治疗师，在我对露丝进行治疗的过程中，我融合了艾利斯（REBT）和贝克（CT）的部分技术以及概念。你会融合他们二人的哪些技术或概念？

(8) 你对将认知行为疗法的概念和程序与格式塔疗法的概念和程序相结合有什么看法？在露丝的例子中，你会如何利用格式塔疗法的技术来处理她的那些自我挫败性的想法？

第九章　现实疗法

➢ 现实疗法概述

现实疗法的主旨在于帮助来访者和选择进入自己现实世界中的人们——无论新旧——重新建立联系，并教给来访者有关选择的理论。现实疗法最重要的目标之一就是要教会来访者如何增进自己生活中的重要人际关系。现实疗法将帮助来访者找到满足其归属感、权力感、自由感和愉快感等更为有效的方法。这种疗法将帮助来访者对自己当前的行为进行分析评价，从而判断现有的想法和行为是否能帮助他们满足自己的需要。

现实疗法是主动的、直接的和教导性的。治疗师将帮助来访者制订计划以改变他们认为无效的具体行为。治疗师常常会使用富有技巧的询问技术和各种行为方法来鼓励来访者评价他们当前的行为。如果来访者能认识到他们当前的行为无效，那么他们就会为改变制订出一定的计划并愿意坚持执行这个计划。

当来访者能学会更有效地满足其愿望和需要时，当他们获得（或重新获得）对自己世界的控制时，治疗过程就可以结束了。这种疗法的优点就在于可以为来访者的改变制订特定的计划，这一计划十分具体，并不模糊，这也就为客观地评价治疗结果提供了可能。

➢ 现实疗法专家威廉·格拉瑟（William Glasser）博士对露丝的分析

引言

在向大家展示我对露丝的治疗工作之前，我想先简短地介绍一下现实疗法的一些主要概念。我一直认为我们一生中所有的重要行为都是朝着一个方向去努力的：要获得幸福。贫穷、疾病和衰老都不是我们想要的。当我们觉得自己不够幸福而去寻求治疗的帮助时，我相信，这种不幸福归根结底是因为没有让自己满意的人际关系。当我们为改善目前的人际关系或寻求新的人际关系进行尝试时，如果我们采取了自我破坏性的行为，那么那些我们无法选择的行为——神经症、身心疾病和精神病——就会紧跟着到来。因此，在露丝这个个案中你将会看到，现实疗法的目标就是要帮助她找到当前令其不满的人际关系。

因为所有的人际关系问题都出现在当前而且亟须解决，所以我们不会把治疗重心集中在过去。因为个体的症状往往和令其不满的人际关系有关，因此我们也不会把重心集中在症状上。因为我们认为，当人际关系得到改善的时候，个体的症状也将随之消失。与大多数的理论取向相反，我认为：尽管我们每个人都是过去经历的产物，但是除非是我们自己的选择，否则我们任何一个人都不见得必定成为过去经历的受害者。带着这种观点去处理来访者的问题将可以大幅度缩短治疗时间，因为我们可以迅速地直抵问题核心——来访者存在有缺陷的人际关系，或是来访者没有获得自己需要的人际关系。一名专家型的现实疗法治疗师会熟练地采用选择理论帮助大多数来访者，对于那些机能相对较好的来访者而言，这个过程可能只需十次治疗甚至更少。

对露丝的评估

因为心理症状往往来源于个体选择后的行为，因此在我对露丝进行治疗时，我会更多地使用动词而非名词来描述她的行为表现。例如，你会看到我将选择使用“惊恐发作”而非“惊恐”来描述她的症状。就像露丝身上所显现的那样，惊恐障碍的表现就是个体一直不停地选择惊恐行为。我将教她学会说："我正在选择抑郁"或"我正在抑郁"，而非"我被抑郁所困"或"我正在遭受抑郁的折磨"。这种对症状或障碍的描述可以更好地帮助来访者了解选择理论。

我们可以看到，露丝现在的状态很糟糕，除了生存需要外，她的其他需要都没有得到满足。她感觉不到自己生活中的爱、力量、乐趣或自由，于是她选择了焦虑以及恐慌，并且，她似乎在通过身心疾病来表达自己的极端受挫感。这些症状将她的愤怒感压抑了下来，并且呼叫着："救救我！"

关键问题和主题

首先，露丝需要别人的倾听，而且是不带任何批评眼光地接纳她所说的一切。然而，她在讲述自己故事的时候会不停地寻求他人的批评，就像是："我的抱怨是错误的，我已经拥有这么多了，我的行为就像一个孩子。"她将会有一大串类似这样的评论。对于如何把自己弄得内疚，她简直是轻车熟路，但是治疗师必须小心不让自己掉进这个旋涡之中。作为她的治疗师，我最重要的工作就是倾听，同时还要告诉露丝，她有权利表达自己，不会受到任何批评。

然后，露丝还是需要好好了解自己的基本需要——这一点很重要。她需要试着为自己的婚姻做出更多努力并改善自己和丈夫的关系。我会不停地问："你这种可怜的状态又怎么能帮助你自己或其他任何人呢？"尽管在和父母或其他人交谈时露丝依然可以保持友善的态度，但是她必须坚定地告诉别人，她要去做她认为是正确的事情——这一点对她而言十分关键。

我会鼓励露丝坚持自己的选择——去工作，但是我会和她就小学教师这个职业进行深入的探讨。这是一个需要付出的职业，她现在的状况可能会决定她在短期内无法很好地完成这份工作。她可能需要和一群成年人共事并获得同事对她成熟品质的欣赏。她需要一份工作，一份不是只有成为好人才会获得他人肯定的工作。

露丝的体重、饮食或症状不需要被讨论得过于详尽，因为这些都不是问题的关键所在。如果她想谈及这些问题，我会选择倾听，但是我不会鼓励她去深究这些领域。探讨她的问题或失败只会导致露丝选择内疚，只有好的人际关系才能帮助她解决这些问题。我的治疗将会帮助她走出自己的家门，然后在成年人的世界里找到适合自己的位置。如果这些都能实现的话，她的症状将会得到缓解。不过，她依然需要解决自己和丈夫的关系问题。

我们还会探讨露丝的经济问题。在开始的几年中，她所挣的钱除了供她自己的花销外，还会有一部分花在丈夫和孩子们的身上——这一点让她尤其快乐。除非她是真的想省钱——我会让她听从自己的愿望——否则，我就会鼓励她不要存钱，尽量把钱花在慈善事业或其他必要的地方。此外，我还会持续地鼓励她去做那些对她而言正确的事情，而不是那些对别人、对世界所谓的“好”事。我想她需要学会变得稍微自私一点。

第一次会面的时候我就会谈及露丝和丈夫之间的关系，但是这不是要找出他们之间的问题，而是要指导露丝尽力去为改善她的婚姻关系而努力。根据选择理论，她只能控制自己的生活而不能控制丈夫的生活。如果约翰愿意来进行婚姻治疗，我会采用结构化的现实疗法，我在《选择理论：一种个人自由的新心理学》（*Choice Theory: A New Psychology of Personal Freedom*，W. Glasser，1998）一书中对此有详细的描述。

治疗技术

在治疗过程中，我需要时刻保持亲切且不加任何批评，我需要帮助露丝学会接纳她自己，这一点十分重要。事实上，我可能会对她说：“你需要认识到是你自己选择了自己的行为，并且只有你可以改变你现在所做的事情。你无法改变其他任何人。”我会把我写的有关选择理论的书籍拿给露丝，要求她阅读，然后在每次会面的时候我们会探讨她的读后感，以确保她很好地理解了其中的概念并且知道如何将这些概念运用到自己的生活中去。这些信息加上良好的来访者－治疗师之间的关系，将可以大幅度地缩短治疗所需的时间。

在治疗过程中，我们应对计划进行充分讨论与书面化，并不时加以检查。露丝具备一定的能力，但是她的能力从没有用在她自己身上。我可以不时地问她这个问题：“满足你自己的需求怎么会伤害到他人呢？”以及“你所做的这些怎么会对别人有所帮助呢？让我们来好好谈谈这一点，因为问题的答案对你的生活至关重要。”

幽默在治疗过程中是十分有用的。露丝的生活太缺乏笑声了，笑声则是帮助她尽快摆脱身心症状的最快的途径。在治疗过程中，我会强调她的优点——她有很多优点。同时，在每次治疗过程中我都会鼓励她讲述她为自己做了哪些事情，她又完成了哪些她过去不可能完成的任务。

对露丝而言，她应该考虑让一些好朋友进入自己的生活，并让自己享受一定的社交，这些对她绝对有好处。她的生活需要他人。如果她的丈夫不想帮忙，我会鼓励她独自完成这些事情。如果她有了一份工作，那么她就可以雇用别人来帮忙做家事——这些事情都是露丝过去从未做过甚至是想过的。我恐怕要花费大量的治疗时间来帮助她接纳“为享受去花钱”这个主意。

我会鼓励露丝谈论她的孩子们并将选择理论的观点运用到孩子们身上。我会询问露丝，在她看来，她需要怎么做才能更好地和詹妮弗相处，我还会建议她停止指导自己的女儿该做什么不该做什么的行为。同时，无论詹妮弗或其他孩子说了或做了些什么，我都要求露丝不要完全地去责备詹妮弗。相反，露丝可以和女儿出去共度一段快乐的时光。那时，露丝可以告诉詹妮弗她喜欢詹妮弗生活、说话以及开玩笑的方式，她还可以坦诚地和詹妮弗交流，说自己不应该把自己嵌入到一个不快乐的母亲的模型中去，她应该让自己成为一位快乐的母亲。

我可以告诉露丝，只有她自己——而不是其他的任何人——能掌控自己的生活，并帮助自己得到自己想要的东西。每当她说她不能做某事时，我就会问她为什么她不能，然后再要求她提供能够支持她可以这样做的所有理由，并对这两组理由进行比较。

露丝需要自由，在她生活的大部分时间里，她把自己闭锁在自己生活的囚牢中，我们可以探讨谁能将她从囚笼中解放出来——如果她认为自己被深锁在其中，那只能说明是她自己不愿意打开大门。

对露丝治疗过程的范例

我会尽全力让整个治疗过程轻松起来。露丝需要把自己的问题看得不那么严重，这样她才能更易相信自己有能力做出更好的选择。以下是在治疗开始一个月之后我们的一次治疗过程。

露　丝：昨晚真是个可怕的夜晚，所有的可怕的感觉都来了。

治疗师：（打断了露丝）出汗、心悸、压迫感，以及所有你夜间经历的痛苦……如果说你在过去的39年中学会了什么，我认为就是学会了如何去恐惧，你难道不认为该是你从夜晚学点好东西的时候了吗？

露　丝：你怎么能这样讲？你难道真的相信是我自己选择恐慌的？难道我喜欢被这些情绪困扰？我怎么可能选择它们？它们总是在我睡觉的时候悄然来袭，然后把我弄醒。

治疗师：告诉我，如果不是你自己选择了它们，那是谁？你已经阅读了有关选择理论的书籍。你自己选择了你的行为，这一点和我一样，当然也和所有其他人都一样。当然，你并不喜欢这种选择——我知道，这很难以置信——对你而言，你却认为选择这些比选择其他的任何东西要更好一些。

露　丝：你简直疯了！这不是好坏的问题，这些都是在我睡着的时候发生的。你难道没有听我讲吗？它们把我从睡梦中弄醒。

治疗师：（并没有因此而开始和露丝进行争论，而是继续讲）假设我在半夜给你打电话并且在你选择恐慌之前就把你叫醒了。事实上，现在就让我们这么做。假设你现在在睡觉，而我给你打了个电话。

露　丝：我开始有点害怕睡觉了，哪怕是上床休息的动作也让我恐惧。那些惊恐发作真是折磨人。你根本不知道它们有多可怕，你就从来没有过这样的经历。如果你有这样的经历，你就不会坐在这里自鸣得意地说是我自己选择了恐慌。

治疗师：如果你希望在你夜晚休息时做出更好的选择，那么你就必须学会在白天做出更好的选择。但是，嗯，先让我打电话把你叫醒。你愿意这样做吗？或者说你还有什么其他更好的选择？

露　丝：我当然没有其他选择。如果我有的话，难道我还会坐在这里听这些废话吗？来吧，把我叫醒吧。

治疗师：好的，丁零零。

露　丝：你好，哪位？现在几点了？

治疗师：是我，格拉瑟医生。我突然想到了你和你的问题，我决定给你打个电话。你可以和我谈一会儿吗？

露　丝：我很困，能不能等到明天早晨？

治疗师：就一个问题，一个，好吗？

露　丝：好吧好吧，我已经起来了，所以我应该也能说会儿话。你想知道些什么？

治疗师：我想知道今晚你在上床之前都想了些什么？把你记得的内容全部都告诉我。

露　丝：还不就是我经常想的那些——我的生活简直一团糟，现在也没有任何好转的现象。我简直就是走进了一个恶性循环。我的婚姻没有任何改善，我的身材也越来越糟糕，我整天的生活都乱七八糟的。我现在能理解那些和我一样感受的人们为什么会与酒精、毒品为伴了。还有什么能告诉你的？这基本上就是每次我们交谈的内容。这就是我想到的，我的可怕的一天和我糟糕的生活。现在重复这些有什么意义？这能给我带来什么好处？

治疗师：如果我明天晚上继续打电话给你，你认为你所讲述的东西还会是一样的吗？

露　丝：当然是一样的，我过去十年里的生活简直是一成不变。

治疗师：不，不一样，至少现在有所不同了。

露　丝：你在说些什么？有什么不同了？

治疗师：你的恐慌是新的，来找我对你来说也是一种新的体验。这些都是和过去的不同，很大的不同。

露　丝：是的，现在的情形比过去更为糟糕了。过去至少我没有惊恐发作的现象，过去也没有你。我从来没有这样思考过问题。也许如果我离开你，我就能摆脱我的恐慌。

治疗师：如果你想退出治疗，我不会阻止你。

露　丝：嗯，看起来你并没有给我带来多大的帮助。

治疗师：你看起来似乎也没有给自己带来多大程度的帮助。你为什么不选择去为你自己做些什么呢？你难道还想躺在床上辗转反侧担心着自己会因对死亡的恐惧而再次醒来？然后再回到我这里埋怨我——因为我没有做什么事情来帮助你？这样怎么可能对你有任何帮助？

露　丝：我能做些什么？

治疗师：你一天当中的确忙忙碌碌地做了不少事情，但是你却没有为自己做任何事情。明天，即使你再次出现了你所谓的惊恐发作，你也不要向我说起。这是你自己的选择，我对此无能为力。我所能做的全部就是让你拥有美好的一天并做一些你过去从未做过的事情。你是否愿意从明天开始呢？开始改变你的生活方式，还是说你愿意选择保持现状？

露　丝：（变得温和起来，她一直在认真地倾听。这种午夜电话的技术吸引了她的注意力）但是我怎么才能做到呢？

治疗师：（特别强调）你怎么做不到呢？为什么要什么都不做地等候呢？我知道你在害怕。我们都会害怕新事物，因为我们无法确定它们是否能有成效。但是这次不同，你不再是一个人在努力尝试，我在这里，我将帮助你。我已经和很多来访者一起走过了这个阶段，而最终他们几乎全部都能完成这些令你觉得恐惧的事情。因此，我觉得我们应该继续下去。我们将在治疗室里继续我们的治疗过程，而不是只在电话里进行讨论。让我们不要再浪费时间了，现在就制订出一个计划吧，一个让你能为自己做点事情的计划。如果你对自己好一点，你会发现这并不会伤害到任何人。如果你能感觉好一些，你的状态对你的整个家庭都有好处。

在这之后，我们为她的改变做出了一个计划——这些计划将满足露丝的需求，接着我们就开始了共同的成长之旅。

对治疗过程的评论　对于处理露丝的阻抗，我恐怕不敢花费太久——比如：一个月——的时间。她不是一个懦弱的人；她的恐慌已经占据了她太多的精力。但是如果我不这样做，如果我让她利用恐慌像控制别人那样控制了我，她将不会有任何改变。为了得到控制感，她甚至愿意接受她所抱怨的苦难。我们大家偶尔都会这样做，只不过她做得要更频繁。我需要对此进行干预，因为这是我身为治疗师的工作。没有其他的解决方法。我告诉她，我曾经见到过许许多多个“露丝”，而且这些“露丝”后来都有所改变。根据我的经验，如果她也能按照这样的方式继续，她也一定会收获很好的预后结果。一旦她开始把精力放在对生活——曾被她置于惊恐之中——的有效控制上，她将会取得迅速的进步。

我无法确定治疗会持续多久。但是如果我们将焦点放在处理她的婚姻关系上——而不是只关注她的症状，让她认识到只有她自己才是自己行为和生活的主人，帮助她将精力放在亲近自己的丈夫和孩子们身上，让她去寻求一份满意的工作，那么我估计我们的治疗过程将不会超过十次。在那之后，我所需要做的就是每个月和她会面一次，以确保她能在正确的方向上前进。

➢ 另外一位现实疗法治疗师罗伯特·E. 伍伯丁（Robert E. Wubbolding）博士对露丝的分析

引言

以下我将会给大家呈现一些可以说明现实疗法治疗过程的对话实例。这些对话包含了现实疗法中一些常问的特定问题。我在这里并不是暗示只要治疗师提出一些问题，来访者就会发生迅速的、戏剧性的改变。对话只不过是那些重要治疗方法中的一部分，所有这些方法都是在无数次治疗的过程中经过反复斟酌而成的。

设定治疗阶段　由于知情同意的重要性，在第一次治疗的起始阶段——或者在尽可能早的适宜时机，我会和露丝一起探讨有关专业治疗中的细节信息，其中包括：我的授权书、现实疗法的性质和原则、保密原则及其有限性、她的权利和责任以及治疗的一些基本目标。我会强调现实疗法中那些明确的描述："我的任务、你的任务、我们的任务"。"我的任务"指的是我要充分明确自己的身份——一个了解自己不足的、遵守伦理原则的专业人员——并在这个身份下完成我的治疗工作。"你的任务"指的是来访者要遵守时间并有选择地进行尽可能多的自我暴露。"我们的任务"指的是我们要努力改变来访者的生活，从而提升他的幸福感（满足需要）。我会特别强调，如果露丝愿意付诸努力，那么治疗过程将不会耗时过长。

探索露丝的预期　然后，我会了解露丝在决定进行治疗时的想法以及在她第一次会面前的想法。她描述了自己的不确定感、踌躇感以及失败感。我鼓励她讨论自己的恐惧——对治疗的恐惧以及害怕被"第一次打开潘多拉盒子"而得到的新发现所淹没的恐惧。通过移情倾听，我已经逐步建立起了和她的治疗关系。我向露丝表达了我的信心——我相信她能够取得进步，只要她愿意为自己获得更好的感觉而努力。如果她能付出一点努力，她就将获得控制感——而这恰好是她目前所缺乏的东西。

对于第一次会面，我的其中一个目标就是要帮助露丝尽可能不要因为自己的问题而背负过大的负担。我们的对话将像下面这样进行。

治疗师：当你今天来到这里的时候，你的脑海里出现了怎样的想法？

露　丝：我充满了恐惧和忧虑。我担心未来发生的事情。我经常会觉得痛苦和难过。

治疗师：你对于自己的痛苦、焦虑、恐惧以及难过曾经采取过哪些措施？

露　丝：我花费了大量的精力来帮助自己从痛苦中解脱出来。

治疗师：那么这种残酷的努力是否得到了回报？

露　丝：当我一次次的努力付诸东流时，我发现以往的痛苦会以更为猛烈的形式卷土重来。

治疗师：你对自己恐惧的抗争是否有效？

露　丝：嗯，我必须承认我对自己恐惧的处理似乎没有任何作用。

治疗师：如果这种方法没有起作用，我建议你不妨采用相反的办法。既然你和自己的恐惧斗争似乎没有任何帮助，那么现在可能是时候承认——至少短时间内会是这样——你还要继续难受下去。你能接纳自己的问题吗？从你的经历来看，你当然会觉得心烦，谁又不会呢？

向来访者呈现这种替代性的选择往往可以让他们觉得更加自信。他们会认识到自己是正常的，或者说他们能意识到自己至少在以正常的方式解决自己的问题。对于露丝而言，我希望她能将她的恐惧、焦虑以及全部的烦乱都看作是她对自己问题的反应，而不是问题本身。如果她能将这些都看作是正常的，她将来就有可能解决这些问题。

在治疗过程中，我们花费了大量的时间和精力去探索她内心中那个和治疗有关的“有质量的世界”。她详细地陈述了自己最希望从治疗中获得的收益——能由别人来告诉她“我最需要做的和我必须做的事情是什么，这样我才能在一切无法挽回之前更好地生活”。我再次向她强调了一点：她现在就拥有一个巨大的优势——即使在现在这样的恶劣条件下，她也相信她能做某事，而且她想要开始走向新生活。我要求她对“自己现在的生活”进行定义。她将其描述为：她觉得自己就像是家庭中可有可无的人，她超重、孤单、被他人排斥，精神上似乎也无所寄托。在她描述自己的痛苦时，我激动地向她表示，她现在能够把自己的感受表达出来，能够清晰地描述自己的痛苦，这本身就是一个重大的进步。

露　丝：说实话，因为我自己无法解决自己的问题，所以我需要得到专业的帮助，这一点让我觉得很沮丧。

治疗师：如果你寻求外界的帮助却不觉得沮丧的话，那我才要吃惊了。这是一种健康的感受。但是事实上，你已经迈出了重要的一步，这是值得庆贺的进步。这一定需要极大的勇气。

露　丝：嗯，我从来没有想过这就算是一个大进步。

治疗师：现在你坐在这里，你是否相信治疗能够给你带来帮助呢？你是否相信治疗能在很短的时间内改善你的生活呢？

露　丝：我来到这里就是因为我觉得治疗能帮助我。

治疗师：我了解了你的过去，我们也已经进行了一段时间的交谈，我相信你会感觉好些的。我不会做出什么保证，但是我想，改善你的生活并非不可能。我这样想并非基于一个无意义的愿望，而是基于你给出的四个关键信息：你已经迈出了重要一步——你来到了这里，你在一定程度上相信你的生活会得到改善。此外，你已经为自己建立了一个目标：得到新的生活。最后，你对自己的痛苦能保持一种开放性的态度。换句话说，你可以描述出你的痛苦来。

露　丝：那意思就是我还是有希望的。

治疗师：是的，的确有希望。我还相信你很快就能感觉好起来，只需要一个条件。

露　丝：什么条件？

治疗师：那就是你愿意付出努力，哪怕面对十分困难的工作时也会努力不止。这项困难的工作听起来会很奇怪，那就是你要尽力不再那么费力地去和痛苦斗争。

露　丝：我愿意尝试一下。

处理露丝的抑郁

有时，露丝会对我的乐观态度以及我对其积极进步的强调表现出了一定的阻抗，她坚持认为自己的那些进步不过是微小的成功，而她还是会时常觉得抑郁。因为她的坚持，我决定对她的抑郁水平进行评估。我先对露丝自杀的可能性进行了评估。我决定和露丝一起尝试一下矛盾意向技术。首先，她会为自己的抑郁限定一个时间表，也许每隔一天抑郁十分钟。我要求她详细地描述她如何能把自己的情况弄得更糟糕。在谈及以下内容的时候，她会显得很积极甚至会露出难得的微笑：自己如何在公开场合下批评自己，如何不断地拖延自己的计划，如何增加自己的内疚感以及如何进一步夸大自己对死亡的恐惧。她逐渐地意识到这些无效的思考如何阻止了她得到一个快乐和满意的生活。但最重要的是，通过这种矛盾意向技术，她意识到如果她能使自己的生活更加悲惨，那么她自然也能使它变得更加愉快幸福。在这里有一点需要我再次加以强调，那就是在使用矛盾意向之前，我必须先断定露丝不存在自杀倾向，她的抑郁水平也没有严重到使她丧失一般能力的地步。如果来访者出现了上述任意一种情况，矛盾意向技术就不适用了。

然后，我鼓励露丝描述那些她想要却没有得到的东西，我还鼓励她描述自己从丈夫、孩子、宗教、学校以及（最重要的）她自己身上得到了些什么（之前，她已经详细描述了她希望从我这里获得的东西）。这种探讨将花费不止一次的治疗时间。逐渐地，露丝开始能够为自己在家庭、社交生活、职业生涯、她自己（例如，减肥）以及精神生活等方面（在治疗过程中，这个部分往往容易被忽视）设定更为明确的目标了。

探索露丝的需要

在探索露丝的需要时，其中一个重要方面便来源于其家庭——更确切地讲，来源于她的丈夫——我们在以下这段对话中对此进行了探讨。

治疗师：你已经描述了你和丈夫之间关系的现状。现在描述一下你理想中的婚姻关系吧。嗯，换个方式问这个问题，有什么是你想要从他那里获得最终却并没有得到的？

露　丝：我想要他理解我。

治疗师：你能更详细地说说你希望他理解你什么吗？

露　丝：他对我总是想当然。他只把我当作是孩子们的母亲。他总是忙于工作，从不把我当作一个独立的个体来对待。并且你知道，有时我认为他是正确的。

治疗师：你希望他对你有什么样的感觉呢？

露 丝：我想要他欣赏我、喜欢我、友好地对待我。

治疗师：如果他欣赏你，那他和现在相比会有什么不同？

露 丝：他会给予我更多关注。

治疗师：露丝，如果他今晚就给了你所希望的关注，你会怎么做？

露 丝：我会十分友善。如果他能和我分享一些他自己的事情，我就会觉得他对我有信心，而且对我充满感情。

治疗师：你是否愿意和他一起努力营造一个更好的婚姻关系呢？

露 丝：当然愿意。

治疗师：我认为你已经为治疗建立了一个目标。现在让我们来谈谈都能做些什么来改善你的生活状况吧。

在这段对话中，露丝找到了一个治疗目标（或者称为需要）。通过使用类似的对话，我还可以帮助她明确自己对孩子、种族、学校以及其他生活方面的目标 / 需要。在形成这些目标的过程中，有一点很重要——要帮助露丝找到她在自己的这些目标中所扮演的角色。

在早期的治疗过程中，露丝还对自己能控制的和不能控制的事物进行了界定——我要求她思考她能否“强迫”他人做出改变，她能在多大程度上控制自己的过去。我还逐渐引导她相信：如果她能学会不断改变自己的行为，那么她的生活将会幸福快乐得多[1]。

治疗师：你已经界定了你对丈夫、孩子以及学校的需要。你说你希望自己的生活能有精神上的目标——希望你的生活能有持久的价值。你能描述一下在你的生活中，哪些是你能控制的，哪些又超出了你的控制范围吗？

露 丝：我一直努力让我的丈夫有所改变，我还努力减肥，我希望找到自己生活的目标，我希望能摆脱夜间的惊恐发作、冷汗以及所有的痛苦，我还希望能找到自己在生活中以及职业生涯中的定位。

治疗师：那么你能否尝试对其中的任意一方面进行改变呢？——你能否改变上面清单中的事情或人呢？

露 丝：我不确定，我自己也很迷惑。

治疗师：那让我们一个一个地看吧。你能强迫你的丈夫成为你心目中那样的人吗？

露　丝：不能，这一点在过去的数年中都得到了印证。

治疗师：你的努力是否得到了应有的回报？

露　丝：没有。

治疗师：你能改变你的体重吗？

露　丝：我的体重总是像弹簧一样上上下下，很多次了。

治疗师：你曾经把体重减下去过！所以其实你知道该怎么减轻自己的体重，你成功过很多次了。

露　丝：嗯，我不认为过去这些可以算作是成功。在我看来，体重回升就算是失败。

治疗师：但是你毕竟成功过很多次啊。在一段时间内你曾经对自己的饮食有过成功的管理。

露　丝：我想你是对的。

治疗师：那么目标感呢——我认为这可以称为一种重要感——就是说你能感觉到自己是个有存在意义的、有价值的人。对于完成这一目标，你有多大的把握？

露　丝：嗯，你的这种说法似乎意味着我可以做到，好像我能控制这些似的。

治疗师：露丝，在我的治疗过程中，我会尝试帮助来访者将想法转化为行动——转化为能实现其理想和需要的行动。

露　丝：那我应该从哪里开始呢？

治疗师：一小步一小步地来——一次只走一小步。让我们不要过于急功近利。事实上，我建议你暂时不要过于激进或者做大的改变，至少在我们探讨得足够深入之前先不要这样做。

对治疗过程的评论　我还要求露丝确定自己对治疗的承诺水平。显然她不属于“我不想待在这儿”的一族。对于生活中的大部分内容而言——比如她的体重——她可能处在第二个水平“我只想收获成果，但不想付出努力”以及第三个水平“我愿意试试”上。但是对于减肥这个问题，我希望她看到努力能够获得成功。所以我会将她引导到第四个和第五个水平上：“我会尽我所能”以及“我会做一切我需要做的事情”。如果来访者愿意敞开自我，付出努力，那么他们将很快在现实疗法中有所收获。

对来访者而言，这种交流的治疗系统并不会像一种干涩的说教而更像是一种能感染心灵的乐曲。这种询问的方式并不容易——很多治疗师在接受这个方面的训练时往往会产生受挫感，但是这种方式的确有它独特的长处：它能帮助露丝发展出可感知的内控点并认识到她的生活有其他选择。之后，她就能获得一个重要的新信念——她的生活会更好、她的感觉将改善、她也能获得自己梦想中的那种控制感。在这里，我还需要明确一点——现实疗法所包含的内容远不止制订计划和解决问题这么简单。

我进行治疗的潜在假设是：如果露丝改善了她现有的人际关系，那么她的痛苦就将得到缓解，她就可以拥有更加幸福的生活。我会努力帮助露丝改善她在家庭、单位以及学校中的人际关系。我会帮助露丝逐渐接纳她自己——接纳这个虽不完美但富有存在价值的自己。

帮助露丝评估自己当前的行为

在整个治疗过程中，我会时不时将一些自我评估性的问题穿插其中，类似于："你昨天那些行为的最终结果是否和你的预期一致？""你的愿望在现实生活中是否能够实现？""你所希望的东西真的对你有好处吗？""这种舒适但令人厌烦的生活真的是你心中所想吗？""你现在生活得好吗？""你现在的精神状态是你所希望的吗？""如果你成为了你希望的那种人，那你会有怎样的不同？"以及核心问题——"你将如何亲近你的丈夫和孩子们？"让我们通过下面的对话来看看这些问题是如何被穿插在治疗过程中的。

治疗师：让我们来聚焦你痛苦的那个最大来源——你和丈夫的关系吧。在前面的治疗过程中你提到过，他忽视你，对你总是想当然而且和你基本没什么话说。从我收集到的信息来看，你希望改变这一现状[2]。

露　丝：我当然想改变。

治疗师：你也发现了你自己的行为是唯一你可以控制的东西。

露　丝：是的。

治疗师：那么现在我想就在你们二人的关系中，你的选择和你的所作所为问一些重要的问题。

露　丝：好的。

治疗师：昨晚都发生了什么？请你准确描述一下从你丈夫下班进门后到你们上床

睡觉前这段时间内发生的所有事情。

露　丝：(她详细地描述了整个晚上发生的事情。在此过程中，我努力帮助她尽量精确地描述。)

治疗师：你那时希望从他那里得到什么？

露　丝：(她描述了自己希望从丈夫那里获得的东西。)

治疗师：如果要达到你的目的，你是否可以对他说些和昨晚不同的话？

露　丝：我可以说："嗨，你今天过得怎么样？"然后给他一个大大的拥抱。接着我会说："让我们一起看看邮件然后准备晚餐吧。"

治疗师：听起来不错。所以你会对你和丈夫关系中唯一你能控制的部分进行改变了？

露　丝：是的，通过我自己的行动。

治疗师：现在假设他并没有按照你所预期的方式对你的话进行回应，接下来你会怎么办？

露　丝：嗯，我可以这样对自己说："我已经做了我所能做的，但这并不能保证他就会改变。现在我已经做出了比过去要好的选择，所以我选择让自己满意并愉快起来。"

治疗师：如果你真的按照你刚才所说的进行了努力，那么你们的关系将很有可能出现改观。

对治疗过程的评论　在这个部分中，我倾向于帮助露丝评估她自己的行为——而不是她丈夫的行为。我通过问问题来间接地提醒她：她能控制的只有她自己的行为。如果她采取应有的行动，那么她就能感受到自己已经尽力了——这会让她感觉好起来。接着我会帮助她建立一些短期的、可实现的、成功可能性较高的目标。在后来的治疗中，她还会探索自己面临的其他选择——那些尚未得到满足的需要以及与之相伴的有效/无效的行为；还有那些她已经获得的和尚未(希望)获得的内在的控制感。

我鼓励露丝为自己的快乐需要制订更容易实现的计划。我之所以选择快乐这个方面是因为这是露丝目前尚未得到满足的最明显的需求，同时也是最容易着手处理的工作。露丝说她希望能持久地控制自己的体重，于是我鼓励她参与到支持性团体当中，比如减肥中心。我还建议她了解班上的同学并组织自己的研究小组——这将帮助她获得归属感并满足自己对权力和成就的需求。

我要求露丝每天花10分钟（如果她愿意）阅读一篇振奋人心的文章。《找到控制自我的方向》（*A Set of Directions for Putting and Keeping Yourself Together*，R. Wubbolding & J. Brickell，2001）是个不错的选择。她应该回避那些可能让自己产生内疚感、恐惧感或自我挫败感的读物。显然，露丝急切地需要一个"依靠"来帮助自己指明生活的方向，如果这一点被忽视那后果将不堪设想。所以，我们至少可以向她推荐一位心思缜密又懂得现实疗法的神职人员来帮助她。

总体来看，我会帮助露丝实现自己对归属感、权力感以及快乐感的需求。这一过程则需要采用"WDEP"系统，这一系统的具体步骤有：W = 确定愿望和需要（wants），其中包括承诺水平以及控制点；D = 检验其整体行为，其中包括探索个体当前的做法（doing）、想法和感受；E = 帮助来访者进行自我评价（evaluation），尤其是评价自己的需求和行为；P = 帮助来访者为实现其需求而建立起积极的、现实的计划（plan），从而帮助来访者采用和以往不同的方式来实现自己的需求。

我有信心通过现实疗法解决露丝的问题。当然，面对露丝的众多问题我也会觉得倍受挑战，但是我所具备的有关选择理论的知识会帮助我认识到，只要露丝的行为能有所改变，那么好的感受和成就感也将随之到来。因此，我相信露丝任何症状的改善都会提高她对整个生活的满意度。露丝的动机很高，阻抗极小，这显然都有利于其需求（目标）实现过程的稳步推进。

➢ 杰拉德·科里用现实疗法的观点对露丝的分析

引言

现实疗法是一种积极的、指导性的、注重实践且以认知行为作为主要焦点的疗法。身为一名治疗师，我认为我的任务就在于帮助来访者明晰其需求和感知，做出评估，然后为改变做出计划。我的基本工作就是建立和来访者之间的治疗关系，从而促进来访者对其当前行为的有效性进行诚实客观的评估。

我认为，感受上的改变要比行为上的改变难得多，因此对于露丝，我的治疗工作的主要焦点就将放在露丝当前的行为上——从某种程度上讲，其实是放在她当前的想法上。她会发现让自己按照不同的方式做事和让自己按照不同的方式思考相比，前者要容易得多。我会把所有涉及露丝感受的问题都和其思维以及行为联系起来。

对露丝的评估

我不愿总是盯着露丝的不足、问题和失败不放，我更愿意将焦点放在她的优势、成就和成功上。开始时我会问她这样的问题："你希望得到什么？如果你现在得到了你希望的东西，你的生活会有怎样的不同？你认为你最大的优势是什么？你最喜欢自己的什么特点？你做过什么让自己倍感骄傲的事情？你可利用的资源有哪些？"通过露丝的自传以及她的初诊表格，我已经了解到她的确存在一定优势，现在她只需要为完成自己的个人目标制订出清晰的计划。

治疗目标

露丝现在的行为并没有达到其正常的效能。她徒然地把自己困在了过去的不幸中，内疚感和焦虑又耗费了她大量的精力，而她却忽略了引发这些感受的事件——简而言之，她正通过自己的行为来源源不断地获取内疚和焦虑感。我尝试将她的注意力引导到她的这些行为上来，因为这些行为才是她可以控制的部分。我还坚持要求她诚实地评估这些行为的效能——这些行为是否能使她的需求得到满足？之后，我们会一起来为她希望 / 需要的改变制订计划。

治疗程序

我期望露丝能够承诺实行自己的计划。如果她希望改变，行动就是必需的条件。在此，她需要做到：严守自己的承诺去实施计划，不因为自己而责备他人，不为自己没能信守诺言找借口——这些都十分重要。为了能达成这些目标，我们需要签订治疗契约，详细注明露丝希望从治疗中获得的目标以及她可以利用哪些渠道来达成这些目标。

如果露丝说自己很抑郁，我不会询问她抑郁的原因，我也不会纠结于她的抑郁感受。相反，我会问她当天都做了些什么，哪些行为导致她产生了抑郁感。想要获得行为方面的改变，观念的改变并不是唯一的途径。相反，一旦个体的行为有所改变，那么个体的观点、感受则极有可能发生变化。

治疗过程

我将通过现实疗法的治疗过程来帮助露丝实现自己的目标。尽管现实疗法的治疗原则听起来很简单，但是这些原则必须被治疗师创造性地运用到治疗过程中——这一点并不容易。需要注意的是，尽管这些原则会在每个治疗阶段被越来越多地运用，但是我们不应该想当然地把它们看作是相互独立且僵化的部分。每个治疗阶段都是前一治疗阶段的延续，这些原则彼此之间也存在着密切的相互联系。在现实疗法中，这些原则通过共同作用于整个治疗过程而紧密结合在一起。这个过程将两方面的要素——治疗的环境以及那些旨在改变行为的特定治疗程序——编织到了一起。

治疗过程要素

建立治疗关系　在治疗的开始阶段，我的主要精力将放在露丝学习了解自身上。治疗环境的核心则由我对来访者的个人卷入组成，这必须与整个治疗过程有机结合在一起。我可以通过倾听露丝的故事并熟练地提出问题来表达我的这种个人卷入。我的卷入将促使她对自己的生活进行评估并促进她朝着自己希望的方向发展。

在我们早期的治疗阶段中，露丝希望讨论自己儿时以及年轻时体验到的失败感。她立刻就想将自己当前的恐惧归咎于自己的这些消极经历。但我说我不希望继续回顾她过去的失败，如果非要谈及过去，我希望她能更多地谈及那些成功的经历。她对此似乎有点吃惊。我不希望她总把注意力放在与消极经历有关的感受上。造成她当前问题的很大一部分原因就是她总将自己困在消极感受中，我并不想强化她的这种范式。

激励露丝评估自己的行为　当我了解了露丝眼中的世界之后，我会鼓励她尝试一下不同的东西，即用批判的眼光审视她当前的行为——考察这些行为是否依然适用于自己。我将采用类似以下这样的问题：“你今天都做了些什么？”“在过去的一周中你都做了些什么？”“你喜欢你现在正在做的事情吗？”“你还想做些别的什么事情吗？”“什么阻止了你去做那些你希望做的事情？”在此，我需要明确一点，那就是我不会用这些问题一个又一个地轰炸露丝的大脑。然而，在早期的治疗过程中，我还是需要逐渐让露丝按照这些问题的思路去思考。我不会让她总是把焦点放在过去或是她的态度、信念、想法和感觉上，相反，我希望她能认识到她应该把注意力放在她今天所做的以及明天将要做的行为上。

我的假设是：当露丝对自己当前行为进行建设性/破坏性方面的评估后，她就会有所改变。以下是一次治疗过程中对话的节选。

露　丝：那么，你认为我哪里做错了？有时我想放弃，因为我根本不知道如何改变（她急切地希望我能对她进行价值判断）。

科　里：你才是那个应该对自己的行为进行评判的人，这一点有多么重要你知道吗？你的任务就是——为了你自己——决定哪些行为依然适用而哪些不再适用。我不能告诉你“应该”做些什么（如果我只是简单地指出她现在的行为方式无效，这对露丝而言其实并没有什么好处）。

露　丝：嗯，我确实很想走出去，然后在兼职工作和代课教师工作的面试中锻炼我自己。但是我一直不停地告诉自己，我太忙了，我没有时间去进行这样的面试。

科　里：这是你希望进行的改变（我的这个问题旨在确保她这种希望改变的愿望的强烈程度，我在尝试探索她的承诺水平）？

露　丝：是的，我当然希望有所改变。我希望能寻求这样的面试机会，然后能充满自信地接受一份兼职工作。

我们看到了露丝是如何阻止自己（没有任何原因）去进一步探索可能的改变的——改变她目前这种“等一等，看将会发生什么”的行为方式。她说她不喜欢自己的被动，她愿意更加主动一些。在众多阻碍她的因素中，我们探讨了其中一个——她如何让自己的家庭阻碍自己去追寻梦想。

制订行为计划　我们花费了几次治疗时间去识别露丝的那些无效行为。其中部分无效行为包括：拖延着不去参加工作面试；坐在家中让自己充满抑郁和焦虑感，然后再通过沿袭过去且不做任何改变来加剧这些感受；默许自己19岁的儿子罗布在外挥霍钱财，在他回家后还会细心照顾他；让女儿詹妮弗的出格行为控制自己的生活；继续从事那些自己本不愿意去做的事情。由于我们不可能一下子解决如此之多的问题，于是我会询问露丝她现在最想解决的问题有哪些。

接着我们制订了一系列计划来降低露丝的家庭所起的消极作用。露丝的行为惯例是：为自己的孩子们服务，然后怨恨孩子们——觉得自己被他们所利用。我们所制订的计划中有一部分就要求她和自己的孩子们坐下来平心静气地谈，然后重新界定他们之间的关系。于是我建议进行一次包括她的所有家庭成员的家庭治疗。这个想法既让露丝激动万分又让她倍感恐惧。当她最后成功地将约翰和自己的四个孩子带来参加这个两小时的治疗时，她的确十分惊讶。在这次家庭治疗过程中，露丝向每个家庭成员表明了自己希望进行并将努力实施的改变。之后，我们探讨了露丝改变后成员们的角色将出现的变化。露丝的其中一个儿子和女儿对露丝的改变十分冷漠，他们只想知道到底是哪里出了问题。我进行这个家庭治疗的目的就是希望能给露丝一个机会去发现自己想要的东西，并看到自己为实现这些改变需要付出的努力。这个治疗过程帮助我了解了她与家庭成员之间的关系，也帮助她学会追求那些对她而言重要的东西。

对治疗过程的评论

秉持着现实疗法的精神，我并没有直接告诉露丝她应该在哪些方面有所改变。相反，我鼓励她对自己的需求进行探索，然后决定自己在希望改变上的承诺水平。她需要检验她当前的行为在多大程度上还适用于自己。一旦她对自己当前的行为进行了评估，她就等于在自我改变的道路上迈出了里程碑式的一大步。她会时不时倾向于抱怨自己那种被控制的、受害者的感受，我的目标就是要帮助她看到她的无助感其实是由她自己的行为导致的。在我们的治疗过程中，露丝从起床到就寝中所做的事情都是我们关注的对象。通过自我发现的过程，露丝为自己的行为承担了越来越多的责任。她认识到了自己的行为与感受之间存在着多么大的联系。

在露丝越来越清楚自己的行为范式之后，我鼓励她为自己希望的变化制订特定的行动计划。那种宽泛且理想化的计划往往不会有什么成效，因此，我们制订的改变计划将抛弃这些不实用的帽子，而以露丝愿意承诺实施为宗旨。通过这个过程，露丝就能了解自己应该如何评估自己的行为，她应当如何调整自己的计划以确保自己能够获得成功的体验。

➢ 思考题

(1) 格拉瑟博士认为："我们可能是过去经历的产物，但是我们并不是过去的受害者——除非我们自己选择这样。以这种观点来处理来访者的问题将可以大幅度缩短治疗的进程，因为这可以迅速抵达问题的核心。"你对他的这种观点有什么看法？

(2) 格拉瑟博士认为："当我们为改善目前的人际关系或寻求新的人际关系进行尝试时，如果我们采取了自我破坏性的行为，那么那些我们无法选择的行为——神经症、身心疾病和精神病——就会紧跟着到来。"你对他的这种观点有什么看法？

(3) 格拉瑟博士和伍伯丁博士似乎不约而同地对露丝在治疗中应该探索哪些问题，在治疗过程外应该实施什么行为都进行了明确的指导。你对他们的这种做法有什么感受？作为露丝的治疗师，你是否会在露丝没有谈及的情况下主动地提出你希望探索的问题来？

(4) 你是否担心现实疗法的治疗师在治疗过程中可能会将自己的价值观强加给来访者？在格拉瑟博士、伍伯丁博士和我对露丝进行的治疗过程中，你是否看到了这种潜在的隐患？

(5) 伍伯丁博士通过频繁地发问来帮助露丝明确自己的需求。他的众多问题中你最喜欢哪些？为什么？

(6) 回顾一下格拉瑟博士、伍伯丁博士和我对露丝进行的治疗过程，你认为我们在现实疗法的运用和治疗风格上存在哪些不同？

(7) 根据你获取的露丝的相关信息，利用现实疗法对露丝进行治疗。系统地说明你将如何帮助露丝聚焦她当前的行为，对行为进行评估并形成具有现实性的计划。

(8) 假设你是一名来访者，而你面对的是一位现实疗法的治疗师。那么你认为你可能会有怎样的治疗经历？你会如何描述你当前的行为？你能否为你特别希望改变的行为制订出一个特定的计划来？

➢ 注释

[1] 伍伯丁博士并没有让露丝对自己的生活做出翻天覆地的改变，为防止露丝被如此众多的改变所淹没，伍伯丁博士建议露丝从小处着手。

[2] 在这里，伍伯丁博士采用了有技巧的询问来帮助露丝进行自我评估。

第十章　女权主义疗法

➢ 女权主义疗法概述

女权主义疗法的主要目标是赋权，这其中包括让个体获得自我接纳感、自信、自尊、愉快、自我实现等。其他的目标还有：提高女性的人际关系质量，帮助女性做有关角色表现的决定，帮助她们了解文化、社会和政治体系对她们当前状况的影响等。来访者将不仅仅获得那些简单的调适策略或问题解决策略，她们还将通过治疗过程改变自己对周围世界的看待方式、改变她们对自己的感知方式并改善她们的人际关系。

女权主义疗法的治疗师会发挥自己赋予信息和指导的功能。通过将焦点转向外界事物，治疗师将帮助来访者从"责怪受害者"的倾向中解脱出来。治疗师往往还会自由地使用其他治疗方法中的技术，比如：重构和定义、阅读疗法、倡议、权力干预、社会行动、性别角色分析和干预等。

女权主义疗法的治疗师强调治疗的教导作用，并会努力建立和来访者相互合作的治疗关系。治疗师会极力使整个治疗过程清晰化，并为获得来访者的知情同意创造条件。治疗过程何时终止一般由来访者自行决定，不过，这（治疗过程的终止）往往发生在来访者觉得自己的个人同一性和自尊感已经得到提升的时候。

➢ 女权主义疗法专家凯西·M. 埃文斯（Kathy M. Evans）博士、苏珊·R. 西姆（Susan R. Seem）博士以及伊丽莎白·A. 金凯德（Elizabeth A. Kincade）博士对露丝的分析

引言

女权主义疗法在众多心理咨询和治疗的理论当中可谓独树一帜。女权主义疗法对一般有关心理疾病的假设——“个体的心理疾病是个体的问题，是个体不健康因素导致的”提出了挑战，它主张“个人的即政治的”。女权主义疗法还将个体所处的社会以及政治环境作为导致其问题的因素来考虑。这是一种创新性的观点，它将个体放到了所处的社会文化背景中加以考量。这样，在考虑导致个体心理变化的因素时，个体本身的因素和环境性的因素都将进入女权主义治疗师的视线中。女权主义疗法来源于20世纪60年代的三个女性解放运动：女性意识觉醒团体、受虐妇女收容所和反强暴运动。从那时开始，女性们开始团结在一起，努力改变着个体、政治、社会和文化对女性及其角色的观点和价值评估，从而达到避免“男性第一”的家长式家族结构影响的目的。

在女性意识觉醒团体中，大家（女性朋友们）会坐到一起来讨论自己作为女性的种种经历。这些团体中没有领导，也没有等级差别，这种团体会按照女性的平等价值观、权利与责任平等分配的方式来运行。在其中，女性个体会意识到，那些看似是自己个人的问题其实在整个女性群体中相当普遍。

在受虐妇女收容所和反强暴运动中，女性朋友们会团结在一起抗争那些针对女性的暴力事件的源头——家长式文化。传统的治疗方法的观点一般都以男性为主，这种观点会将针对女性的暴力或强暴事件看作是女性受虐倾向的结果。女权主义疗法的观点则与这种传统观点背道而驰，我们所处社会的文化价值观将被看作是男性暴力事件屡禁不止的原因。

女权主义疗法的治疗师会努力在治疗过程中减小主流文化对来访者造成的伤害，这些伤害对整个心理咨询与治疗领域造成了极其深远的影响，尤其会导致人们的性别

偏见和对不同性别角色的刻板印象。由于这些影响的作用，不同从业人员对诊断、个案的概念化以及治疗的观点也大相径庭。在女权主义疗法的治疗师看来，离开社会的改变，个体想获得持久的改变就只能是空谈。

在此需要强调一点，时下流行的观点——女性群体是受压迫的群体——其实来自于特定群体的女性，而其中的大部分都是白人，来自中产阶级且受过良好教育的女性。然而，除了性别歧视以及其他多重形式的压迫外，当代女权主义疗法还认为存在诸如种族歧视、同性恋歧视、老年歧视及等级歧视等多种形式的压迫。这些并不只对受压迫的群体有消极的影响作用，相反，这对所有人都有百害而无一益。过去，女权主义疗法的治疗师和选择女权主义疗法的来访者一般都是女性。不过，最近这种观点出现了变化——人们开始认为女权主义疗法对男性和女性都适用。

女权主义疗法究竟是根植于心理理论还是政治哲学假设，女权主义疗法的治疗师在这一点上从未达成过一致。不过，新近的文献和研究表明，女权主义疗法更多地似乎还是根植于心理学理论而并不是哲学假设的简单堆砌。和那些基于经验和实证的疗法相比，当前的女权主义疗法似乎和存在主义疗法以及人本主义疗法的模型更为接近。但是这并不意味着女权主义疗法的技术不在经验主义的范畴内，相反，女权主义疗法依然十分强调来访者和其社会背景在治疗中的交互作用。而这势必会影响女权主义治疗师对治疗方法的选择。

女权主义疗法的治疗方法

女权主义疗法的治疗师认为，性别上的不平等是现实存在的问题，这也是个体的社会压力和痛苦的来源之一。这种压力不但具有伤害性，而且一定会令个体产生痛苦的感受。这种不平等源于权力的不平等，在大部分情境中，拥有较大权力的一方往往是男性。此外，不同的女权主义哲学对“是什么导致了妇女受压迫的地位”这个问题也有着不同的解释——不同女权主义哲学的答案各有不同。对这个问题的解释则在很大程度上决定了治疗师选择采用的干预手段。

最终，这个争论导致了两个极端。其中一方得出了一个共识——压迫源于父权制的社会制度，或者说源于男性的统治地位。在这个模型中，个体如果想要得到长久的改变，那么他需要的就不仅仅是自己本身的改变，在更大程度上他需要社会和政治的改变。另外一方则认为这种压迫大部分是社会化过程以及我们对文化信仰进行内化与自我复制的结果。在这个模型中，社会观念和社会角色的转变成了个体改变的必备条件，但也为个体长久改变提供了可能。

尽管在女权主义治疗师中存在着不同的哲学观点，但是女权主义疗法的基本原则和信念却是共通的：治疗师和来访者要一起努力来理解并消除心理、社会政治以及文化变量对个体的负面影响。女权主义疗法的治疗师往往秉持着两种核心目标：短期目标——要消除来访者的痛苦；终极目标——要减轻社会政治对来访者造成的压迫。后面这个长期目标需要女权主义疗法的治疗师将社会改变作为治疗过程的组成部分来加以考虑。

女权主义疗法的基本原则

女权主义疗法的常见治疗原则来源于不同的理论，这些原则是：①个人的即政治的；②平等关系的重要性；以及③重视女性的经历。

"个人的即政治的"这一原则反映出女权主义疗法的观点：个体经验并非凭空出现的。女权主义疗法假设，来访者痛苦经历的首要来源便是个体所处的社会和政治背景，并不是个体本身。在这里，治疗师将导致个体问题的病理学因素进行了重构，从而将外因和内因区分开来。这样，那些被社会压迫的个体就不会因为自己的感受、想法或行为而受到人们的责备或病态化的歧视。不过，这个聚焦外部成因的过程并没有忽视内在的因素，内外在因素被视为相互作用、相互影响的共同体。

女权主义疗法认为人与人之间的**关系应该是平等的**，因此治疗关系不能成为不平等社会关系的复制品。大部分传统的疗法往往根植于主流的文化价值观，因此，这些疗法的治疗师往往被摆在专家的高级地位上。女权主义疗法则不同——治疗师和来访者之间的关系是平等的，他们之间是共同协作的平等关系。治疗师是拥有专业知识的专家，而来访者则是他们自己生活和经验的专家。

传统的心理学理论和心理疗法都遵从着男性为主的社会规范，而女权主义疗法则更**重视女性的经历**。从历史上看，心理学理论往往倾向于将男性和女性的经历进行对比，但比对的过程却并不公平——女性的经历往往被看作是不正常的。在女权主义疗法中，女性的经历备受重视，并且会被看作是理解来访者痛苦的关键所在。治疗师会根据女性来访者的女性经历来理解其痛苦，而不是按照男性的经历去审视她们的问题。女权主义疗法并不是在否定男性经历，只不过，女权主义疗法认为在解释女性的经验和行为时应该寻找适合于女性的概念和范畴，而不是简单地套用男性的经验范畴，不能用对男性的标准衡量女性，更不能把得之于男性的结论和定律不加选择地套用到对女性问题的解释上。

最初的评估和评价

尽管我们三人无法拿出一个统一的女权主义疗法的治疗方法来，但是我们都同意，我们可以按照自己的观点从不同角度探讨露丝这个个案，从而为“性别压迫的根源是什么”这一问题找到答案。西姆将秉持激进的女权主义的观点——父权社会是个体问题的核心来源。埃文斯则会秉持文化的观点——人们对女性的轻视才是问题的关键所在。金凯德则采用了社会主义的观点——经济哲学和性别不平等形成的复杂混合体导致了女性受压迫的地位。我们会在合适的时候探讨，在露丝的个案中，我们的方法在理论和治疗方面的差异。如果我们达成了一致，我们就会把我们一致同意的观点呈现给大家。最后和露丝的对话是我们三人的方法整合后的结果。

传统的诊断和评估 传统的诊断——类似 DSM-IV-TR 这样的诊断系统——其实反映的是主流文化对健康和病理学的定义。许多女权主义治疗师都避免采用这种诊断系统。然而，像我们这种主张男女平等的从业人员，如果确实想要使用这种正式的诊断系统来对露丝进行诊断的话，那么我们应该在熟知其缺陷的情况下使用。

DSM-IV-TR 是以男性的心理健康和心理功能为主的单一文化模型的系统。在其描述中，性别歧视、种族歧视、阶级歧视、年龄歧视、残疾人歧视、异性恋主义的痕迹随处可见。例如，传统妇女性别角色中的过度顺从行为就被视为一种病态行为（即依赖性和边缘性人格障碍）。此外，一些特定诊断标签中还涉及对女性性别角色的刻板印象（例如，表演性人格障碍）。相反，那些男性患者比率较高的诊断结果（例如，反社会人格障碍）则往往更局限于行为方面的描述。此外，DSM-IV-TR 更加关注个体的内在因素，这就将个体的经历和其所处的政治背景分离开来了，从而忽略了环境因素对个体的影响作用——这显然与政治分析过程相抵触。

从传统意义上讲，心理上的问题往往被视为一种私人问题，因此个体往往倾向于自己寻求解决之道而不是寻求社会或政治的帮助。事实上，很少有诊断的标签会将来访者的问题定位在环境因素上。可是，当人们忽视或低估了社会政治变量的作用时，就难免出现对来访者的误诊以及责备受害者的倾向。除此之外，治疗师的偏见以及主观性也可能影响诊断的过程。不同理论取向的治疗师对露丝做出的诊断也各有不同，这可能就是临床偏见和主观性导致的结果。

女权主义疗法的评估 从历史上看，女权主义疗法的治疗师曾经避免进行诊断这个过程，因为她们认为来访者内心的痛苦根本无法通过正式的诊断来加以评估。然而，如果治疗师能对诊断保持敏感的态度，那么他就能在诊断中避免重复家长制的观点和态度。传统意义上的诊断是一种加剧治疗师和来访者之间权力不均的过程。相反，女权主义疗法的诊断和评估需要的则是合作性的、现象学取向的方法。

在对露丝的初诊表格和她的自传进行回顾之后，我们三个达成了一致：我们的治疗工作应该首先对她所处的社会、政治以及经济环境进行评估。这种评估不应局限于家庭背景，还应该在更大的社会背景下探索她的人际关系。

由于露丝长期处于充满男性至上以及其他各种形式压迫的社会环境中，因此她的精神创伤由来已久。我们对露丝的评估过程就包含倾听她的故事，从而通过她的经历来评估她和政治之间的关系。我们将露丝按照一位生活在男性至上的主流文化中的、处于从属地位的个体来理解。因此，我们会从性别和权力的角度来探索露丝和她的生活经历。这种分析可以使露丝在不会因自己的社会化过程和处于从属地位的现状而受到责备的情况下，探索她在性别角色关系方面的问题。

露丝总是尽力让别人愉快，她总是为别人着想，很少关注自己的得失。她似乎是位超级女性，她是好妻子、好妈妈，这些都是她顺从于传统的、男性至上的性别角色的社会化过程而把自己放在从属地位的行为表现，可这些并不意味着她是病态的，也不意味着她充满了依赖性。我们会把露丝的惊恐症状看作是其角色冲突的结果。对女性来说，在自我成长和遵从传统女性性别角色预期之间很容易出现冲突。她们会觉得难以抉择，因而会产生内在的冲突，而这种冲突将会以焦虑等形式表现出来。露丝描述了自己的感受：她觉得自己是在为别人而活，她觉得她担负着婚姻的责任和义务。她清楚地表达了自己对目前生活的强烈不满，但她同时又明确地认为自己害怕改变。因此，露丝的惊恐症状、冲突感以及同一性方面的混乱都可以被看作是她对自己面临的压迫、歧视以及性别角色刻板印象的应对方式。她的症状还可以被看作是她对种种压迫的反抗。露丝的行为和感受更多的是一种适应性——而非病态——的行为，我们不能在这个时候随意给她贴上诊断性的标签。

我们还可以进一步了解露丝的愤怒感。在家长制的社会中，人们认为女性不应该拥有合法的权力，因而女性往往会有无能感。当个体因觉得无法或难以控制自己的生活时，这种无能感往往会导致愤怒感。除此之外，家长制的规范往往也不允许（甚至会惩罚）女性表达愤怒的行为。因此，女性逐渐学会了将愤怒转换为可被接受的症状。基于这个假设，我们和露丝一起对她的无能感进行了探索。在治疗过程中，我们以女性的方式对待露丝，我们鼓励她表达自己的愤怒。我们将她的愤怒看作是潜在的积极能量，我们希望能帮助露丝将这种能量运用到个人或社交行为上，从而帮助她自己获得权力。

我们三人在对露丝的评估上出现了差异——西姆秉持的是激进女权主义疗法，她特别注重露丝在女性性别角色中的顺从与非顺从的意义，其中也涉及露丝这些行为在过去和现在所受到的奖励与惩罚。她会和露丝一起探讨露丝的从属地位如何导致了她的痛苦。因此，评估的一个焦点就是要识别露丝对这种压迫性的社会文化力量的内化程度。埃文斯秉持的是文化女权主义的观点，她主张帮助露丝识别自己所处的女权同一性发展的阶段，并对露丝的愤怒、自省、容忍以及角色混乱等进行评估。作为一名社会主义女权主义者，金凯德关注的是与经济相关的因素以及 DSM-Ⅳ-TR 诊断中与社会政治方面相关的内容。

任何对露丝的评估都应该和露丝一起合作进行，我们会鼓励露丝问问题并进行不同的选择。如果通过我们的评估能够得出正式的诊断结果，那么我们将和露丝一起探讨我们的诊断和其可能的结果。在探讨的过程中，我们会和露丝分享我们得出整个诊断结果的过程。同样地，露丝也可以与我们分享她将如何利用这些信息。

治疗程序

所有的治疗过程都需要以坚实的治疗关系作为基础，否则来访者的改变将难以持久且流于表面。对于女权主义疗法而言，治疗需要建立一个平等的治疗关系，治疗师需要对露丝的过去经历——或是她自己讲述的经历——进行深入而彻底的了解。

建立并示范平等关系 如果露丝希望获得权力感，那么平等的治疗关系在这里将尤为重要。在治疗过程中有一点很重要，那就是要消除治疗关系中人为的权力差异。女权主义治疗师会将第一次和来访者的接触看作一次面谈：一个可以让来访者和治疗师彼此认识，并决定是否愿意和对方共同进行治疗的机会。女权主义治疗师会努力使整个治疗过程清晰透明。为了达到这个目标，我们会询问露丝的治疗目标以及她希望从治疗中得到的收获。我们将向露丝解释我们是以女权主义观点为指导的女权主义治疗师，我们还会采用适合露丝的、通俗易懂的语言对露丝详细说明这一点。

此外，因为露丝过去从没有被当作一名平等的个体来看待，她也从没有经历过双方都满意的人际关系，因此我们就需要帮助她学会并体会如何才能在自己的生活中建立起平等的人际关系来，这一点至关重要。因此，我们需要建立起一种平等的治疗关系。这种示范将从第一次会面开始。我们会积极地邀请露丝参与到评估、制定治疗契约、制定治疗目标的过程中来。此外，女权主义疗法的目标在于帮助露丝发展相互信任依赖的人际关系，并帮助她学会在人际关系中通过沟通来满足自己的愿望与需求。

埃文斯是一名非裔美国女权主义治疗师，由于美国的种族观念，她认为自己和露丝在权力方面存在不同。因为露丝需要获得埃文斯的帮助（这时的埃文斯具有更高的权力），因此她们之间的权力平衡尤其重要（在西方社会中，人们普遍认为白人女性具有更高的权力）。埃文斯会以有色人种的角色来探索露丝的经历，同时会向露丝讲述自己——既作为一名专业人员又身为一个普通人——的经历。她会让露丝意识到如果她面对的治疗师和自己更为相似，那么她将更容易被这名治疗师理解和接纳。

金凯德是秉持社会主义女权观点的治疗师，她也会将注意力放在权力上，不过她承认来访者是支付治疗费用的人——这有碍于建立起平等的治疗关系。此外，作为一名秉持社会主义女权观点的治疗师，她深知不同的职位头衔剥夺了很多人的权力。那些拥有所谓的职位头衔的人们往往在经济权力和社会地位上与我们存在差异。

我们三个人都认为：在对露丝进行治疗的过程中，在建立并维持平等治疗关系的过程中，自我暴露是一个有效且极其重要的工具。我们将和露丝分享我们的信念：尽管我们是懂得心理学理论和治疗技巧的专家，但是露丝本身也拥有专业性的知识——她是自己生活和经历的专家。

了解露丝的经历　治疗师要接纳并认可露丝的经历，这一点十分重要。女权主义疗法秉持的价值观可能会和露丝的文化以及总体的价值观相冲突。我们接纳这个现实。我们不会对露丝就受到压迫的问题高谈阔论；相反，我们会引导她对自己受到压迫的生活经历进行探索。我们会告诉露丝，我们相信每位女性在性别、种族以及文化方面都会存在不同的经历，我们会认真倾听露丝的这些经历。

此外，我们还会帮助露丝在其社会政治背景下了解自己。要理解露丝的经历并引导她了解自己痛苦的复杂根源，我们就要对露丝——这位来自正统基督教派家庭的39岁的白人中产阶级的女性——的信念、想法以及感受有所了解。我们会向露丝提供一般女性的观点，并且在适当的时候我们也会对自己的观点和经历进行自我暴露。除此之外，我们还会对自己在面对露丝时存在的优势和局限、偏见和歧视进行自我探索。

干预及治疗的目标

女权主义疗法基于一种平等、选择及赋权的治疗模型。这三个要素决定了女权主义治疗师要在来访者的背景下——包含经济、文化以及家庭状况等因素——对来访者进行治疗，这往往需要长期的治疗过程。不过，诸如自信心训练、认知重组、短期动力模型等短期干预技术也被纳入到了女权主义治疗的范畴中。此外，女权主义疗法的其中一个目标就是要赋权给来访者，女权主义疗法的治疗师认为：通过治疗，来访者将能把自己在治疗中得到的权力自如地运用到自己的生活中。而何时做与怎样做都是治疗师和来访者协同努力的结果。这就意味着治疗师和来访者都需要认识到治疗过程中不断变化的需求，并在双方达成一致时，商讨治疗次数的增减。

为了示范治疗中健康的界限并进一步巩固治疗师与来访者之间的关系，女权主义治疗师将和来访者一起分享自己的价值观和信念。治疗的目标就是要形成协作的治疗关系。治疗师将邀请来访者探讨治疗师的价值观和信念。此外，女权主义治疗师还会向来访者教授有关女权主义疗法的理论和治疗过程，这可以帮助来访者在充分知情的情况下对治疗进行选择。在这里，治疗过程被清晰透明化，而来访者将学到有关治疗的相关技巧。女权主义治疗师这种对平等关系的示范可以帮助来访者在治疗关系内外应对各种人际关系。

尽管我们三人在对女性受压迫的概念上存在差异，但是我们都会采用以下这些干预手段，并且我们相信这些特定的干预手段会对露丝有所帮助。这些干预手段是：①性别角色以及权力分析；②自信心训练；③阅读疗法；④对露丝的症状和担忧进行重构；⑤参与社会活动和政治活动；以及⑥处理露丝对自身体重和身材的担忧。

性别角色以及权力分析 性别角色分析可以帮助露丝了解社会性别角色预期如何对女性造成了损害，又如何造成了男性女性在社会化方面的差异。露丝需要对自己从整个社会、原生家庭以及宗教那里获得的有关性别角色预期方面的信息——言语的、非言语的以及模仿得到的信息——进行检验。最终，露丝将会意识到，她所面临的生活和自我同一性方面的冲突都来源于她的现状：她希望能走出传统意义上女性的性别角色。露丝还会对遵循这种性别角色期待的积极 / 消极结果进行识别。她将认识到自己的能力，也将了解到自己的能力为什么不被家长制的社会所接纳，她的能力又是如何遭到压制的。

我们帮助露丝识别了自己的能力并正确认识了它们的价值，其中一部分能力就来源于她习得性别角色的过程。这些能力包括：她对自己多重角色的平衡与把握的能力，她对强加于自己的价值观和信念进行质疑的能力等。通过治疗，露丝终于意识到，她是怎么在有意识 / 无意识的情况下将他人 / 社会的性别角色期待的信息加以内化的。我们支持她建立起基于女性的女性意识（而非基于男性的女性意识）。我们鼓励露丝摆脱性别角色刻板印象的限制，从而自由地选择自己的行为。

在激进女权主义理论的指导下，西姆和露丝一起对能力的多个定义进行了探索，最终她们找到了最适合露丝情况的定义。西姆和露丝还一起探讨了露丝所具备的能力。西姆鼓励露丝在不依靠外界帮助的情况下间接地使用自己的能力。在治疗过程中，西姆鼓励露丝改变自己原有的对行使能力的观点，从而更加自由地以多种方式行使自己的能力。

埃文斯的观点则多少有些不同。作为一名自由主义的女权主义治疗师，她的目标在于帮助露丝对自己与丈夫、孩子们、父母及宗教关系的变化进行审视。埃文斯希望能帮助露丝对家庭中的权力进行重新分配和重新平衡，这样露丝就能在不受他人限制的情况下发展出自己的女性特质来。

金凯德认为露丝低估了她自己的力量，或许，在某种程度上她甚至畏惧自己的力量。露丝担心自己的选择会破坏家庭——这就是一个证据。作为女性，没有人告诉我们应该去接受自己的力量，也没有人让我们认识到自己的力量。露丝和她的女儿之间的问题可能就是露丝失去自己唯一被允许——唯一被她所在的文化“允许”的——拥有的力量的表现。除此之外，作为一名社会主义女权主义治疗师，金凯德深知社会对女性的经济剥削，她明确地向露丝提出了自己的质疑：为什么露丝只选择做一名代课教师（传统已婚女性的常见角色）却不选择成为一名全职教师。金凯德会与露丝一起探索她不愿追求全职教师职位的原因——是否由于露丝畏惧承担该职业之后自己将拥有的责任与自由。

自信心训练　自信心训练是女权主义疗法开始时的重要组成部分。对于女性而言，自信心时常被等同于侵略性，也没有人去教年轻的女孩们学习如何争取作为人所应有的权利。自信心训练将教女性学会在不带侵略性的情况下行使自己的权力。根据露丝为自己制定的目标，我们决定帮助她变得更加自信。

我们对露丝问题探讨的结论是：当她想摆脱自己既定的性别角色时，混乱和内疚感就跳了出来。治疗的一个目标就是要帮助露丝摆脱他人强加给她的角色，从而获得新的自我意识。团体疗法可以让不同的人在合作交流的氛围中习得新的生活方式。因此我们为露丝专门建立了一个自信心训练小组。在这个小团体中，她将意识到自己不是孤立一人，她的自信也并不意味着她将疏远身边的人。在团体中，她将学会帮助别人的技巧，同时她也将获得团体中其他成员的帮助。

阅读疗法　女权主义疗法的一个重要目标就是要帮助露丝了解自己面临的问题和大多数女性的常见问题之间的联系。在此，阅读疗法是个很好的辅助工具——它可以帮助露丝认识到她的问题并不是她独有的，其他众多女性也有和她一样的问题。在治疗中，露丝将有机会与治疗师探讨自己阅读后的感受，并和治疗师研究如何将这些感受运用到现实生活中——这些对治疗过程而言至关重要。

我们向露丝推荐了两种类型的读物。第一类主要包括与露丝情况有关的各类心理健康专业书籍。第二类主要包括与露丝情况有关的各类散文或小说。例如，阅读有关白人女性经历以及女权主义基督教义方面的书籍可以帮助露丝在保留自己信仰的同时，更加坦然地面对自己决定做出的改变。我们向她推荐了几位同时信仰女权主义和基督教的作家，她们的作品中会涉及女权主义和基督教之间的关系。这些读物可以帮助露丝认识这二者之间的关系，却又不会危及她的现状。作为女权主义治疗师，我们会从其他女性的抗争和经历中获益匪浅，我们会和露丝分享我们从他人的经历和生活中得到的收获——这也是我们的知识和力量的源泉。

对露丝的症状和担忧进行重构 女权主义治疗师都认为很多来访者症状的根源都是我们所处的这个以男性为主、忽视女性经历的社会文化。所有人都会因生活在这种男性统治的文化中而受到损害，女性受到的损害则更甚——她们学会了消极地对待自己的经历，露丝在这点上也没能幸免。她把自己的症状看作是懦弱的表现，她相信自己天生就有问题。女权主义治疗师会把露丝的症状看作文化和个人冲突的表现。然而，露丝的这种压抑并没能消除她的种种症状。因此，我们决定先帮助露丝学会通过认知和行为技术——例如压力管理和放松训练、思维停顿法、积极的自我叙述等——来控制自己的症状。除此之外，露丝需要认识到，即使自己的问题更多地来自于自己所处的社会和文化，她自己依然负有改变自己生活的责任和义务。

作为一名激进女权主义者，西姆将大部分女性的症状视作女性对家长制社会所赋予的女性特质进行被动抗争的表现。她将根据露丝在家庭和社会中的角色对露丝的痛苦进行重构。她将露丝惊恐发作的症状视作露丝希望向自己传达愿望的表现——希望自己能摆脱传统狭窄的女性性别角色期待。西姆和露丝将一起探索是否存在这样的可能：她症状中显示出来的被压抑的愤怒其实是她的一种方式——在保留自身女性特质的同时对男性定义的女性特质进行抗争。西姆鼓励露丝承认并表达她的愤怒感。露丝的感受和想法将被重构——它们都将被视为露丝对自己被置于从属地位进行抗争的表现，这将很快帮助露丝获得满足感。西姆会和露丝就如何定义其母亲和妻子身份进行探讨，从而找到一个可以符合露丝要求的选择——既可以帮助她摆脱从属地位，又能满足她对依赖关系的需要。

自由女权主义的治疗师尝试帮助女性理解其性别角色并努力在社会中为不同性别

创建平等的地位。埃文斯会和露丝一起对露丝的经历进行重构——其中，露丝既是一名美国女性，又是一个文化个体。埃文斯会和露丝一起对近百年来美国社会的文化和宗教对女性的观点，以及传统的婚姻和家庭系统中对女性的不公正待遇进行探索。她们将一起审视露丝的家庭系统并找到该系统对露丝的影响——如何导致露丝只知照顾他人却忽视自己的现状。对露丝的干预过程包括：要求露丝倾听并识别那些来自她父母和教会的、顽固的、导致她大部分冲突的信息。接着，她们将一起对这些信息进行重构，或者用符合露丝现状的新的信息来加以替代。

金凯德选择聚焦于露丝具备的能力上。露丝管理着整个家庭，并同时扮演着多个角色。这些都充分说明并明确体现了她的能力。金凯德要求露丝完成一个简单的家庭作业——将自己生活中的事件分成两类：一类是她认为有价值的，另一类是她认为没有价值的。这个过程可以帮助金凯德和露丝建立一个良好的治疗开端：把注意力放在那些露丝认为重要的事情上。这也可以帮助露丝识别出自己的哪些特质被所在文化标上了有价值 / 无价值的烙印。这样，露丝就可以在自我揭露、寻找与自己行为相矛盾的证据以及阅读的过程中不知不觉地正视自己的消极信念。例如，金凯德会祝贺露丝养育出了一个明知可能会引发他人的不悦，但仍然敢于为自己抗争、敢于自己做决定的女儿。

参与社会活动和政治活动　对于露丝，女权主义疗法治疗的一个重要目标就是帮助她了解自己的痛苦其实和很多处在同样文化中的女性是息息相关的。因此，我们会和露丝分享我们自己参与社会活动——我们为改变这个忽视女性及其工作的社会带给女性的压迫和痛苦而进行的社会活动——的经历。我们鼓励露丝参与一些社会活动以减少她的孤立感，帮助她建设性地利用自己的愤怒，帮助她获得更好的自我感受，帮助她通过自己的行为去影响社会结构。我们建议露丝成为持有女权主义观点的基督教女性团体中的一员。如果她所在的社区没有这样的团体，那么露丝自己可以组织起这样一个支持性的团体。她可以先从加入一个支持性的女性团体开始，这样她就可以了解这样的团体是如何运作的，从而为未来扩展团体的范围打好基础。

我们还会建议露丝参与到一些改变女性被压迫地位的社会活动中。社会活动是一个调整焦点、解决愤怒的好方式。对那些怀疑愤怒的用处和对自己强烈情绪感到恐惧的来访者，我们经常会告诉她这样的情绪往往也有积极的一面。如果我们没有这种愤怒感，女性保护中心可能根本无法建立。如果女性没有愤怒感，性虐待的问题将永远被人们忽视，那么受到伤害的成年人和儿童的数量将继续上升。这可以帮助女性朋友正确地对待社会活动。对于露丝而言，参与社会活动也是治疗她以往伤痛的好办法。我们可能会建议露丝去当地的妇女保护中心做一名志愿者，无论是在一线工作还是做后勤工作都可以。参与后勤工作可以帮助她学会帮助其他女性的技能。这样做可以帮助她获得成就感。这是一种极其有效的治疗形式，无论是对促进来访者的个体改变还是推进整个社会的变化而言都是如此。

处理露丝对自身体重和身材的担忧 西方文化对女性的要求是近乎残酷的。我们每天都被那种"女人应该完美无缺"的说法所"攻击"。如果一个个体没有达到这个流行的标准，个体的自尊将受到严重损害。因为我们所处的社会都按照外貌来评价女性，所以女性的作为似乎根本不被大家关注。露丝的社会化过程使得她认为食物是她获得解脱的方式。事实上，这大概只是在她遇到无法表达的情绪时——她所处的社会环境根本不鼓励女性表达自己的情绪——能让她获得短时安抚的途径。这种强迫让自己的情绪顺从文化要求的倾向进一步强化了露丝的无能感。最终，露丝成为了一个不被所在文化接纳的胖女人。她现在已经到了岌岌可危的地步，除了顺从文化的要求似乎再无其他的出路。女权主义疗法的目标是帮助露丝爱护自己的身体。露丝和食物的关系也可以被重构为她寻求安抚的方式，我们会帮助露丝找到其他满足自己需求的途径。

从激进女权主义的观点来看，家长制是女性受到压迫以及女性心理问题的来源，露丝的体重可以被看作露丝对"通过外貌评价女性"的观点的抗争。这是露丝无意识地对"女性应该是漂亮而性感的玩物"这一主流文化观点抗争的证据。露丝的体重是一种间接的证据，她希望被当作一个正常的人而非男人的玩物来对待。因此，西姆可以将露丝体重的问题重构为一种抗议——而不是她的生活出现问题或她缺乏意志力的象征。此外，露丝的体重也可能是她不希望自己被看作是性感尤物的一种方式，这可能是帮助她让自己变得更加中性化——无论是在她自己眼中还是其他男性眼中——的方式。帮助露丝理解肥胖的权力问题可以促使她在定义自己的女性身份和特征时，思考其他的选择。

社会主义女权主义观点和激进女权主义以及自由女权主义的观点各有不同，社会主义女权主义观点更加关注我们的社会是如何把消费以及饮食转换为和权力相关的问题的。金凯德相信食物是一种消费的形式。当我们走进一家食品店时，我们面临的选择有无数个，我们也可以选择买下所有的食品。这正是为数不多的女性能够行使选择权并获得权力感的途径之一。购买食品是露丝获得权力感的唯一途径。因此，露丝的体重问题其实是同她的权力问题以及她通过不适当的方式获得权力的过程息息相关的。除此之外，露丝的体重问题也和她的抑郁有关。这往往会形成一个恶性循环：露丝通过吃来让自己获得权力感；然而，因为不符合传统文化审美要求的女性会受到歧视，因此吃又会反过来破坏露丝的自尊。

总而言之，女权主义疗法的治疗过程以及针对体重问题的治疗过程都旨在提升露丝的自尊心，提高她的个人力量，强调她的能力，丰富她的应对策略。我们可能会向露丝推荐一位女权主义的营养师以及一个减肥的支持性团体，从而将治疗的焦点放在赋权上，而不是仅仅定义到减肥这个焦点上。我们需要把露丝推荐到能让她提升自我感受的团体中，这一点很重要。露丝需要这个赋权的过程来接纳自己的身体、思想以及生活。

对露丝治疗过程的范例

建立并维持平等的治疗关系　以下是第一次会面开始时的情境，其中，治疗师对权力的聚焦过程强化了来访者对治疗师的信任感。在下面的讨论中，治疗师为露丝模拟了健康的人际关系模式，并对露丝的生活经验给予了应有的重视，同时，治疗师还开始帮助露丝学会为自己做出健康的决定。

治疗师：你前面提到这是你第一次参加心理治疗，如果我适当地介绍一些有关我自己以及治疗流程的内容，你认为会对你有所帮助吗？

露　丝：嗯，我猜会的。我实在不知道下面会发生什么。对我而言，承认自己的生活出了问题实在是一件困难的事情。在我今天来到这里之前，我一直认为应该让你告诉我应该怎么做，但是我现在又有点不知所措了。我对自己到底想要什么有点混乱。我这个样子没有问题吗？

治疗师：我明白当你发现自己无力解决自己生活中所有问题时的那种恐惧与迷茫。我不能告诉你应该怎么做，因为我并没有生活在你的生活中，但是我认为我们可以一起为你制订出一个治疗计划来。之前，我接触过一些对治疗感到焦虑的来访者，我发现对于这个问题，最佳的起点就是向来访者解释我即将开展的治疗过程，所以我建议我们也这样开始。之后你可以再详细描述你选择进行治疗的原因，然后我们就可以探讨如何继续我们的治疗，哪些方法对你更合适。这听起来如何？

露 丝：你的意思是说我不一定要立刻谈论我的所有问题？

治疗师：是的，现在不用。

露 丝：好的，我刚刚还在准备谈论我的所有问题，然后等你告诉我应该怎么去解决它们。

治疗师：在我眼中，治疗就是我们两个坐在一起努力寻找对你而言最佳的解决办法。我是治疗的专家，而你是自己生活的专家。我将以女权主义的观点来指导我的工作。这其中包含两层含义：首先，我将会努力从你的角度来理解你的问题。我会十分重视你对自己以及自己问题的评价；其次，我会从社会和政治的角度去理解你和你的生活。我相信许多女性的问题大多是外部因素导致的。大体上看，女性并没有得到社会的重视，这将给女性朋友们带来精神压力。

露 丝：（看起来有点疑惑和不知所措）我不确定我是否完全理解了你的意思。

治疗师：我了解，这第一次听起来肯定会让人困惑。毕竟，如果我们女性没有得到应有的重视，我们不是应该早就注意到了吗？我相信你已经注意到了，这也是你痛苦的部分来源——即使你现在还没有认识到。例如，当我们最初交谈的时候，你提到了你对自己体重的焦虑。看看现在的流行杂志，问问你自己："到底是谁在决定什么才算是好看的，这种所谓的好看真的好看吗？"然后问问你自己像我们这样不符合这种"好看"模型的女性都遭遇到了些什么？我相信正是这种不符合理想模型导致的遭遇使我们对自己产生了不好的感觉。

露 丝：我从没想过我的问题和我的女性身份有关。但是我会好好考虑这方面的内容，我对于自己要做的事情总是感到恐慌、焦虑和担心，我一直觉得自己出了什么问题。

治疗师：是的，我同意，待在这里也是一件会让人恐慌的事情。我对你的焦虑一点也不奇怪。

露　丝：还有，我不知道自己和一位女权主义治疗师一起工作会不会让我感觉好些。我知道我丈夫一定不大赞成，因为他一直不怎么看得起女性。

治疗师：嗯，这是一个令你十分担心的问题。听起来你的丈夫对你来说很重要，你也不希望让他不开心。然而，我有些疑惑，你能否更详细地谈谈你对面对一位女权主义治疗师的忧虑呢？

露　丝：我害怕你会说我的问题都是由我的丈夫引起的，我害怕你会让我离婚，离开他和我的孩子们。女权主义者不都认为男人们才是问题的根源所在吗？

治疗师：一般来说，男性个体往往都不是问题所在，但是显然我们所处的文化一直将男性放在首要位置，这一点的确是事实。至于女权主义，我无法代表所有的女权主义治疗师，但是就我而言，我鼓励来访者担负起改变——能让自己感觉更好的改变——的责任来。我会和你一起努力寻找对你而言最佳的改变途径。

露　丝：所以，你之所以认为自己是一个女权主义治疗师，是因为你认为很多女性的问题都来源于她们被评价和对待的方式？

治疗师：是的。

露　丝：你不会把你的观点强加给我吧？

治疗师：是的，我不会。

露　丝：好的，我猜我愿意和你一起努力。

治疗师：听起来你还不是很确定。

露　丝：的确，我还不确信。嗯，是不太确信。因为我的父亲说所有的家庭破裂的罪魁祸首都是女权主义。

治疗师：听起来你有两方面的焦虑。一方面，你希望做那些你生活中的重要他人认为正确的事情；另一方面，你担心女权主义可能会伤害到你并改变你和生活中重要他人的关系。我这样说对吗？

露　丝：可能我现在不希望别人告诉我应该做什么、怎么做，也许我现在希望自己拿主意。这对我来说可是第一次。

治疗师：你正在明确地告诉我，你不希望按照不适合你的方式去改造。

露　丝：是的。我希望能摆脱他人的指指点点，按照我自己的信念走下去。

治疗师：我想你这种希望能自己拿主意的愿望本身就是一种力量。不妨让我提个建议——让我们先一起尝试进行四次治疗。这样你就可以对我和我的工作方式有个初步了解。让我们拿出四次治疗的时间来帮助你决定我是否能够倾听、理解并帮助你。

露　丝：所以如果我不想继续的话，我就可以离开？

治疗师：是的。不过如果到时你决定离开，我还是希望我们能一起探讨你为什么这样做，这样我才能理解你的决定。

露　丝：我喜欢这个建议。

治疗师：好的，听起来我们已经开始形成我们的第一个治疗计划了。

家庭关系中的权力和性别角色分析　这是露丝的第五次治疗。之前，露丝和治疗师确立了她们的治疗关系，她们决定再进行十次后续治疗，这是这十次后续治疗中的第一次。在这个部分我们将看到不同治疗师的不同治疗方式。金凯德深受认知方法的影响，西姆则秉持着精神分析的理论观点，她们二人将通力合作。因此，治疗师既会帮助露丝对抗自己那些机能不良的信念，还会帮助她探索自己的情绪和人际关系。这个部分将向大家展示女权主义治疗师是如何将不同治疗理论的风格和观点整合到她们的治疗技巧中的。

露　丝：我很高兴现在又待在这里了。我需要和你谈谈。

治疗师：听起来你遇到什么问题了。上个星期你才说你已经掌握了对付压力的技巧，你的惊恐发作似乎也在慢慢好转。

露　丝：嗯，不过这次不同（停顿了下来，看起来没那么兴奋了）。我的教会有自己的学校。他们知道我现在有了教育学的学士学位，他们希望我能去那里做个全职教师。我该怎么办？如果我接受了，我就得全天离家工作。虽然过去我也去学校教过书，但那毕竟是兼职。如果我不在家的话，我的家人会不会认为我是一个不称职的母亲呢？而且现在我还不是一个持有证书的合格教师，我应该怎么做？

治疗师：哦，听起来你似乎有点两头为难了，一方面你希望一成不变地继续你的生活，而另一方面你又希望能对你多年来的生活进行改变。

露　丝：是的，这真是件有趣的事情。我并不是毫无目标地盲目去大学学习的，事实上，我知道我想成为一名教师。我知道这个梦想总有一天会成为现实。但是，就像现在这样，我不知道应该怎么做。

治疗师：如果说这所学校希望能雇用你进行下学期的教学，那说明他们对你一定充满了好感与尊敬。

露　丝：自从我换了教会之后，我时常会去当助教和志愿者。我喜欢那里的孩子和老师们。我一直认为他们能让我成为一名志愿者实在是我的运气，但是我猜一定也是因为我做得不错。

治疗师：那么，什么在阻止你接受这份工作呢？

露　丝：是约翰和我的孩子们。你知道，约翰一直告诉我他希望我回到以前没有上学时的样子——回归家庭。上周我曾要求他在乐队练习之后去学校接我们的两个年幼的孩子，因为当时我需要参加委员会的会议。可他告诉我，他不能这样做。讽刺的是，接下来他说："也许如果我和你离婚你会更开心。那样你就可以不停地参加各种会议了。"

治疗师：你是不是因为约翰谈到了离婚，所以害怕接受这个工作？

露　丝：是的，他现在时不时就拿离婚这张王牌说事儿。

治疗师：而听起来似乎一旦约翰拿出离婚这张王牌，你就会乖乖地放下手中的事情了。

露　丝：（想了一下）我觉得你可以这样认为。但是他的确占据上风，我不希望失去他和我的孩子们。我并非绝对不喜欢我的生活，但是我的确存在不满。我不知道。现在我时常会觉得困惑。

治疗师：现在让我们来谈谈你和约翰之间的关系。我想这可能可以帮助你分析自己应该如何对待这份工作。

露　丝：好的。我认为你可能是对的。我对家庭的恐惧困扰着我。我从来没有想象过我会成为一个有职业的母亲。我知道我真的想成为一名教师，但是我害怕，如果我把全部时间都花在工作上，这对我的家庭而言可不是好事情。

治疗师：这是许多女性都会有的担心。当你选择自己真正感兴趣的事情的时候，马上就会觉得自己有些自私。我们女性似乎一直被灌输这样的观点：如果我们追求自己的利益或兴趣，一定会有其他人为此受到伤害。

露　丝：我希望我的家庭能完完整整的。我现在所做的很可能是错误的。如果我追求自己的事业，那么我就等于在分裂自己的家庭。你是正确的。我是个自私的人，我的家庭将会遭到破坏。

治疗师：这无疑是约翰一直传达给你的信息。从传统意义上看，这些也是我们女性的责任——留在家里保持家庭的完整。而这种观点赋予约翰很大的权力。我们希望做一些对我们自己和他人而言都是最好的事情。如果我们做错了，那么有权力的人就会站出来，说我们有多么自私，说我们不够好，甚至还会说出更难听的话。

露　丝：我父亲就是那样。

治疗师：通过我们这几周的讨论，我对此一点儿也不觉得惊讶。你能更详细地说说吗？

露　丝：嗯，如果我做了什么他不喜欢的事情，他就会告诉我这是件不好的事情，或者数天不和我交谈。那时我就会感觉特别糟糕，觉得自己的确做错了事情。

治疗师：听起来这些经历严重地伤害到了你。当你做出为自己着想的行为时，你就会觉得自己不会被他人喜爱，而且一定会受到父亲的惩罚。

露　丝：我从未按照这样的方式思考过。

治疗师：这些感觉很强很可怕，尤其对那些以男人为生活中心的女性而言更是如此——就像你对约翰的感觉一样。你的生活现在正在发生巨大的变化，其中还掺杂着很多的不确定性。你的孩子们在未来的几年内也将开始他们的生活，所以你未来在他们身上的投入会越来越少。约翰的话似乎在暗示对他而言离婚根本无所谓。

露　丝：（对治疗师表示愤怒）约翰离开我会一塌糊涂的。他现在还不会去洗衣店洗衣服。我知道这很好笑——你也会把这称为刻板印象——但是我所做的一切都是为了他。如果他离开我，他会崩溃的。

治疗师：现在花点时间感受一下你所表达的情绪。你认为这是什么情绪？

露　丝：（想了一会儿）生气。我对你说约翰会离开我时感到很愤怒。我知道他不会！

治疗师：（点头表示同意）你是对的。我不认识约翰，但是我的确知道你可以很轻易地让我相信他对你们之间的感情投入得更多。那这意味着什么呢？

露　丝：这意味着我不用担心他会离开我？

治疗师：是的，如果他对你们之间的感情投入得更多，那么拥有更多权力的人是你。

露　丝：权力令人害怕。

治疗师：你是一位强大的女性，你一直充满热情地照顾你的家人，追求你所选择的职业。

露　丝：我应该怎么处理这个工作？

治疗师：你希望得到什么？

露　丝：我想我希望得到这份工作。

治疗师：用你的力量来帮助约翰改变，去做那些对你和你的家庭而言正确的事情。你这种对教书的兴趣正是一种延伸——你希望成为一个好的、充满关爱的母亲的一种延伸。而且，你还可以为你们的孩子们做出一个好的榜样。这也是作为父母的重要的工作。

处理露丝的身体意象 / 接纳　这是露丝的第八次治疗，治疗师尝试帮助露丝质疑她所处的文化对体重和年龄的观点。

露　丝：我知道这听起来很愚蠢，但是我最近觉得自己又老又丑。我不再尝试节食了，因为这根本没用。因为我晚上的睡眠不好，所以第二天我总是会有黑眼圈，这让我看起来像魔鬼一样。

治疗师：看来你对自己真的很厌恶。

露　丝：嗯，我再也不能忍受自己了。我把我的穿衣镜给了我的女儿们。她们是那么苗条、整洁而年轻；她们喜欢照镜子。

治疗师：她们看起来更像一个有吸引力的女人应有的样子。

露　丝：是的，她们很美丽。我愿意牺牲一切来拥有她们的身材！

治疗师：你知道，随着年龄的增长我们会在很多方面变得越来越好，但是我们所处的社会看待我们的方式还只是停留在我们的外表上。

露　丝：你是正确的，可是这并不公平。我认为，即使我并不苗条，即使我不再年轻，我依然有很多可为社会奉献的东西。

治疗师：你当然有，但是当你今天走进来的时候，你说感觉自己看起来像魔鬼一样又老又丑又胖。因为你一般不会使用这么刺耳的语言来描述你的感觉，所以我知道这对你来说一定十分重要。

露　丝：（微笑）有时似乎我刚对一件事物感觉好一些，但很快就会对其他东西感觉糟糕起来。看来，今天早晨我只是不停地在想自己在镜子中的样子，而忽略了自己作为一个人的价值。这二者之间没有任何关系，不是吗？

治疗师：的确。但是这正是我们一直以来被外界强加的思考方式。如果一个女性看起来像魔鬼一样，她就会觉得自己像魔鬼一样，因为我们的社会会贬低、藐视她。露丝，你都喜欢自己的哪些特点呢？

露　丝：我喜欢自己是一个这样充满关爱而亲切的人，我喜欢自己在大多数情况下都是一个好母亲，我喜欢自己总能将事情安排得有条不紊。我对于自己能完成学业并努力去寻求工作而感到十分自豪。

治疗师：那么你不喜欢自己的地方呢？

露　丝：我不喜欢总和女儿们争吵，我不喜欢一吃就停不下来，我不喜欢自己现在肥胖的样子，我看起来一点吸引力都没有。

治疗师：对你和女儿们的关系，我们已经探讨得够多了，但是我们还没涉及你的体重问题。（露丝点头）也许你的超重后面隐藏着很多目的。也许肥胖是你用来让人们承认你能力的方式，并保护自己不被男人们调戏。你的肥胖是你行使权力的一种方式。你能想到类似的例子吗？

露　丝：（看起来很疑惑，但是在思考）嗯，大概我给大学男生上课的经历算是一个吧。那些男孩子总是会对女大学生们做出很让人讨厌的评论。每当这个时候，我总是会为那些女学生们感到尴尬。不过庆幸的是这帮男学生们似乎没有注意到我。（露丝停顿了一下）你知道，在过去这么多年中，我从来没有按照这个方式思考过。我从未想过我会利用自己的肥胖来达到什么目的或者获取别人的尊重。这真是个有趣的想法。

治疗师：在我们的社会中，我们的身体是我们拥有的最大财富。我们所有人都会以不同的方式去行使我们的权力，但都会用权力来获取我们所需要的东西——即使我们并没有意识到。

露　丝：这样看来，我似乎是被控制住了，可是我并不希望被控制。

治疗师：你希望能以其他方式获得权力感？

露　丝：当然。

治疗师：在我看来，你可以通过一系列的行动来解决这个问题。现在让我和你分享一下我的想法，你可以判断它们对你的适用性如何。

露　丝：好的。

治疗师：你可以改变你对自己体重的看法，你可以尝试去寻找肥胖在人际关系中为你提供了哪些权力，你还可以试着让自己开始喜爱自己的现状。

露　丝：这些可并不容易。

治疗师：我知道，这对我来说也绝非易事。我所做过的最困难的事情就是将一面穿衣镜搬进了浴室。我强迫自己欣赏自己的身体并学会喜爱它。

露　丝：我应该怎么做？

治疗师：首先你要找到让自己喜爱的地方并学会欣赏自己的身体。接着你可以寻找你与众不同的地方。想想这些地方为你提供了哪些好处。例如，我的腿在站立的时候给我提供了支撑，它们能帮助我前往我想去的地方并帮助我逃离困境。很多女性都为自己的臀部和小腹感到焦虑，因为每生一个孩子，臀部和小腹似乎就会又胖一圈。而对这点，我们可以将其重构为：正因为有着丰满的臀部和小腹，我们才能保护并养育子宫中的孩子们。

露　丝：所以你只是看着自己的身体，思考它们在你的生活中都起到了哪些作用，而不去想它们多么肥胖和难看。（露丝微笑着）

治疗师：差不多就是这样。

露　丝：这有用吗？

治疗师：对我有用。我不知道它是不是也适用于你。你才是你自己的专家。这点你比我有发言权。

➢ 杰拉德·科里用女权主义疗法对露丝的分析

基本假设

在本章前面的部分中，埃文斯、西姆和金凯德博士已经对女权主义疗法的基本假设、治疗目标以及治疗策略进行了详细的介绍。那么在这里，我会着重向大家介绍如何引导露丝成为治疗的合作者这一过程。我还会向大家展示我对露丝和约翰进行的联合治疗过程。在运用女权主义疗法对露丝进行治疗的过程中，有一点十分关键，那就是我所进行的种种干预都要在露丝所处的社会和文化背景中进行，我会特别留意那些导致露丝的问题（促使露丝决定进行治疗的问题）的环境因素。

对露丝的评估

我会和露丝共同完成对她的评估和干预过程。和露丝一起协作完成所有的治疗过程可以为我们提供丰富的治疗经验。我并不愿意想当然地对露丝做出诊断，因为我认为任何诊断的分类标准都无法帮助她了解自己希望从治疗中得到的收获。我们将不间断地对露丝进行评估，这样，我们就可以随时探讨最佳的治疗焦点。

治疗目标

根据女权主义疗法的治疗模型，我的首要目标是：帮助露丝认可、维护并充分利用自己的个人能力。在经过几次治疗之后，露丝和我将一起建立可以用来指导后续治疗过程的目标：

- 相信自己内在的直觉而不是盲从所谓的外来专家
- 逐渐认识到照顾自己与照顾他人同样重要
- 接纳自己的身体，不因身体不够完美而惩罚自己
- 识别出自己内在原有的关于性别角色的信念，然后用新的、建设性的观念取代它们

- 掌握可以让自己在家庭和学校中进行改变的技能
- 界定自己心目中和丈夫、孩子们的理想关系

治疗程序

我花了一点时间来和露丝说明治疗的过程。我会鼓励她以积极的参与者的身份加入到治疗当中。作为知情同意的一个部分，我们探讨了从治疗中获得最大收益的各种方法，比如：明晰来访者的预期，识别露丝的目标以及制定用以指导治疗过程的契约等。这个过程可以帮助露丝了解治疗的过程并可以为评估治疗的有效性——判断治疗在多大程度上达成了露丝的个人目标——提供平台。

治疗过程

治疗过程的要素

露丝说她喜欢阅读，她愿意阅读那些和治疗存在直接关系的书籍或文章。作为对治疗过程的辅助手段，我鼓励露丝记日记，并向她推荐了阅读疗法。露丝和我还探讨了其他可以扩展治疗过程的途径。她同意参与自己所在大学妇女中心的一个女性支持性团体。尽管开始时她对于为自己花时间参与这样的团体显得犹犹豫豫，但后来她发现团体中的其他女性对她的遭遇似乎都感同身受，于是，她开始愿意将自己在团体中的经历，以及阅读感受和日记带进治疗过程中了。

治疗关系 基于“治疗关系应该平等”这一原则，我采用了三个步骤来减少我和露丝之间的权力差异。我当然不希望滥用治疗师的固有权力。

首先，我会尽力减少权力不平等造成的影响，我还会对自己可能在治疗过程中滥用权力的途径进行监控，比如进行不必要的诊断，过于随意地给出建议，以及将自己隐藏在“专家”的角色后面等。

其次，我还会要求露丝重视她在这种协作治疗中的权力。我希望她能担负起对自己的责任，了解自己通过哪些方式放弃了自己在人际交往中的权力，从而学会逐渐地掌

控自己的生活。

最后，我会持续地明晰整个治疗过程。我会和露丝分享我对整个治疗进展的感受，我会帮助她成为决定诊断过程的积极的参与者，我还会在合适的时机进行适当的自我暴露。

对露丝的婚姻关系进行角色扮演 在一次治疗过程中，我和露丝进行了角色扮演，其中我扮演约翰。她告诉我（约翰），她多么害怕向我提出要求——怕我会离开她。那次治疗之后，露丝意识到自己是如何将自己推向恐惧的绝境的。一直以来，她都将约翰置于有权惩罚自己的宝座上，还赋予约翰令自己产生内疚和恐惧感的权力。我要求露丝给约翰写一封信——写上所有自己希望约翰能明白的事情——但并不交给约翰，我将这作为露丝的家庭作业。写信的这个过程主要旨在帮助露丝聚焦她和丈夫之间的关系，并找到自己希望进行改变的地方（在之前的治疗过程中，我曾经布置过一项类似的任务——给她的父亲写一封详细的信，她同意不将这封信寄出而是和我一起在治疗过程中进行探讨）。通过观察，我发现，似乎露丝对约翰的需求在许多方面都是她对父亲的需求——一种孩子对成人的需要。此外，她充当着一个努力取悦父亲和丈夫的角色，然而，最终她都以失败告终，她发现无论自己怎样努力都无法获得他们的任何赞同。我尝试引导她认识到，如果她希望改变自己的人际关系，那么她就必须改变自己的态度，而不是什么都不做，只在等待中希望父亲或者丈夫有所改变。对露丝而言，这是一项新发现，指向了一个新的生活方向。

一次有约翰参与的联合治疗 露丝表示希望能和约翰一起进行几次治疗，然而她对此又有些犹豫。起初她先列出了一系列的条目来说明约翰绝对不会参与到这类治疗中。在和我进行了一系列的讨论之后（其中，我们还是以角色扮演作为治疗起始的），她最终同意要求约翰至少参与一次治疗过程。令她吃惊的是，约翰同意一起参与治疗。以下是我们这次联合治疗的部分谈话摘要。

露　丝：今天我把约翰带来了，尽管我认为他并不想来。（我注意到她说话时身体朝向约翰）

科　里：约翰，我希望能从你口中听到你的感觉。

约　翰：当露丝问我的时候，我之所以会同意是因为这样做可能会对她有所帮助。我看不出尝试一下有什么损失。

露　丝：尽管他来了，但我却不知道该说些什么了。

科　里：作为开始，你可以先告诉他，你为什么希望他来。

露　丝：因为我觉得我们的婚姻不能再按照以往的模式继续下去了。这种生活已经不能再让我觉得满足了。我知道很多年来我从未抱怨过——只是按照人们希望的那样做，还暗自认为一切都很好——但是事实是我认为一切并没有那么美好。

约　翰：（转向我）我不知道她是什么意思。我们的婚姻对我而言一直都没有问题。我没有看到什么问题啊。

科　里：你为什么不向露丝这样说呢！

我希望露丝和约翰可以直接地彼此交流而不是和第三者探讨对方。我猜在家里的时候，他们就是这样间接交流的。通过帮助他们在这次治疗中进行直接的互动，我更清楚地掌握了他们的交流模式。

露　丝：看看，这就是我的意思！对约翰而言，一切都很好——而我则是那个有问题的人！为什么他就这样满足，而我却这样不满？

科　里：告诉约翰啊。你现在盯着的人是我。是他需要听到你的倾诉，而不是我。

露　丝：为什么，约翰，难道我是唯一一个对咱们的婚姻有所抱怨的人？你难道看不出我们的生活有任何问题吗？难道对你而言，真的一切都没有问题？

科　里：露丝，让我提个建议。你刚才是在向约翰问问题，你不妨停止问问题，直接告诉他你在这段婚姻中的感受是怎样的。

露　丝：（又一次转向了我）但是我不认为他听得进去！这就是问题所在——我认为当我谈论我们之间的生活时，他根本就不关心，甚至不会去用心听。

科　里：所以现在就是一个验证你的假设的好时机啊。我希望你拿出勇气继续和他谈。

露　丝：（提高了声音、充满了情绪）约翰，我对成为完美妻子和完美妈妈，总是做别人希望我做的事情已经感到十分厌倦了。在我的记忆中，我似乎一直是这样，我希望有所改变。我觉得我成了那个支撑起整个家庭的人。所有的事情都要由我来管，你们所有的事情都需要我来打点。但是我却无法从你们任何人身上获得情感上的支持。我要照顾每个人，我要管理所有的事，但是我却没有得到任何人的关心。

科　里：告诉约翰这对你都有什么样的影响，告诉他你希望从他那里获得什么。

露　丝：我对我们之间的相处方式感到厌倦。（停顿）我很想知道我对你是否重要，你是否感激我的付出。

约　翰：嗯，我确实感激你的辛勤付出。我知道你为家庭付出了很多，我也的确为你感到骄傲。

科　里：约翰的话让你感觉如何？

露　丝：但是你从未说过你感激我。我需要从你这里听到这样的话，我需要感受到你的情感支持。

科　里：他现在告诉你他感激你并且以你为傲，你有什么感觉？

在这次短暂的治疗过程中，我在尝试将露丝的注意力引导到他丈夫的反应方式上——他正在按照她期望的那样进行反馈。然而，露丝似乎并没有认可丈夫的说法，她说自己希望听到更多。

露　丝：我喜欢你对我说你感激我，这对我而言意义重大。

约　翰：我只是不习惯这种说话方式而已，你知道我对你的感觉怎样。

科　里：约翰！这就是问题。你并不经常告诉露丝你对她的感觉和她对你的意义，她也的确不擅长向你询问这类问题。

露　丝：是的，我同意。我好怀念你曾经对我的感情。对我而言，和你一起讨论咱们的生活——关于你我——实在是太难了。唉！（露丝的眼泪掉了下来，她叹了一口气，然后安静下来）

科　里：现在别停下，露丝，继续和约翰交谈。告诉他，你的眼泪和叹息是什么意思。

我猜露丝时常会产生受挫感，然后就会因此停止努力，最后就会陷在觉得自己被误解的泥潭中。我鼓励她相信自己，继续和约翰交流。尽管这时约翰看起来十分尴尬，但听起来他似乎还是能够接受的。

约　翰：有时我觉得和你交流十分困难，因为我觉得自己做得总是不够好。如果你不说出你的需要，我怎么会知道呢？

科　里：约翰，她现在就在告诉你她需要什么。在你听到露丝所说的话之后，你有什么感受？

约　翰：她是对的，我是应该多倾听一些。

科　里：所以，你愿意多倾听露丝一些吗？

约　翰：是的。

露　丝：你可能不知道去大学对我而言有着怎样的重要意义，约翰。我是多么希望完成学业并拿到我的教师资格证。但是因为我担负着使整个家庭正常运转的责任，所以我无法做到这些。我需要孩子们帮我做些家务，而不是什么事情都指望我去做。当我在家时，我还需要给自己留点时间——仅仅是坐下来思考几分钟的那点时间。我还希望在吃过饭后能和你坐在一起说会儿话。我怀念过去和你交谈的感觉。现在我们坐在一起的时候谈的基本都是家务事。

科　里：你听到了吗？约翰，这些对你来说有什么触动吗？

约　翰：嗯，我们的确总是就家庭杂事进行交谈。我只是不知道她希望我说些什么。

约翰仍然继续以批评的口吻说话。然而最终他还是承认孩子们的确一直没有帮露丝做过什么家务，他说自己愿意更多地投入到家务劳动中。他还补充说自己成长的环境一直鼓吹着“男主外，女主内”的生活准则。他承认他不知道该如何改变自己内在的这种根深蒂固的生活准则。

露　丝：嗯，我的确希望在家里你能帮助我。那你是不是愿意和我共度时光呢？

约　翰：是的，我愿意。大多数时间我都想在一整天的工作后放松一下，我希望在一天的漫长工作之后和你聊聊天。

科　里：听起来你们两个彼此都愿意进行交流了。那么你们是不是愿意下个星期抽出一部分时间来进行单独交流呢？

我们一起制定了一个可行的契约，其中对露丝和丈夫进行单独交流的时间、地点和时长进行了明确的规定。约翰同意之后参与一次联合治疗。我让他了解到和我们一起探索那些被他忽视的信息是多么重要；同时，我们也帮助他下决心对自己原有的那些关于男性女性“天生”任务的观点进行修正。

我同时向他们两个指出，他们俩都走进了一个误区：必须要由某一个人担负整个家庭责任的误区。例如，露丝要求约翰和孩子们“帮助自己”完成家务——这正是这个误区的明显体现。在露丝要求“帮忙”的时候，这就暗示着似乎维持家庭是她一个人的工作。如果想要摆脱这个误区，他们可能需要对老套的性别角色刻板印象进行质疑，并重新对自己的角色进行定义。在之后的治疗过程中，我们可以将约翰和露丝对角色定义以及责任化分方面的探讨结果进行讨论——讨论这些结果是否符合他们的婚姻现状。

同时，我还要求露丝连续两周把自己在家中所做的事情记录到日记中。我建议她就自己希望进行的改变制定出一个详细的清单。我们还继续着个别治疗过程——主要探讨她对生活以及家庭的需求。

对治疗过程的评论

露丝和我利用了几次治疗的时间探讨了她自身在引发、维持其婚姻问题中的作用。我要求她不再总把焦点放在约翰以及他所能做的改变上，相反，她应该改变自己的态度和行为，因为这些改变可能改善她和约翰的关系。露丝发现，她很难对约翰提出要求，似乎也不会向他寻求情感上的支持。虽然最初露丝不愿意接纳我的建议——直接告诉约翰自己的需求和自己对他的希望，但到了最后，露丝终于看到了直接表达自己的意愿有多么重要。露丝之前一直认定约翰（和其他人）不愿意照顾她的情绪，在这种观点的影响下，露丝完全放弃了寻求他人情感支持的希望。她时常会意识到自己又回到了过去的行为模式中——其中大部分的模式来源于她的儿时经验，然而，她已经能够越来越轻松地摆脱这种旧有模式，并以更加有效的行为方式取而代之了。

露丝和我还花了大量时间去谈论那些她习得的性别角色方面的信息。到目前为止，她还没有深入地思索过自己的社会化过程对自己生活造成的持续冲击，她也没有意识到自己（还有约翰）是怎样不假思索地将人们对性别的刻板印象全盘接受的。我们大部分的治疗时间被用来回顾和批判性地检验露丝对自己妻子和母亲角色的认识。露丝认识到了她对自己的定义过于局限，并且也已经开始考虑扩展自己的选择范围了。

➢ 思考题

(1) 你将如何对女权主义的治疗技术和你所掌握的其他理论技术进行整合？在你看来，是否有和女权主义不相容的理论呢？如果有，你认为是哪个，为什么？

(2) 在你对露丝进行治疗的过程中，你最希望采用哪些女权主义的治疗方法？

(3) 女权主义治疗师认为：在治疗过程中，向来访者介绍治疗过程和建立平等的治疗关系都十分重要。还有什么理论也有类似的观点？在你看来，当遇到露丝这样的来访者时，明晰治疗的过程，建立起平等的治疗关系有着怎样的作用？

(4) 女权主义疗法对传统的诊断和评估嗤之以鼻。还有什么理论也有类似的观点？从这点上讲，你对于使用 DSM-IV-TR 来进行评估和诊断有怎样的看法？你认为传统的诊断方式在多大程度上会导致责备受害者的倾向？

(5) 女权主义疗法的评估和诊断需要合作的氛围，依靠的则是现象学取向的方法。如果你认可女权主义疗法对评估和诊断的观点，假设你所在的机构要求你在第一次会面时就给出诊断结果，那么你觉得你可能会遇到怎样的问题？

(6) 如果露丝的健康管理系统只允许她参与一个为期六次的治疗过程，你会对她说些什么？如果其健康管理机构只认可传统的诊断结果，你又会对她说些什么？

(7) 女权主义疗法十分注重性别角色以及权力分析这两种干预手段。在你对露丝和约翰进行的联合治疗时，你会如何利用这两种手段？你认为你的性别角色社会化过程在多大程度上会影响你对男性/女性的观点？你的观点又会如何影响你对露丝这样的来访者的治疗？

(8) 假设露丝这样问你："我知道我很依赖我的丈夫，他认为只要我们的孩子还在家中生活，我就应该放弃自己的职业追求。我真的不希望我们的婚姻出现波折，所以我希望你能帮助我在做别人期望的事情时快乐起来。"——如果露丝决定对自己的心态进行调整而不是对生活进行改变，那么你的价值观会如何支持/反对她的决定？

(9) 你已经了解了女权主义疗法的有关原则，你认为引导来访者质疑其身份地位以及家长制系统是否合适？对于那些坚信其文化价值观——女性就应该处于从属地位——的来访者，你认为是否需要对某些女权主义疗法的技巧进行改动？如果你认为需要的话，你会进行怎样的改动？

(10) 露丝的体重问题和身体意象是她关注的焦点，请对比一下女权主义疗法和精神分析疗法对体重问题的处理方式。你能否将这两种疗法结合起来处理露丝的体重焦虑问题？

第十一章　后现代主义疗法

➢ 后现代主义疗法概述

后现代主义疗法的主要目标是创造一种环境，在这种环境中，治疗师和来访者能一起编写一个新故事，从而帮助来访者将自己希望的生活表现出来。这种疗法可以帮助来访者将自己原本的故事进行解构（或剖析）。通过回忆过去、展望未来，治疗师将鼓励来访者重新改写这些故事。

后现代主义疗法的治疗师将来访者看作是他们自己生活的权威。治疗师在其中并不扮演权威的角色，而是作为治疗关系中一个好奇的、感兴趣的且充满敬意的伙伴。来访者和治疗师将一起建立一个清楚的、具体的、现实的、对于个人有意义的目标，并利用这个目标来指导整个治疗过程。来访者和治疗师将一起分析来访者面临的问题给他们自身造成的冲击，然后再一起探讨如何减小这种冲击。通过一系列问题，治疗师将会帮助来访者从他们有问题的自我认同中分离出来，然后再帮助来访者重新创作自己的故事，建构出一个更加引人入胜的故事大纲来。然后，来访者会将这个治疗情境中的故事推广到自己真实生活的世界中去——这一点尤为重要。

因为这种疗法强调治疗的合作性，因此，来访者拥有是否结束治疗的首要决定权，当来访者发现自己已经达到目标时，当来访者认为自己已经准备好结束治疗过程时，他们就可以决定是否需要结束治疗了。因为这一疗法强调时效性，因此只要当来访者认为自己找到了解决问题的方式，治疗过程就可以终止了。

➢ 社会建构主义专家詹尼弗·安德鲁斯（Jennifer Andrews）博士对露丝的分析

引言

社会建构主义认为现实是由人们之间的语言构成的，我在治疗中需要做的就是引导露丝理解语言及其背后的含义。在治疗过程中，我会构造一些问题来帮助露丝发现她所面临的更多选择并帮助她发展出对自己生活的主导力。因此，当露丝告诉我她接受了代课教师的工作时，我希望知道这对她有着怎样的意义。我并不知道露丝生活的正确道路是什么。我不会对露丝的代课工作做出任何假设，我也不会用自己的价值观去影响露丝的决定。相反，我会将自己的注意力放在她的教学技术上。我尝试以对话的方式，采用日常的通俗语言去探索露丝的现状以及她对自己生活的种种观点。

在做评估之前，我阅读了露丝的自传以及她的初诊表格。通过对这些材料的深入思考，我产生了以下的想法：

这真是一个令人惊讶的女性。她现在有四个处于青春期、即将独立的孩子，早在四年前她就有远见地为自己的新生活进行规划了。当她面临着充满压力且似乎一成不变的生活时，她已经开始在头脑中清晰地预演自己的新生活了。她是如何能在九年前成功地脱离了自己的教会的？她怎样决定成为一名教师的？我想知道在目前的状态下，她是否还在持续着这个过程——认为自己可以摆脱现在的状况、认为自己需要进行改变。她对丈夫的担忧似乎十分合理。如果她能清楚地知道丈夫对自己的期望——希望她能保持现状，那么她就能明白自己的改变很难获得丈夫的支持。我想知道她丈夫是否愿意加入进来进行夫妻治疗。我还需要关注她对自己焦虑以及惊恐发作的抱怨。我必须非常专心地倾听。她在大学的学习过程中似乎交到了很多新朋友。我想知道在她看来这些新朋友对她有着怎样的看法。我可能会询问她别人会怎样形容她。如果她的头脑中出现了多种声音——而非单纯贬损她的声音——那么她在改变过程中就有可能获得朋友们的支持。我还想知道她对自己的体重问题都采取了哪些处理措施。在我准备和露丝进行第一次访谈时，我还有许多其他的想法。

对露丝的评估

从治疗的角度而言，我对人们如何描述他们的生活十分感兴趣。一般来说，人们对自己问题的叙述以及他们对自己问题意义的归因时常可以反映出他人对他们的评价。例如，当露丝把她自己说成是“一个不断付出直到一无所剩的女超人”时，我很好奇她是如何开始相信自己是名“女超人”的，并且，我会询问她这种信念会如何帮助 / 阻碍她达成自己的目标。如果我问她“女超人”是否也会为自己付出时，她可能会谈到自我照顾对她而言有着怎样的意义。那么，“女超人”的含义也将可能发生改变。之后，她对自己的评价也可能有所改变。

从社会建构主义的观点来看，当需要对露丝进行评估和诊断时，我面临着一个两难选择。作为一名治疗师，我知道采用通用治疗术语的重要性。我会选择使用 DSM-IV-TR 诊断系统，这其中对于心理障碍的分类所使用的语言对于其他心理健康从业者而言是十分常见且易于理解的。在与保险公司沟通或建立个案记录的时候，我必须采用 DSM-IV-TR 诊断系统。我的评估和临时性的诊断通常会在和来访者协同合作的对话中完成。我会对诊断手册的使用以及书面记录对于诊断和报销的必要性进行解释。因为露丝需要使用她丈夫的健康保险来支付治疗的费用，因此我会将 DSM-IV-TR 诊断系统中的描述介绍给她，并且询问她究竟什么样的描述更符合她的问题：“你认为你更像抑郁还是焦虑？还是说你认为你其实同时经历了多种类似的情绪？你认为这些问题困扰你多久了？”等。通过这样的步骤，来访者就会对治疗过程中的文字记录更加释然一些；并且，来访者会对自己能够获得对有关书面记录的知情权感到安心。

传统的心理健康从业人员会关注 DSM-IV-TR 诊断系统中的前两个部分，因为这些可以帮助他们对来访者的临床障碍或人格障碍进行诊断。例如，露丝可以被描述为存在“依赖性人格障碍”（301.6）、“不伴有广场恐怖症的惊恐障碍”（300.01）以及“进食障碍”（307.50）。社会建构主义者认为这些诊断会受到治疗师态度的影响，是一种并不稳定的东西，而且这些诊断又是对来访者的一种不敬。DSM-IV-TR 诊断系统第三个部分则涉及诸如心脏问题、糖尿病、腿部骨折等方面的医学因素。

DSM-IV-TR 诊断系统还提供了另外两方面的内容，这些内容则和我的思路相一致——第四轴和第五轴涉及心理、环境方面的问题以及来访者在日常生活中的整体机能。正是通过第四轴我们才能真实地感受自己，就好像有一系列系统化的透镜一样。我给露丝看了心理社会压力程度评估量表，并询问她，她过去一年的生活大约处在量表的什么位置上。接着我又向露丝介绍了第五轴——总体机能状况评估（GAF），我们会对其中的等级分类进行仔细的探讨，直到露丝认为找到了最符合自己情况的等级。我尊重露丝的看法，并努力使自己站在比露丝更了解她自己的位置上去与她合作进行这个过程。我们会在治疗的不同阶段继续对这个问题进行探讨，以便能够衡量她得到的收获。

在对评估的标准进行探讨之后，我们一致认同了某些临时性的诊断结果。我会尽可能地要求露丝参与到这个正式的诊断过程中来。我们都认可第一轴上的诊断结果："存在惊恐发作的普遍性焦虑障碍（293.83）"。在我的提议下，我们还对生活问题的 V 标准（62.89）——阶段性的生活问题——进行了探讨，我们认为她也存在这方面的问题。开始时，她对于自己和女儿之间的亲子关系问题（V16.20）还不太确定，不过后来她认为这个问题还没有严重到需要被列出来。她还拒绝把自己和丈夫之间的问题看作一个"问题"。我对第二轴进行了解释，不过露丝认为第二轴的诊断并不符合她的现状。我们都认为她存在第三轴上的体重问题，她也希望将这个问题拿去和自己的医生进行探讨，以便能认真地将其加以处理。在第四轴上，她认为自己存在诸如社会环境、生活阶段转换适应（例如，孩子即将离家，她自己获得学士学位、考取教师资格证等）、自我概念、自尊以及和年龄健康相关的问题。在第五轴上她认为自己处在60 ~ 62之间的位置——因为她存在惊恐发作的问题。

关键问题

传统的治疗方法假设个体存在一些被我们称为"自我"的内在结构。最新的观点则认为自我是相互关联、动态的，是依赖于我们的行为及行为对象而不断变化着的。以上的说法似乎都找不到科学的支持性证据，但是后者的观点对治疗师而言似乎是个更为乐观的说法。如果我们将自我看作是可改变且相互关联的，而不是将它看作是一种稳定的、无法改变的结果，那么变化的产生似乎会更加容易一些。我相信此刻露丝正在寻找"我是谁"这一问题的答案，她在这个过程中必然是艰辛万分。她现在正处在发展过程中的过渡阶段——从原有的母亲和妻子的角色走向一个她尚未完全清晰的身份。她在39岁这个年龄遭遇这种危机还真是有趣。她告诉我，她现在即将迎来40岁的大关，此刻她却有着失败的感受——她觉得她已经进入中年，不再是各方面潜力都处在顶峰时期的年轻人了。她说她还没有完成自己的人生目标，所以她觉得自己是个失败者。

过渡阶段往往会以困惑、失望和内疚感为主要特点。处在过渡阶段的个体对自己的归属感感到茫然。在原始社会，这种状态下的人们会消失在其他人的视野中。他们会隐藏起来，会出现灵魂出窍以及虚幻的感觉。那时，他们的确不知道自己是谁。而当人们重新回到自己所属的团体中，这种认同感危机就宣告结束了。一般这种回归会通过正式的典礼或仪式来完成。之后，他们就进入到了新的身份中、拥有新的责任、对“我是谁”“我将变成怎样”有了新的认识。而当他们带着这种新的身份回到团体时，团体会欢迎他们并支持他们的改变。

但露丝并不是生活在原始社会中，在这里，这种过渡无法通过正式的典礼或仪式来完成。例如，露丝已经顺利毕业，并且已经通过正式的仪式获得了自己的新身份。但是她还是没有感受到生活的重大变化。通过对她和新同事、新朋友关系的探讨，露丝就能够拓展自己的成就感。我们的交流将会像下面这样进行。

治疗师：如果你的一个同事现在正在这里，当我问她如何看待你的教学能力时，她会怎么说？

露　丝：我的朋友卡罗尔会说我是一个好老师，也是一名优秀的团体成员。她信任我，而且她欣赏我作为四个孩子母亲的能力，她也欣赏我对待学生的方式。

这就是一个我通过对话去定义新行为并认可露丝能力的例子。当露丝在这些想象的对话中对自己进行赞赏时，她就能开始接纳她本应得到的种种赞同。这个时候的治疗则成为了一种进行仪式的平台——其中来访者将通过对话将自己和自己对未来发展的种种想法联系起来。

我认为露丝语言中表达出的这种“现实”并非客观存在的。这种现实更多的是一种个人的经历。露丝对于种族、婚姻、个人外貌以及父母养育的观点可以被看作是她内在的过滤器，她就是通过这个过滤器来感知她的现状的。因此，我只有通过询问以及认真的倾听才能了解露丝的独特经历。

治疗过程

在我们第一次会面的时候，我对露丝对于未来的期望十分感兴趣。我们之间的对话则会像这样进行。

露　丝：我希望成为一名教师。我的孩子们越来越大，我认识到在未来的几年内，他们将离开家庭走进各自的生活中。所以我开始思考当他们离开后我的生活会怎样。

治疗师：所以你开始为自己的未来进行规划了。

露　丝：是的，但是这并不容易。我为把大量时间花费在自己身上感到内疚。我希望我能在没有内疚感的情况下继续下去。

治疗师：当你找到自己的目标后你会感觉好点。

露　丝：不错，但是这其实复杂得多，因为我的目标中也包括我的婚姻以及我和丈夫的关系。

治疗师：你的婚姻对你很重要。

露　丝：是的，非常重要。我和约翰的关系需要有所改变，就像我和女儿詹尼弗的关系需要改变一样。她18岁了，而这是至关重要的年龄阶段。她很快将离开家庭，我希望她将来能记得我们这个家庭的快乐生活。

治疗师：露丝，你对自己的未来还有别的目标吗？

露　丝：我希望能减去大量的体重。我希望成为一个外表不错的老师，而不是一个肥胖的中年失意者。我不断地尝试减肥，但从未成功过。

治疗师：我想知道你是否能告诉我你曾经成功过的经历。

露　丝：是的，九年前，我离开了父母亲所在的教会。

治疗师：你是怎么做到的？

露　丝：嗯，那很困难。在我成功之前，我花费了多年的时间在计划、失败、再计划、再失败之间循环。

治疗师：我想知道你最后怎么知道你“离开了”。

露　丝：我离开的最后一次，我知道我不能回头了。我骨子里都知道自己无法回去了。我不再是那个教会的一员了。

治疗师：我大概能了解你那个时候发现自己不能再回到儿时所在的教会了。不过我还是想知道你是怎么知道自己已经不适于自己所在的教会了呢？

露　丝：很多年前我就知道了，但是我没有勇气去面对自己的父母。

治疗师：所以你最后有勇气站出来面对父母了，因此你永久地从教会里脱离了出来。

露　丝：是的，但是你知道我现在还是能在大脑中听到父母的声音。他们一直在我的脑海中不停地提出异议。但是对我来说这不算什么了。在这一点上我决不会再走回头路。

治疗师：我猜我们内心中其实都有不同的声音在和我们交谈。即使我们已经不再受他们的控制，儿时的那些声音却依然十分强大并且总是回响在我们的脑海里。

露　丝：对，我的脑海里就有这样的声音！

治疗师：你的父母是很厉害的老师。他们教授的"课程"深深植入了你的内心当中。你认为这些"课程"仍然在影响着你吗？

露　丝：我从来没有按照这样的方式思考过问题。我猜这些早期的"课程"每次都会在我最脆弱的时候出现。

治疗师：你从父母那里学到的什么东西可能影响到了你的教育方法？

露　丝：(笑了起来)我已经将其中的一部分技术用在我自己孩子的身上了。

治疗师：如果你把这些内在的声音视作早期的"课程"，你认为自己是不是可能会少些内疚感？

露　丝：如果把内在的声音视作早期的"课程"而不是现实存在的东西，我的生活似乎会容易得多。

治疗师：在你看来，这个例子中是否还有其他的东西能导致新的改变——使你认为自己的生活容易得多？

露　丝：我会好好地想想看。

在我们第一次会面中，我要求露丝注意到一个事实：受她的健康保险所限，我们的治疗次数将十分有限。因此，我们有必要事先将需要解决的问题进行重要程度的划分。为了能帮助她将自己的目标进行重要程度的划分，我要求露丝思考她生活中的什么人会支持她进行她所希望的改变。

露　丝：（毫不犹豫地）约翰会支持我进行我所希望的改变。他见到我完成自己的学业会很开心，而且他也希望我能交到新朋友。

治疗师：所以当你考虑到未来时，约翰的反应对你而言至关重要。

露　丝：是的。

治疗师：我不知道我能做些什么来帮助约翰有所改变。我想知道我们能否邀请约翰来参与一两次治疗。考虑一下这种会面的好处和坏处各是什么。也许你还可以和约翰对此进行探讨。

露　丝：我一定会好好考虑，并且我也会和约翰好好谈谈。

治疗师：露丝，你现在好好想想有没有什么事情不需要他人的改变你就可以独自完成呢？

露　丝：我希望我能够不那么需要他人对我的赞同。如果我做出一个决定却又不用担心其他人的看法，这种感觉该有多好。

治疗师：露丝，在这次会面到下次会面之间的这个星期里，你可能还会想到其他你希望能完成的目标，我们下周见面时可以好好地探讨它们。

一周之后，露丝回到了治疗室。她告诉我，她认为和约翰一起参与治疗的缺点在于她需要和约翰分享自己的治疗时间，而事实上她希望能让自己获得更多的治疗时间。另一方面，和约翰一起参与治疗的优点是：她可以找到一个安全的平台来探讨她自己的未来以及她和约翰共同的未来。当她将这些与约翰进行分享的时候，他们探讨了一些困扰露丝的问题。最终露丝认为和约翰一起参与治疗似乎更为可取，而她也愿意拿出一两次的治疗时间和约翰一起分享。我们继续探讨了她需要进行的改变的先后次序，并且我们决定让约翰加入到下次的治疗中。

第二周，露丝和约翰同时出现在了我的办公室里。露丝将约翰介绍给了我。在寒暄和简短的熟悉之后，我提议进行一个练习——一个很多夫妇都认为对其婚姻关系十分有用的练习。我向他们描述了我如何能够一个人驾车回家、我如何能和我的丈夫进行正确的交谈。经历了多年的婚姻，我和他已经成为了不可分割的整体并且我也确信我们的关系稳固而可靠。我更进一步指出当需要对一对夫妇进行治疗时，我时常会想如果我的丈夫在这里和来访者夫妇进行对话的话，他可能会有些什么不同的兴趣点或想法。我要求露丝此时把自己当作约翰，而约翰则把自己当作露丝。我向他们解释，如果在任何问题上他们找不到合适的答案，他们可以说“过”。而且我向他们保证我这样做的目的和动机中绝没有任何不敬的成分。露丝决定自己先开始。我建议约翰以一位好朋友的身份去倾听，并且我向约翰保证他这个倾听者在治疗结束之前有充足的时间来表达自己的观点。

治疗师：你好啊，露丝内心里的约翰。我们能不能把你当作约翰来聊会儿天呢？

露　丝：（作为约翰）是的。

治疗师：约翰，我想知道你对露丝希望成为教师的计划有什么看法？

露　丝：（作为约翰）我知道露丝十分努力地想成为一名教师，而且我认为她可能会成为一名好老师。我并不在意她需要为此花费的时间，一直以来都是这样。现在她说她希望能得到一份工作，这就意味着我们见到她的机会可能会变少。

治疗师：约翰，你是在告诉我你希望能更多地见到露丝吗？

露　丝：（作为约翰）是的，我觉得她现在违背了我们对家庭责任分配的协议。

治疗师：你对露丝的计划还有其他什么想法吗？

露　丝：（作为约翰）我看不到她把我放在她计划的什么位置。我都不记得上次我们亲热是什么时候了。她总是在忙她的论文。

治疗师：谢谢你，露丝内心里的约翰。现在我想问约翰几个问题。（直接面对约翰）约翰，你已经听到了露丝谈论她所认为的你对她计划的看法，你怎么看，你觉得她的感觉有多少是准确的？

约　翰：我想大概50%是准确的。

治疗师：真的吗？她哪些地方说对了，哪些地方说得不太符合实情？

约　翰：嗯，我确实希望能多见到她一些，而且我也确实觉得她在某种程度上改变了我们在家庭中的角色。但是她完全忽略了一点，那就是我深以她为傲。起初，她求学这件事并没有给我造成太大的困扰，因为我不认为她有这个本事。但是几年过去了，我开始发现她做得不错。我以她为傲，然而她在某种程度上是以牺牲我们之间的关系作为代价的，所以我还是觉得生气。有时我担心她会离开我。

治疗师：露丝，你听到了约翰对你的计划的想法和感受，你觉得怎样？

露　丝：我知道他很困扰并且不支持我回到学校去。但是他说我在某种程度上是以牺牲他和孩子们作为代价的，这让我很难过。

治疗师：他的话里还有其他令你惊讶的内容吗？你为什么会感到惊讶？

露　丝：我从来没觉得他为我感到骄傲，因为他从未给我任何他以我为傲的迹象。

治疗师：那么他的话中什么内容让你充满希望？

露　丝：一开始，我听到他说他害怕我会离开他，这让我很难过。但是后来当我想到他确实重视我、重视我们的婚姻，这种感觉很不错。

治疗师：现在，约翰，我邀请你作为露丝来和我交谈。（约翰点点头）你认为你继续学业并花费时间去追求你的教师职业会对你的家庭以及你和约翰的关系造成什么影响？

约　翰：（作为露丝）我认为通过学习改善我自己也是改善我们关系的一种方式。（停顿）我们之间将更加平等，我赚的钱也能提高整个家庭的收入。

治疗师：所以你的动机很好。现在你认为对于你和你们婚姻关系的未来，什么才是最重要的？

约　翰：（作为露丝）应该是我的丈夫能够停止阻止我成为我希望成为的那种人——这对我很重要。

治疗师：那么他如何才能帮助你达到你的目标呢？

约　翰：（作为露丝）他可以做一些小事情。就像有一次我读课本读到睡着了，他走过来亲吻了我的脖子；有时他还会给我端来一杯咖啡并在早晨给我一个拥抱——这些小事都很好。

治疗师：那么你知道你做的哪些小事是约翰喜爱的？

约　翰：（作为露丝）应该是我走进休息室和他一起看电视。

治疗师：我很疑惑。这哪里重要呢？

约　翰：（作为露丝）他知道我认为看电视是浪费时间。但是有一晚我走进休息室依偎在他身边，那一刻我们都觉得彼此心心相印。

治疗师：那么目前为止你还尝试过哪些事情来改善你们的关系？

约　翰：（作为露丝）我很努力地表达我对约翰的感激——感激他在家务以及管理

孩子上提供的帮助。

治疗师：那你认为他现在对你的欣赏和他对未来的承诺有什么不同？

约　翰：（作为露丝）这个问题很难回答。我希望他能认识到我依然爱他。在我们刚结婚的时候，他总是告诉我我会含情脉脉地看着他。那时我们很亲密、很快乐。

治疗师：你能想象出如果你们都欣赏对方、含情脉脉地看着对方，你们的生活会有什么不同？

约　翰：（作为露丝，热泪盈眶）我真心希望这能美梦成真。

治疗师：我们现在停下，让露丝做下评论可以吗？（约翰同意了，接着我转向露丝）你认为约翰扮演你扮演得如何？例如，假设让你从1～10进行打分，1分代表他演得一点也不像，10分代表他几乎就是你，那么你对约翰对你和你们的关系的这种感受打多少分？

露　丝：我对约翰想象出的我可能说出的话感到吃惊。我从来没有想过，但是当他讲述的时候我就想：是的，我可能就会这样讲。约翰的回答基本上就是我可能说的话。我希望约翰能从角色中回来，然后我们能继续和你谈谈。（露丝表达了希望回到治疗的想法）

治疗师：你们都愿意参与到这个特殊方式的练习，我想就此对你们俩表示感谢。通过你们刚才说的话，显然在面临如此多的改变时你们都遇到了很多困难。我将很愿意见证你们婚姻关系的改善——通过继续这样交流并一起努力。再次感谢你们给了我这个一起交流的机会。你们希望什么时候再会面？

对治疗过程的评论　在这次初次会面中，我希望听到一些远离他们现实问题的叙述——比如他们的兴趣、生活状况等。我希望能尽力明晰露丝对治疗的预期。我希望自己能够提供一种独特的倾听方式——我的有些同事称为“慷慨倾听”。这不是为了做出诊断而聚焦来访者症状的倾听方式，不是为了通过表面线索找到其深层含义或潜在问题的倾听方式，也不是为了探索夫妻或家庭动力、自我挫败的认知，或所谓与人格理论相关的种种事实的倾听方式。这种倾听方式是在尝试找到更多的可能性。我尝试通过露丝和约翰（而非我自己的）的话语及世界观来进行询问和反应。我所感兴趣的不单是问题如何影响了露丝的生活及她的人际关系，还有她的个人价值、能力、成就和可能的资源对她的生活和人际关系所造成的影响。

我时常回忆起一个总结本土美国会面的俗语，这个俗语恰巧能反映治疗的重要方面："露面""出现""讲实话"以及最后的"不要在意结果"。我尝试培养自己对当前真实的好奇心。我对露丝和约翰对话中体现出来的他们在治疗内外的生活经历以及现实("真相")很感兴趣。我尝试了解我们社会上的特定观点和习惯对露丝及其人际关系可能造成的影响。在夫妻治疗的过程中，我特别关注那些露丝对自己所讲的话，我希望能看出其中是否存在文化所赋予的压力的痕迹。我尽力避免引导露丝或约翰预先就决定问题的解决办法，我也会避免引导他们按照大多数人的方式去处理问题。

在治疗阶段的后期，我会关注露丝内部关注未来的多种声音。这包括关于性别、文化、自我限制以及可用资源的声音。她过去的内在对话以及她当前的人际关系都是治疗的重要资源。这些多种多样的内在声音增加了露丝面临的可能的选择。

和约翰进行联合治疗十分必要，因为露丝可以直接了解约翰的观点，而不是对约翰的想法进行猜测。在这个练习中，我尝试让自己的焦点更多地定位在来访者而非理论上，因此我可以自由地选择任何可能适合露丝的治疗手段。在夫妻治疗过程中，采用这种"内化他人"的练习有以下可能的优点：

- 每位参与者都能更好地理解并察觉他人的个人观点和经历。
- 可以聚焦并提升个体进行思考和计划的能力，从而避免或减低个体的"随大流"倾向。
- 每位参与者都可以听到别人心中的"最好的自己"，因此最大程度地降低了个体的防御机制。
- 每位参与者都有机会获得站在他人立场上思考问题的经历。

我对露丝的未来还是保持着乐观态度。值得肯定的是，露丝已经走上了开始改变的道路。治疗只不过是她帮助自己进行自助——多年前便已开始的另外一种工具。她走上了改变的道路，且不会回头。露丝的个案是个很好的例子，它充分说明来访者可以掌控自己的生活，并且能够为自己的未来和人际关系找到新的选择和可能性。

➢ 焦点解决短期疗法专家大卫·J. 克拉克（David J. Clark）博士对露丝的分析

引言

露丝要求预约我来进行治疗，她告诉我她曾经在自己的课本上读过有关焦点解决短期疗法的内容，因此她很希望能参与我的治疗过程。她从未进行过心理治疗，因此她担心治疗会占用过长的时间而干扰她的家庭生活。我们约定在次周开始我们的治疗。

焦点解决短期疗法基于这样的观点：有时，来访者的特定问题不会干扰他们的生活。而这就成为了例外，这个例外被称为“一种解决方式”。并且，治疗师认为来访者的生活中曾经出现过这样的“例外”经历。作为治疗师，我的任务就是做寻找这些“例外”的侦探。进行调查所用的工具便是我在和来访者合作过程中所询问的问题。

基本假设

焦点解决短期疗法和大部分传统的短期治疗方法有所不同。对于露丝这个个案，焦点解决短期治疗的假设是：她拥有改变所需的内在的和外部的资源。我对露丝的治疗工作并非一种问题解决的模式，而是一个帮助她发现她的内在力量和外部资源并有效利用它们的过程。以下是在对露丝进行治疗时，我所秉持的焦点解决短期疗法的基本假设和相关指导方针。

(1) 我努力使交谈远离病理方面的内容并尝试对露丝的问题进行再定义，从而让她看到其他的可能性。当露丝以问题为焦点来描述自己和生活的时候，她的这些描述将强化她对自己的信念，从而使她继续把自己困在旧有的行为模式中。我发现，如果对她的行为采用新的叙述方式，邀请她寻找自己生活中那些问题的例外情况，这些将对她大有帮助。

当露丝描述她带进治疗的问题时，我恭敬且亲切地建议她对自己的问题采用新的、更具希望的描述方式。建议采用新的描述方式并不会改变诊断的结果或削弱问题本身，它只会使问题常态化并可以对问题进行重新定义，以便露丝可以开始感知到可能的解决办法。她的问题不会被视作病理的表现，而是一种生活中常遇到的困难和挑战。

(2) 在治疗过程中，我的焦点在于找到“例外”——那些露丝带进治疗、希望进行讨论的问题的例外情况，我会这样问：“当你觉得不是很抑郁的时候你觉得有什么不同吗？”像这样将治疗的方向从问题转为解决方法可以极大地改变露丝对自己生活状况的观点。

(3) 这种方式并没有突出露丝的不足、问题和失败。相反，强调了她的力量、资源、能力、潜力、技能和成功。当露丝的能力在治疗过程中凸显出来时，我就会通过对它评论来强化它。当我的赞美聚焦于我和来访者此时此地交流的内容时，来访者往往会对赞美本身深信不疑。我可以在露丝的自传和初诊表格中找到证明其能力的证据。

(4) 我并没有试图提高露丝的洞察力，而是聚焦于露丝在问题情境中挣扎抗争的能力。我认为治疗应该避免强迫露丝去从事一些她不熟悉的行为——这一点十分重要。她似乎更愿意进行那些在某种程度上让她感到放松并熟悉的行为。

(5) 我会把露丝看作一个对生活怀有抱怨的个体，而非存在症状的病人。在焦点解决治疗中，移情、同情以及真正的关心对于建立治疗合作关系至关重要。此外，有一点很重要，那就是要帮助露丝认识到，在她过去的经历中，她已拥有处理问题情境的良好能力和应对策略。这可以向露丝传达积极的信息，而这些信息又可以转化为有效的行为。

(6) 我的治疗假设是：复杂的问题不见得一定需要复杂的解决手段。我会请露丝思考出简单的解决办法来。如果露丝认为她的问题只有在他人出现改变的前提下才可能出现变化，那么露丝的生活情境将会变得尤其艰难。

以下是我可能询问露丝的问题：

- 当________行为改变时，会对你产生怎样的影响？
- 假设这种行为真的发生了改变，那么在发生改变的当天，你会做出哪些和前一天不同的行为。
- 假设________行为并没有发生改变，但是你想稍微退回到以往的生活中。那么在那些观察你的人眼中，你的哪些行为代表你又退回到了以往的生活中?

在一些情境下，露丝可能会因自己问题的复杂性而感到备受打击。她可能会认为只有自己的问题得到了彻底的解决，自己的生活才有可能向前发展。对于这个问题我可能会这样反馈:“我能理解，似乎想象它（改变)真实发生的情况很困难，想象它不发生似乎很容易。但我还是想知道万一它真的发生了，你可能会怎么做。”

(7) 如果我在短期内先接纳露丝的世界观，这样做对于减少她的阻抗而言会十分有效。我会将露丝特定的阻抗行为看作是对她而言重要的行为，以此来重构她的阻抗。我还会帮助她找到较为安全且不会威胁她现有行为的处理方式。此外，我还会要求露丝探讨她当前的行为是如何通过为她提供支持、缓解她的问题并提高她的满意度来处理她的阻抗的。

(8) 我会帮助露丝将她的问题(例如抑郁)看作独立于她和她生活的独立体。这可以帮助她把自己的问题看作独立的实体——可能会影响她的生活，但不会控制她的生活。我可能会问露丝:“假设有一个1～10的十点量表，1代表抑郁完全控制了你和你的生活，而10代表你控制了你的抑郁。那么你认为你的现状应该在哪个位置上?”通过探讨她的问题对其人际关系的影响，露丝就能更加坚信自己有控制生活的能力。这可能可以提高她对自己自信水平的评价并能帮助她更加充满希望地迎接未来。露丝可以学会把自己的新行为看作是摆脱问题对自己生活影响的重要一步，这将赋予她力量。

(9) 我的焦点只会集中在那些露丝可能且能够进行的改变上。在治疗过程中，我会帮助露丝思考并建立有效的目标——现实可行的、可达成的、有意义的且可测量的目标。当露丝说“我只是希望自己能更快乐一些”时，我会做出回应:“当某天你的确更加快乐了，那么你在________方面看起来会和现在有所不同?”

(10) 我倾向于选择慢节奏的治疗过程，我会鼓励我的来访者逐步找到问题的解决办法。一个衡量小进步的有效办法就是衡量来访者对改变的需要程度——通过来访者的自我报告量表。我会询问:“在我们这次见面和下次见面之间会有怎样的变化?你是依然保持在3的位置上还是会向前进步一点到3.5的位置上?”我希望露丝能够明白，每个新的策略都是一种实验，而并不是可以100%成功的策略。无论每次实践新策略的过程中发生什么，它们都是我们实践过程中的有机组成部分。

对露丝的评估

当露丝刚开始来到我的办公室时，早期我所进行的干预旨在帮助她找到她最希望得到的生活改变。

治疗师：你是否想过这个问题：你怎么才能知道治疗对你不再有作用了？

露　丝：我不清楚我是否理解了你的话。你能换种方式问这个问题吗？

治疗师：露丝，如果我们一起进行了两到三个月的治疗，整个治疗过程进行得很顺利，什么事情会让你觉得："去见大夫真是一件愉快的事情。"

这是焦点解决短期治疗第一次会面的典型开头。我会很快开始我的有目的导向的治疗工作。要求露丝思考治疗可能带来的积极变化能帮助她开始思考她对治疗的目标。当她将注意力放到未来以及可得到的建设性的积极成果时，她就已经开始创造并预演这些事件了。

露丝想了一会儿然后回答："我和我的丈夫以及我的女儿——詹妮弗的关系会有所改善。我更加自信地追求我的教师工作，我减掉了大量的体重，我对自己的感觉更好。"她停顿了一下然后补充道："我对自己的决定更加坚定。"露丝这种充满热情的回答对我而言十分重要，因为在焦点解决短期治疗中，我们将治疗看作一个来访者和治疗师相互作用的过程。通过明晰自己能从治疗中得到的积极而明确的收获，露丝向我传达着她愿意并乐于进行改变的讯息。

如果露丝要求由她的健康保险公司作为第三方来支付治疗的费用，那么我可能需要进行一些特定的文案工作——包括 DSM-IV-TR 诊断系统的诊断结果。焦点解决短期治疗一般不会采用正式的诊断，然而一般支付治疗费用的第三方却往往需要这样的诊断结果。我将会和露丝一起对这些问题进行探讨。我们都同意她存在第一轴上的问题——带有多重焦虑和抑郁情绪的适应性障碍（309.28）。为了对她体重问题的担心有所反馈，我做了第一轴上的进食障碍（NOS：307.50）的诊断。对于她和丈夫以及女儿之间的问题，我们选择了第 V 标准——即亲子关系问题（V61.20）以及同伴关系问题（V61.10）。我决定暂缓对露丝进行第二轴和第三轴上的诊断。而我在第四轴（社会心理及环境问题）上的诊断结果则特别说明了露丝的现状——她正在经历过渡期，其中的主要事件包括对工作的决定、完成教师资格认证以及帮助约翰接纳这些改变。

DSM-IV-TR 诊断系统还有第五轴，这被称为总体机能状况评估（GAF），这个部分对来访者的机能水平进行了整体的概括。GAF 对个体的心理、社会以及职业追求方面的全面机能进行了描述。GAF 量表的分数范围为1 ～ 90，最小值1代表来访者存在持续的自杀或伤人倾向，而最大值90则代表来访者不存在任何症状。根据量表上的描述以及露丝存在阵发性的焦虑和抑郁的问题，我们估计她的分数应该大约在70 ～ 75之间。在这里，我和露丝再一次就符合她现状的分数进行了商榷。

治疗过程

焦点解决短期治疗的一个核心理念是：我们要寻找那些积极的特例或差异。我们将这些积极的特例称为"不同的消息"。当我们发现了新的差异，我们会就这个差异询问多个问题，因为我们相信这些信息可以引发改变。最终，我们不再对"问题"感兴趣，而是对"问题"不成问题的时候感兴趣，即特例。

大部分情况下，来访者都会希望讨论自己的问题，我们称其为"问题交谈"。这对于促进来访者的改变而言毫无用处。只有当我们询问有关差异的问题时，来访者才会把焦点放在差异上。我们将这种旨在探讨差异和特例的对话称为"改变交谈"。通过这种改变交谈，来访者就能够发生真实且持久的变化。一旦我们进行这样的交流，我们就需要询问一些重要的问题来为改变创造机会，这些重要的问题会是："为了让这（改变）能更频繁地发生，你需要做些什么"等。以下便是我和露丝进行的旨在帮助她对差异进行思考的交谈。

治疗师：一般人们寻求治疗的那天往往是他们感觉相对更低沉的一天。他们认为自己无力解决自己的问题，因而需要另一个陌生人来帮助自己。

露　丝：嗯，是的。我确实不知道如何仅凭自己的力量来解决问题。

治疗师：假设我们有一个1 ～ 10的十点量表，1代表你觉得自己需要帮助而预约治疗时的感受，10代表你完成治疗过程后的感受，你认为你现在处在什么位置上？

露　丝：我今天大约在3的位置上。

治疗师：如果我们假设你打电话时正处在1的位置上，那么你是如何从1前进到3的？

露　丝：当我预约治疗时，我就开始思考到这里之后我该说些什么，而当我觉得自己明确知道自己该说什么的时候，我的感觉就会好起来。

治疗师：你认为你在3的时候和你在1的时候相比有什么差异？

露　丝：我对自己的感觉更有把握，而且我更加相信我会有所好转。

治疗师：当你处在3的位置上时，你的丈夫有什么发现？

露　丝：他注意到我不再那么黏黏糊糊了，我谈事情的时候似乎更为确信果断。

治疗师：那这对你有什么帮助？（另外一种探讨差异的方式）

露　丝：嗯，当我的注意力更为集中的时候，他似乎也会更加认真地对待我。

治疗师：这会导致什么不同呢？

露　丝：我希望能继续进行教师资格认证的工作，可约翰希望我待在家里。我觉得他不认为我有这方面的能力。但是如果我谈事情时更坚定一些，我觉得他会认为我更有能力一些。

治疗师：那么当他把你看作更有能力的个体时，他对待你的方式出现了什么差异？

露　丝：当我更加自信的时候，约翰似乎会更加尊敬我。我想他开始认真地对待我了。

治疗师：当你处在3的位置上的时候，你和女儿的关系出现了怎样的改变？

露　丝：当我感觉好一些的时候，詹妮弗似乎也不太跟我对着干了。

治疗师：那你的人际关系又有了哪些不同呢？

露　丝：我和周围人的相处也更加容易了——大家似乎都变得更加友善谦让了。

我询问露丝的这些问题被称为“关系问题”，因为这些问题涉及个体的人际关系问题——它们指出了个体不同的行为对他人的影响以及他人的变化又如何进而改变了个体的反应。在治疗过程中，我继续询问露丝有关旨在寻找差异的问题。我希望知道当约翰认为露丝更有能力的时候，露丝是否进行了不同的反应。我向露丝指出，所谓的变化是一种相互且互惠的过程。当露丝进行了改变，那么约翰对她的反应也会有所变化，而露丝又会对约翰变化后的反应产生不同的反应。我从不把人们看作独立的个体，我相信人们总是处在和自己（内在对话）、和他人的互动以及生活背景、社会背景、文化背景当中的。

首字母EARS可以对我所进行的治疗过程进行概括：引出(Elicit)，放大(Amplify)，强化（Reinforce)，重新开始（Start over)。我会倾听来访者的诉说，并通过询问有关差异的问题引出差异方面的信息。我会通过对差异的问题进行继续追问而将这种差异扩大化："这对你有什么用？"或者"这有什么不同？"我会通过让来访者知道我对此印象深刻来强化这种差异。这种信息的传达可能只是点一下头或者是一个类似下面的简单陈述："喔"或者"真的？"之后我会重新开始："还有什么不同吗？"尽管这个过程看起来很简单，但是其实并不容易。出于某些特定的治疗模型，治疗师往往会被诱导去询问那些关于来访者感受的问题。这种询问的思路往往会使我们偏离最直接的方式——了解什么样的改变会对来访者造成影响、怎么做才能促使这些变化更为频繁地发生。

焦点解决治疗的过程——就像我对露丝的治疗过程中就包含建立一个让露丝觉得熟悉的、可信任的治疗模式。治疗的第一部分大约持续35分钟，我将这部分时间用于进行改变交谈——就像下面展示的那样，我用来询问露丝的问题都旨在寻找差异方面的信息。

治疗师：在你看来，出现改变的标志是什么？哪怕是极其微小的地方。

露　丝：大概是我的紧张程度小了些，早餐吃得少了些。

治疗师：如果你不紧张的话会是什么局面？

露　丝：约翰和詹妮弗会愉快地吃完早餐，而且他们对我会很友善。

治疗师：你如何预感这些变化可能即将出现？

露　丝：我想是他们看到我十分放松，而他们则愿意听我的安排。

治疗师：这种情况最后一次发生是什么时候？

露　丝：上个周日早晨，我们一起吃了早餐和午餐，那时我的压力感稍小一些。

治疗师：你对上周日这种好状况做何解释？

露　丝：我们计划一起去教堂的事情，下午各自有安排。大家当时都很期盼当天发生的事情。

治疗师：怎么做才能促使这类事情更加频繁地发生呢？

露　丝：我猜如果我们都能做好各自的计划和安排、孩子们能更独立一些，我的压力感就会有所减轻。

治疗师：如果这种好的感觉继续下去，将给你的生活带来什么影响？

露　丝：我的生活会离我心目中的理想越来越近，我可以在不必担心家人的情况下继续追求我的教师职业。

在这之后，我们进行了短暂的休息，我离开了大约 5 分钟，以便能对治疗过程进行消化，琢磨出合适的赞美之词、衔接性的陈述语句以及合适的家庭作业。其中的赞美必须真实并且能够充分体现露丝对自己感觉不错的地方。这种治疗中的休息还有一个好处，那就是它可以帮助露丝建立自己的预期。露丝会急切地希望我回到治疗中，她会急于听到我的评论。在前面的会谈中我进行了记录，现在我可以通过我的记录来搜索合适的赞美之词。当我对应该表达什么赞美而胸有成竹时，我会将它们写下来并读给露丝听。一般我只会选择两三条自己所罗列出的赞美。

一般来说，当我进行赞美后，来访者会点头表示同意我的意见。这种微妙的同意将来访者放到了"同意的倾向上"。换句话说，来访者开始同意我的意见了。对露丝这样做则可以帮助她更愿意完成我所布置的家庭作业。我浏览了我的笔记以便找到那些已经悄然发生的她所希望的改变。而我会将露丝已经做过的事情作为她的家庭作业布置下去。同时，家庭作业还会和我早期对露丝的评估结合起来。在休息结束后，我回到了治疗室向露丝传达了我的意见，并向她布置了家庭作业。

治疗师：露丝，我对你掌控自己生活的能力印象深刻。你十年前所做的事情很多人都做不到。你离开了那个教会，这需要极大的勇气。最近，你决定回到学校学习并成为一名教师，这显示出了你的勇气和决断力。现在你已经完成了你的学业并准备进行生活中的又一个重大改变了。既然你们上周日度过了一个愉快的早晨——因为你们各自都为当天做了计划和规划——那么作为你的家庭作业，我想知道你是否愿意做一样的事情。

露　丝：你有什么想法？

治疗师：从现在起到下次我们见面之前，你能否在两个不同的场合下，在每个人都有各自计划安排的时候故意安排两顿饭，我希望你能注意自己当时的情绪，是否还是会更好一些。下次我们会面的时候我们可以好好地就此进行讨论。

露　丝：我肯定会试试！

治疗师：好的，我们在两周后的这一时间继续我们的治疗。

在这个例子中，我通过露丝在治疗中的论述找到了合适的家庭作业的范围。这个范围为家庭作业提供了现实可行的方案，并且可以作为过渡性的或说是继续性的陈述。就此我可选择的家庭作业有："露丝，既然你认为你处在3的位置上——并且你在这个位置上的感觉似乎也好一些，那么我想知道你能否特别注意一下当你和约翰或詹妮弗有良好互动的时候你对自己的打分如何。我建议你把对自己的打分以及当时你的经历记录下来。下次我们见面的时候我们可以探讨一下你对这个作业的感受。"我在要求她完成一项任务，我将这个称为"预演任务"。

焦点解决治疗的一个程序是"奇迹问题"。有时，露丝可能无法找到自己问题的例外。她可能报告说自己的那个特定问题似乎总是萦绕在自己周围——从未缺席过。在这种情况下，我会寻找"假设性的解决办法"——这些解决办法并没有真实出现过，但是通过我的问题，露丝很有可能想到例外的情况。即使这些并没有在露丝的日常生活中发生过，那么当她在头脑中进行有意识的思考时，这就等于发生在她的思想中了。典型的奇迹问题会像这样。

治疗师：假设今天我们结束治疗之后，你回到家中。晚上在你睡觉前发生了一个奇迹，你的问题消失了。这很好对吗？第二天早晨醒来时你并不知道这个奇迹发生了，因为它是在你的睡梦中悄然发生的。现在，你认为这个奇迹发生的第一线索会是什么？你的问题得到解决的第一迹象又是什么？

露　丝：当早晨我第一眼看到约翰的时候，他微笑着对我说："早上好。"

对于奇迹问题，露丝给出了约翰的一个反应作为回答，这个反应被我看作一种信息——一种关于改变的信息。我可以在治疗过程中以及布置家庭作业时使用到它。虽然这个反应只是假设性的，但是它算是一种例外，并且是露丝自己想出来的，而不是我。

对治疗过程的评论　一般来说，焦点解决治疗的过程一般会少于六次，对其效果的研究结果表明，75%的来访者对治疗效果表示满意。对于露丝这个个案而言，第四次到第六次的治疗从本质上就是要维持和强化她所获得的收获和解决策略。我对露丝的主要治疗焦点将集中在她的生活经历上（想法、感受、行为以及相关的背景）。我们会以合作的方式一起工作，为治疗过程创建有效的目标。而我针对例外、应对策略等内容的提问就是为了能促进和来访者的对话，从而探讨来访者的策略、力量及资源。所有这些都属于“关于解决办法的交谈”。我在实施这一过程时会秉持注重实效的、保守性的原则。我的首要焦点在于强调那些例外情境中露丝和他人在行为上与非例外情境中的不同。接着我会对她所发现的有用信息进行更为详尽的描述。我很重视那些在效果研究中被证实有效的常见工具，即相关的观察作业和行为作业。有时，我还会采用诸如邓肯(Duncan)、米勒(Miller)和斯帕克斯(Sparks)讨论过的一些结果－过程测量法。

➢ 叙事疗法专家杰拉德·蒙克(Gerald Monk)博士对露丝的分析

引言

露丝和我进行联系的原因是她听说我是一个叙事疗法的治疗师，她认为这种理论疗法可能会对她有所帮助。露丝希望我能帮助她了解自己在生活中应该做些什么。她最希望知道的是她如何能在不伤害他人的情况下让自己感觉好起来。她希望知道她是否应该继续维持和约翰的婚姻。她希望知道如果没有了约翰她会怎么样，是悲惨地孤独活着，还是过着生不如死的生活。她并不知道约翰离开自己后她是否能继续生活下去，这一点让她十分担忧。露丝害怕当自己摆脱那种被奴役、顺从的生活后，当她不再照顾自己的丈夫和逐渐长大的孩子们时，她会得到上帝、父亲以及孩子们的审判。她还为自己的焦虑发作、抑郁、害怕死后下地狱的想法、逐渐衰老的身体以及不断上升的体重感到深深的恐惧。

基本假设

叙事疗法指的是在治疗过程中形成一系列特定的假设。这些假设大部分来自迈克尔·怀特(Michael White)和戴维·爱泼斯顿(David Epston)创建的叙事疗法。

这种疗法的核心理念是：我们的生活受到他人诉说的我们的故事以及我们诉说的自己的故事的影响。这种故事并不是人们对我们真实经历的叙述。相反，故事构造出了“真实的经历”并且塑造着我们的现实。叙事疗法的从业人员主张我们应当在我们所见的基础上构建我们的现实。

叙事疗法治疗的重点在于探讨人们是如何叙述自己的故事并在现实生活中实施这种故事的。叙事疗法的治疗师工作的前提是：叙事并未完全囊括我们丰富的生活内容。相反，我们在叙事的过程中并没有选择那些特殊的生活经历或故事——这些生活经验往往被我们忽略、忽视甚至不被我们理解，因而常常被那些问题性的故事所屏蔽。这些被忽视的生活经历就是叙事疗法感兴趣的资源。虽然来访者常常被困在问题性的故事中，但是叙事疗法的治疗师依然相信来访者有着鲜活的生活经历。这些经历则是更令人喜爱的、替代性的故事产生的基础。

叙事疗法治疗师认为来访者的问题应该在其社会文化背景和其人际关系背景中加以考虑，而不是单纯被当作来访者个体的问题。治疗过程应该聚焦在那些社会建构的对话以及来访者的叙事上。叙事疗法的从业人员认为：个体会在其人际关系——无论是当前的人际关系还是一般的社会关系中发展、维持并转换自己的人格及其认同感。叙事疗法对社会文化背景的重视以及寻找问题的方式都是对传统西方心理学（主要受西方主流文化的影响）的挑战。因此，尽管传统的心理治疗把西方、白种、中产阶级人群的特点视为评价心理是否健康的“正确的”标准，叙事疗法的治疗师却并不会遵循这种传统理论对心理健康标准的刻板印象。相反，叙事疗法认为在治疗中如果将来访者进行分类或进行病理化都有着潜在的消极作用。因此，他们会对得到的信息进行试验性的运用，并帮助来访者认识到自己所拥有的、能够达成自己希望结果的资源。

与其反对心理健康标准的观点相一致，叙事疗法认为在对来访者治疗的过程中治疗师不应该以专家的姿态出现。叙事疗法治疗师尝试去理解来访者的生活经历，并极力避免对来访者进行预测、解释或病理化。在治疗过程中，叙事疗法的从业人员会和来访者通力协作，并帮助来访者提高其投入感及应对生活的能力。

叙事疗法的治疗师会以政治的观点来审视来访者的问题，以便能了解来访者的问题究竟是属于外显的文化问题（诸如种族主义等）还是属于更为隐蔽的压力问题（例如“健康的”人际关系）。这种对问题进行社会政治概念化的过程可以帮助我们探索出那些导致我们得出压迫性故事的文化因素。换句话说，这种方法鼓励我们对自己那些狭窄的思维进行思考，探索这些观点是否对我们自身或他人造成了消极的影响。因此，叙事疗法的治疗师会对和来访者问题相关的文化假设进行“构造”或“解构”，从而证明压迫性的社会行为对来访者的影响。叙事疗法的治疗师可以通过这个过程来识别主流文化行为或特定的主流信念系统是如何对人们进行定义及控制的。

叙事疗法的技术

叙事疗法的技术基于刚才谈到的种种假设。我会对问题进行客观化，明晰问题故事的影响、解构故事、重新创造故事、分析不同种类的问题以及建立可以见证更好故事的听众群等技术。

客观化的对话　迈克尔·怀特所创造的“人本身并没有问题，问题本身才是问题”这个流行语和叙事疗法的主旨不谋而合，因为它强调的是将问题和人区分开来，而不是认为人本身存在问题。这可能是叙事疗法最显著的特色了。客观化的对话就可以将人与问题进行分离。客观化的对话在来访者和其问题之间创造了一定空间，从而可以抵消那些沉重而聚焦问题的故事的影响，并进而改变来访者和其问题的关系。客观化的过程需要治疗师明晰那些问题性的、充满压力的叙述（文化的观点和信仰）并识别这些叙述对来访者的影响。这种客观化的过程可以帮助来访者在社会环境下而不是在来访者内部审视自己的问题故事。

虽然客观化的描述在治疗过程中十分常见，但是叙事疗法的从业人员会更积极地参与到客观化的过程中。通过找到符合来访者核心问题的外在描述并拓展其中的社会文化背景来实现。事实上，叙事疗法的从业人员会使用客观化的对话来终止其他团体或个人对来访者进行病理化并进而导致其产生无助感、内疚感和羞愧感的过程。

例如，治疗师的客观化语言往往会包含这样一些问题：“要成为完美的妻子这一观点在多大程度上导致了你现在的痛苦？”“你如何能在担心自己自信心会受到损害的情况下去完成他人强加给你的期望呢？”

明晰问题故事的影响　那些寻求帮助的人们很少意识到问题故事对自己的影响，来访者往往只顾着担心会被自己的问题所淹没。如果对话中出现客观化的描述，那么来访者就能对问题给自己造成的影响进行更为冷静的分析。来访者的内疚感和羞愧感也会有所减轻。当治疗师以系统的方式分析来访者的问题时，来访者往往会感到自己的话有人倾听，自己得到了他人的重视，那么来访者就会更加关注自己一直以来背负的重担。而当了解并学会使用客观化的描述后，来访者就更有动机把自己从问题的破坏性影响中解脱出来。来访者可以通过以下途径来理解客观化的过程：问题持续的时间（长度）、问题对来访者生活的影响（广度）以及问题影响的剧烈程度和强度（深度）。

以下是探索问题故事的时间长度、广度以及深度的问题的几个例子：

时间长度问题

- 问题持续多久了？
- 这是什么时候开始的？
- 如果一切照旧，你认为你还需要多久才能解决它？

广度问题

- 这个问题波及到了你生活中的哪些方面？
- 这个问题对你的日常生活造成了怎样的影响？
- 你现在的问题对你的心理健康、身体健康、工作、休闲生活、未来的计划、享受快乐的能力以及你和亲朋好友的关系造成了怎样的影响？

深度问题

- 你的问题给你带来了多大程度的痛苦？
- 什么情况下这个问题最难应付？
- 什么情况下这个问题相对不那么令人头疼？
- 在一个 1 ～ 10 的量表上，如果 10 分代表问题完全控制了你，而 1 分代表你完全控制了它，那么你认为你现在的状况应该打多少分？你认为你最高能得多少分？最低呢？

解构的实践　一般来说，人们并不清楚文化言论会对自己的知识、意志以及生活方式构成多大的限制作用。这些言论会令我们远离甚至无法触及更好的生活方式。解构问题可以为来访者提供机会来对那些阻碍自己的文化限制进行探索。解构问题包括对那些理所当然的假设——规定我们应该怎样生活、我们必须有怎样的感受、我们应该做出怎样的行为等——进行挑战。以下便是一些解构性问题的例子：

- 你认为身为女性应该有怎样的行为方式?
- 你的这些观点来源于哪里?
- 你生活中的哪些人在不停地提醒你应该继续按照这些观点来生活?
- 你生活中的哪些领域在不断地强化着这些信念，告诉你应该怎样思考、感受及行为?

共同创造一个更好的故事 创建一个非问题性的故事或称为“替代性的故事”，所面临的最大挑战在于新故事的脆弱性。新故事往往面临着原有问题性故事的强大考验。问题性故事一般已经在个体的生活中占据了很长一段时间。来访者时常将问题性故事看作真实发生的事件。正如问题性故事的力量不断增长一样，替代性的故事也必须发展出足够的力量来对抗问题性的故事。我们可以采用一系列的问题来引出替代性的故事，这样，就为那些看不见自己能力与才能的来访者——其才能虽然曾如昙花一现般地出现过，但很快便被长期的问题所掩盖——打开新的可能。在治疗过程中，替代性的故事需要在细节上被加以充实，这样才能保证其说服力和强度。替代性的故事一般从来访者的早期生活开始。治疗师的任务就是和来访者一起重新发现其早期生活中能证明其能力和实力的例子。这些重新发现得到的成果对于改变当前生活而言具有极其重要的作用。

叙事疗法的治疗师会将来访者的能力进行书面记录或者在心中将其默记，以便在后来能够建构出“更好的故事”。这些生活经历可以为这个“更好的故事”提供素材。其中，来访者的创造力、才能以及能力将被编织到新故事中，来对抗原来那些困扰来访者的问题性的故事。独特结果的问题、独特叙述方式的问题、重新描述性的问题以及独特的可能性问题都可以引发出这个“更好的故事”。

独特结果的问题 来访者的能力便是独特的结果（那些在阴暗的问题故事中偶然凸显的闪光点），它可以为更有生机的叙事方式提供素材。换句话说，通过和来访者通力合作，治疗师将寻找到那些来访者引人注意的经历，而这些经历中的材料可以集聚在一起形成新的替代性的故事。例如：

- 你最近是否觉得你的焦虑和抑郁曾出现暂时减退，请将当时的情境描述出来。
- 在你困惑的过程中是否曾有过短暂的清晰的瞬间？描述一下那些瞬间。
- 在我们治疗的过程中，你所讲述的内容中是否隐藏着能解决你的两难问题的解决方式？请详细说明。

独特叙述方式的问题　这些问题可以帮助来访者叙述自己在过去的生活中是如何达成自己的愿望、获得自己希望的结果的。这些问题可以帮助提高来访者的勇气和乐观水平，并且可以帮助他们在面对那些削弱自己能力的问题时重新获得能力感和胜任感。以下是两个例子：

- 当所有人和所有事似乎都希望你按照他们的想法去继续生活的时候，你是怎样站出来为自己的利益而努力的？
- 当你接受的教育一直要求你遵守那些特定的——如何做一名女人的规定时，你如何有勇气和能力去寻求新的生活？

重新描述性的问题　重新描述性的问题可以帮助来访者找到新的自我认同感或将原有被淹没的更好的认同感挖掘出来。换个说法，就是：重新描述性的问题可以提供机会帮助来访者去探索其他的、异于当前的生活方式。这些问题定向在个体的发展以及个体所建立的人际关系上，以下是几个例子：

- 这些行为、想法或感受让你发现了哪些之前你并不知道的方面？
- 既然你已经准备质疑并重新检验你未来的生活方向，那么这些行为揭示了你的哪些品格和能力？

独特的可能性问题　独特的可能性问题将焦点转向了未来。它们会鼓励人们思考自己目前获得的成绩，而基于这些成绩，人们就可以思考自己的下一步应该做些什么。以下是一些例子：

- 基于你现在的发现和理解，你认为你下一步应该做些什么？
- 当你按照这种你更偏爱的认同感去做事的时候，你认为它还会引导你做出哪些行为？
- 既然你已经发现人们对你这种关爱自己的方式都抱以支持性的态度，那么你还会做些什么来继续维持你这种关爱自己的能力？

建立听众群 认同感以及生活方式的获得并不是发生在真空中的。我们任何时候都在为自己寻找听众。这个听众往往是来访者家庭或社区中的重要他人，而他的观点和意见往往对来访者有着重大的影响。

有时候这个听众十分挑剔且严厉。当我们的重要他人总是否定我们，他们就成为了一个强有力的定义者，从而影响了我们对自己的知觉以及我们的生活故事。因此，我们那些主要的问题故事往往就是在这种审判和轻视的眼光中被培养出来的。

要发展出蕴含更好的自我描述的替代性故事，我们身边的重要他人依然不可或缺，我们需要他们成为我们的听众——一个关心且乐于听取我们自我描述故事的听众。一个好的听众可以帮助我们检验所发生的改变的真实性及可持续性。在这样的治疗师－来访者的对话中，治疗师询问的问题往往以要求来访者寻找到自己生活中的一个特别的人——那个对自己的改变最为平静的人为开始。治疗师可以询问来访者如果来访者将自己产生的新故事告诉那些他们的重要他人，那这些人可能会说些什么、做些什么。

为和露丝进行治疗性的对话做准备

叙事疗法的关键在于治疗师所询问的一系列治疗性的问题，治疗师本身应该秉持尊重他人的非专家观点，能保持持久的好奇心并能进行不带偏见的询问。治疗师会询问露丝是否能询问她一些有关其生活环境的问题。治疗师也会向露丝保证，当她遇到那些会引发她痛苦或不安的问题时，她完全可以拒绝回答。在进行治疗性对话的过程中，我将露丝看作一位高级作者。她是她自己生活的专家，我将询问她所希望得到的收获，并且我还会就她愿意参与多长时间的治疗、在未来的治疗过程中她还希望哪些人的参与等问题征求她的意见。治疗过程本身一般是个轻松而愉快的过程，其中，露丝会被视作一个拥有一系列资源、能力和洞察力的个体，她完全有能力将这些运用到解决自己问题的过程中去。我们将一起发现她的才能与能力——这些都将成为构成那些强有力的、愉快故事的基础，我们还会一起探索那些以问题为中心的故事，探索这些故事如何阻碍了露丝获得自己所希望达到的满足感。

在和露丝一起工作的过程中，我会十分注意了解那些以问题为中心的故事如何塑造出了她的问题。通过认真地倾听、充满好奇且持续地问问题这个系统化的过程，我就可以和露丝一起完成治疗的任务：重新构造一个生机勃勃的替代性的故事。这需要治疗师和来访者的通力协作。在叙述性的对话中，我会界定出七个用以帮助露丝处理问题的领域——它们在实际操作中可能并没有特定的顺序。我希望在以下几个方面着手进行对露丝的治疗：

- 叙述在她生活中占主要地位的以问题为中心的故事。
- 以专注且系统的方式来探讨并体验那些问题性的故事对她生活的影响。
- 探讨她对改变目前状况的迫切程度。
- 对那些造成消极影响的言论进行解构。
- 远离那些以问题为中心的故事，构造出更好的、替代性的故事。
- 帮助露丝思考这些更好的、替代性的故事如何能帮助她建构新的、更好的自我认同感来。
- 为露丝新的、更好的自我认同感的故事创建听众群。

和很多其他的叙事疗法治疗师一样，我会在露丝的生活背景的基础上去理解她的问题。我认为我们两个都是面对着充满挑战的、快速变化的、无法预测的世界的两个文化存在体，我们在面对这个世界时都在尽全力维持自己的生活。通过一起工作，我们两人都要学会去理解我们的生活。并且无论未来怎样，我们都要找到继续前进的意义。

最初的评估和诊断

我以要求露丝讲述她所关注的问题、她希望通过治疗获得的收获来开始我们的治疗过程。我希望了解她希望从我这里获得的帮助。我会向她解释叙事疗法的哲学和实践基础，因为我希望能尽力明晰我在治疗过程中会做些什么。从叙事疗法的观点出发，我决不会以 DSM-IV-TR 诊断系统来引导我对露丝的治疗工作。我反对 DSM-IV-TR 诊断系统的将来访者病理化的倾向，我担心对露丝的经历贴标签会在无意中对她造成影响。DSM-IV-TR 诊断系统聚焦于个体的不足和失败，却对问题的解决方式以及个体拥有的资源和能力视而不见。它无法让我们知道自己应该做些什么。我认为露丝正处在重新界定自我同一性的混乱阶段，如果按照 DSM-IV-TR 诊断系统对其贴标签则无法与时俱进地看待她未来的发展方向。DSM-IV-TR 诊断系统也无法识别那些塑造露丝经历的人际因素和文化因素。

然而，如果我所在的卫生服务体系需要我做出 DSM-IV-TR 的诊断结果的话，我只会考虑在第一轴、第三轴、第四轴以及第五轴上进行诊断，并且我也会解释这个诊断结果可能会也可能不会对露丝有所帮助。我不会考虑第二轴的诊断，因为它只是对人的整体描述。通过协同合作的治疗过程，我们可能会选择一种我称为“文化”描述的方式（其他人可能会把这当作是一种诊断），这种方式会让露丝感到更为释然。我会向露丝强调其中的练习可能存在或多或少的主观武断性，此外，我还会强调，采用这种治疗系统的不同的治疗师在诊断上可能也会出现不小的差异。

治疗过程和程序

讲述以问题为中心的故事 露丝向我讲述了她的一系列担忧，其中包括她的困惑感、抑郁感、不足感、痛苦和焦虑感。虽然露丝对自己的惊恐发作依然十分担心，但是她的瑜伽课程似乎减少了惊恐发作的频率。露丝还谈到了她对自己体重问题的担忧。然而，露丝很快就提出了具体的需求——她希望得到有关自己婚姻的建议。她不想进行婚姻治疗，但是她希望她能得到“她是否依然爱约翰”的答案。她希望尽全力搞明白她究竟是应该尝试拯救自己的婚姻还是离开自己的丈夫。她认为自己现在和詹妮弗（她的女儿）之间的问题和她现在与丈夫缺乏沟通及合作有关。

在治疗这个特殊的环境中，露丝询问了一系列问题，并且和我分享了她的经历。她说她不相信自己会问这些问题，如果不是因为治疗，把这些事情与他人分享更是她想都没想过的问题。露丝觉得探索自己对婚姻的困惑、不确定以及矛盾一定让约翰感到十分不快。她需要别人来对她现在所做的事定性——并非出自邪恶或背叛。

露　丝：我不相信自己正在告诉你我对未来的想法。把这些东西大声地说出来太可怕了。

治疗师：你能详细地讲讲吗?

露　丝：嗯，我觉得我不管怎样都是会嫁给约翰的，即使我们有时会有些不快的时光。我从未想过自己会离开约翰，直到最近。那些对于来自孩子们、约翰、我父亲的批评的恐惧，还有担心自己会得到神的惩罚——我死后会下地狱，都阻止我去想离开他的事情，从而继续凑合过日子。但是最近我开始诚实地面对自己，我知道我痛恨目前的生活状况，我一想到可能直到死都要过这样的生活就浑身发抖。

治疗师：露丝，向我描述一下你现在的生活，并说说它是怎么形成的（要求她讲述以问题为中心的故事)。

露丝讲述了自己有多么失望和不快。她讲述了约翰对她希望获得教师资格似乎没有什么怨言，但是他对于露丝追求自己的职业兴趣存有或多或少的不满。她觉得自己无法告诉约翰自己有多么孤独。她晚上时常独自一人暗自想象自己正过着其他人的生活。她还谈到自己害怕出现任何改变。她担心一切会越来越糟糕。

我要求露丝从她和约翰第一次见面开始讲述他们之间的故事。她描述了自己那种陷入爱河的快乐以及自己和约翰在一起时那种深切的安全感。露丝觉得自己受到约翰的保护——保护她不受任何伤害的袭击。约翰是如此强壮、安全而自信。他还是个不错的顶梁柱。在开始的15年中，她和约翰一直相处得很好，但是在最近的这5年，生活开始出现了恶化。她说约翰和自己那些处在青少年期的孩子们总是不把自己当回事儿。露丝觉得自己同时兼任着司机、女佣、厨师、治疗师、理财师以及护理人员的角色。她觉得自己充满了孤立和不满。露丝还谈到了害怕向约翰坦白自己深深的绝望感。

治疗师：什么阻止了你去向约翰坦白你现在的感受?

露　丝：我真的不知道。我猜我担心如果我把自己的真实感受告诉身边的人，我的生活就会土崩瓦解。

治疗师：这种恐惧和害怕阻止你表达心声有多久了？（我开始引导进行客观化的对话过程）

露　丝：只要我一想到它，我就会让自己保持沉默。从我有这种记忆的时候开始算起，我害怕的东西已经多得数不过来了。

露丝详细地谈论了在很多不同情境中，她都因恐惧而最终选择了沉默。我对露丝和她的恐惧之间的关系很感兴趣。于是，我进入到了下一阶段。

探索问题性叙述对露丝生活造成的影响　作为开始，我先和露丝探索了这种因恐惧而选择沉默对生活的影响。我询问露丝她的恐惧与担忧对她的生活造成了哪些影响。它们带来了什么？带走了什么？它们让她付出了哪些代价？她的恐惧对她的健康、人际关系、职业、精神世界、享受快乐的能力都有哪些影响？这些问题都可以帮助我们明晰她的生活因此受到的干扰。

露丝还谈到了其他的一些恐惧。她对自己追求教师职业的这条未知之路感到害怕。她觉得自己的恐惧让自己在冒险结交新朋友的时候停下了脚步。露丝还说如果自己更加真诚地对待詹妮弗，她真不知道詹妮弗会做出什么事来。最糟糕的是，因为她觉得自己不能和约翰谈及自己对生活的感受，所以恐惧导致的苦恼开始不断累积。露丝现在的状态实在太糟糕了！

治疗师：你认为在你的恐惧、沉默，还有你谈到的抑郁、焦虑、惊恐发作、困惑之间可能存在着什么关系吗？（探索和问题性故事相关联的主题和情节）

露　丝：我想这些感受和坦然地讲述自己的现状是密不可分的，要想自由讲述自己的现状，就必然产生这样一些感受。

治疗师：露丝，告诉我在你看来向约翰讲述现状给你带来的恐惧有多大？如果10分是满分，那么你认为恐惧在多大程度上阻止了你去和约翰分享你的想法和感受？（从更深入的角度去探讨问题造成的影响）

露　丝：我猜大概就是10分，因为一想到要和约翰分享我的想法和感受，我满脑袋充斥的都是糟糕的事情。我是如此不快乐，可他根本不知道我有多么不快乐。

决定创建替代性的叙述　在这个阶段，我鼓励露丝开始创造一个替代性的叙述。

治疗师：露丝，你几乎一直在讲你如何让你的恐惧——有时也许是恐怖——控制了你和家人朋友的关系，控制了你的职业，它甚至削弱了你追求快乐幸福、规划自己生活的能力。我想知道你是否已经准备好处理你的恐惧，或者说你觉得恐惧还是会继续控制你的生活。

露　丝：我知道在生活中这些恐惧封闭了我面临的众多道路。我已经准备好去应对它，但是我可能没办法马上在诸多领域向别人袒露心扉，这令我难以承受。

治疗师：你愿意挑战自己的恐惧并更加开放地表达自己，但是你还是希望一点一点慢慢来，是吗？

露　丝：当然。

理解广泛存在的约束　因为露丝希望消除那些一直以来严重影响其生活的恐惧和焦虑，因此我询问她是否愿意探索自己的一些生活经历——那些诱发她恐惧和焦虑的生活经历。露丝认为她既希望摆脱自己作为妻子和母亲的职责，又对此充满恐惧。她还记得自己小时候那种渴求快乐玩耍的心情，她也记得当她进行一些和照顾别人无关的事情时家人给予她的压力和批判。

治疗师：露丝，你从哪里学到如何做一名女人、妻子、母亲的？

露　丝：我不知道。我从来没有想过这个问题。

治疗师：嗯，我想知道你从哪里学到要照顾他人，将自己的需要摆在他人需要的后面，有时甚至应该牺牲小我成全他人的？

露　丝：我想我是从父母那里学来的，还有我父亲对待我母亲的方式（现在依然如此）。

治疗师：你不认为你现在的生活方式就是在学习你母亲的做法吗——关于如何做一名女人、妻子和母亲？

露　丝：我不确定，我从没想过我是否在重复我母亲的生活方式。我知道她从未想过要出去工作或去读书。从这个角度来看，我和她有很大的不同。

治疗师：是的，这看起来的确是个真正的差异。我想知道你能否找到你和她一致的地方？

露　丝：嗯，我认为我母亲十分传统。在她看来，男人是整个家庭的领导，是家庭收入的主要来源，如果你希望的话，他也可以成为家庭的保护者。而女性的工作就是养育孩子、照料整个家庭，我猜还包括照顾丈夫。

治疗师：在你母亲教授给你的诸多观念中，你接纳了其中的多少？

露　丝：嗯，我猜在我结婚的前15年中，我一直在步母亲的后尘。实质上我在我的婚姻生活中一直在做她那样的女人。现在，这成为了我的问题。我觉得我不希望再这样下去了。我不希望以牺牲我的利益为代价去担负起让约翰幸福的责任。我不希望让我的生活继续围着约翰转。但是我又痛恨自己的这些想法。我为自己想要追求自己的职业而感到内疚。而当约翰不肯支持我、不肯帮助我管理孩子们的时候，我又会对他怀有怨恨。我也厌恶了做这种家庭奴隶。有时候我很清楚自己想要一种完全不同的生活，之后我又会为此觉得内疚而又充满罪恶感。我十分困惑，紧接着我就会开始抑郁。

治疗师：那么你生活中的哪些方面还在强化着你这些观念——你应该如何思考、感受及行为。

露　丝：嗯，我想我的父亲母亲一直在强化我“应该”成为什么样的母亲。父亲一直反对我成为一名教师，他否定我所有为此付出的努力。他觉得这会让我丢下本应承担的为人母的职责。当我开始为成为教师而努力学习时，母亲就问我是否还在为约翰和孩子们做饭吃。我猜这些都是很显而易见的例子。当然还有很多相对隐晦一些的实例。总之，当我想要继续自己的职业追求，当我希望发展出新的友谊关系，当我希望约翰更多地参与到管理孩子和照顾家庭的工作中时，我都会觉得这些都是很好笑的愿望。

当露丝和我一起努力解决问题时，我们识别出了一系列文化对她的影响，这些影响塑造了露丝本人以及她的感受。我在这里的任务就是要和她一起对这些可能会导致她冲突、抑郁、焦虑、压力、混乱以及恐惧体验的文化观念进行解构。露丝和我一起在白板上界定出了以下影响她女性身份地位的文化观点：

- 作为一名女人，如果你为他人服务，那你就值得尊敬。
- 作为一名女人，如果你只管满足自己的需求并希望让自己的生活充实愉快，那你就是个没有价值的人。
- 女人的职责就是将自己的整个生活用于照料她的丈夫和孩子们。
- 丈夫的成就是妻子快乐和满足的来源。
- 女人的职责就是要不计代价地做丈夫身后的那个女人。
- 女人应该将自己的职业追求搁置一边，她要想尽办法去满足男人们的需求。

露丝看着这张清单，她十分肯定这些就是约翰所秉持的信念，也许某种程度上也是她自己秉持的信念。当然，这些在很多社会中也是普遍存在的文化观点。

治疗师：露丝，在你一直努力实现这些文化的观点——在规定你应该怎样生活时，你是否发现你的这种做法和你的恐惧、焦虑之间存在着某种联系？

露　丝：哦，是的，是有联系。我猜我一直相信这些关于女性的观点是正确的，而我的职责就是履行它们。5年前我开始认真地质疑这些观念。我想我一直在按照这些规定生活。但是我真的不知道这对我是否有所帮助，我猜我希望得到更明确的建议——我应该怎么做。

治疗师：好的，在我给出建议之前，先让我们看看你为挑战这些信念都做了哪些努力。你觉得呢？

露　丝：当然可以，但是我看不出我曾为挑战这些信念做了哪些努力。我觉得自己一直扮演着一个弱者。我希望我能更有勇气。

治疗师：露丝，我很想问你一些问题，看看你在挑战他人、勇敢讲述自己内心方面有怎样的能力。

露　丝：好的，但是我不认为在勇气方面我有什么好说的，我根本没有勇气。

创建替代性的故事　在这里，我们转而去叙述那些“更好的故事”。

治疗师：露丝，我对于那些你充满勇气地挑战限制你生活的恐惧（可能你并没有意识到）的经历很感兴趣。我很希望能和你一起分享你在这次治疗中提到过的很多经历，其实当时你就在积极地把握自己的生活。举个例子吧，告诉我你是怎么决定来进行治疗的。

露　丝：你是什么意思？

治疗师：嗯，你知道你将以新的方式去审视你的生活，这一定令人觉得惊慌吧。

露　丝：你说得对，在我来赴约的时候我的确很惊慌。我暗自思索："如果我探索得到的结果令我讨厌呢？"你知道我对治疗过程会怎样发展的确觉得心有疑虑。

治疗师：去年你也一样被恐惧所累，但是你并没有预约治疗，可最近你却觉得应该预约治疗并尽可能开诚布公地和我交谈，难道不是吗？（识别独特的结果）

露　丝：是的，但是我是如此绝望，我只是觉得应该做点什么，我觉得自己快要疯掉了。

治疗师：好的，我明白了。然而，尽管感到绝望，但你又是如何做到正视自己的恐惧，并且决定来和我开诚布公地谈论你的生活的呢？（独特的叙述方式的问题）

露　丝：我不知道，我只是在某天和自己说："我再也不能这样下去了，我得做些什么。"

治疗师：你想象一下，当你面对"噢，我的天哪，我的生活会按照我完全不能预测的方式而改变。我得做些什么"的情况时，你会对自己说些什么？你会不会对自己说："我能做得到吗？"

露　丝：我真的不知道。我想我只会说："露丝，你必须做些什么。"我不想按照过去的方式生活了。

治疗师：好的，显然你知道你还需要点别的，而且你已经准备好不顾恐惧地去面对了。

露　丝：是的，我猜是这样。

治疗师：好，所以我们已经找到了一个能证实你的勇气——敢于面对恐惧的勇气的例子了。前面你曾说过你觉得你的恐惧在10分的位置上，并且你对此完全无能为力，是吗？

露　丝：是的。

治疗师：嗯，我希望你能对此进行更深入的思考，我想知道你是否有过将自己的感受通过日常对话传达给约翰的经历，当然，这种概率可能很小。

露　丝：我一般不会告诉约翰我的感受，坦白地讲，我认为大部分时候他都对此不感兴趣。

治疗师：你能否从上周的生活中找到一个情境——一个你把内心强烈的情绪传达给了约翰，而没有让你的恐惧控制你的情境？

露　丝：嗯，我猜周二那天发生的事算是一个，当时孩子们很粗鲁，我没有明确地说，但是我把"希望你能说句话管教管教孩子们，制止孩子们粗鲁的言语"的信息传达给了约翰。

治疗师：把这些信息传达给他让你感觉如何？

露　丝：感觉不错，但是我没觉得有多大不同。

治疗师：在那个时候，你对自己的控制有多少？你又让恐惧控制了你多少？

露　丝：我当时说话的时候觉得十分自信，但是和他谈论我的感受或我们的婚姻则是完全不同的情况——那肯定会更困难。

治疗师：你对当时你的恐惧打多少分？

露　丝：哦，大约3分左右吧。

治疗师：前面你曾说过，尽管你的恐惧十分强大，但是你对自己生活的未来还是抱以兴奋的期待。你愿意和我开诚布公地交谈从而能帮助你更好地理解自己吗？

发展替代性的故事　在这个叙述性的治疗过程中，我对露丝讲述了有关她的勇气、她做决定的能力、冒险面对未知、希望不再被恐惧所控等内容鲜活的故事。我们一起探讨了一些独特的结果——露丝在面对可怕的恐惧时证明了自己的勇气。其中包括：她决定通过学习成为一名教师、完成大学学业、冒很大的风险离开父母所在的教会、愿意勇敢地讲述自己儿时玩医生游戏的羞耻经历、儿时便担负起了照顾自己的兄弟姐妹的任务以及她现在对自己追求快乐和幸福的权利的思考。

我们探讨了她的表现——养育四个孩子、"维持婚姻"、知道自己有权利追求幸福生活所需要的力量与能力。我们在强调她的适应力以及能力的背景下展开了对这些鲜活经历的叙述。为了能强化那些充满了冒险、勇气、决断力、享受快乐生活的权利的故事，我需要和露丝一起回顾她最近的"勇气事件"，并将这些经历与她一生中拥有类似特征的其他事件结合在一起，这其中包括从露丝的早期记忆中搜寻她的"勇气事件"。

当露丝对这些事件进行思考的时候，她感到十分激动并认为自己其实拥有更强的能力。

仅仅建构一个持久的、充满力量与能力的、更好的叙述方式并不够。我们还需要思考这些行为对露丝的发展及其认同感的影响。换句话说，我希望能帮助露丝对这些更好的叙述进行复习以便她能更好地理解自己。我继续询问了一些独特的叙述方式的问题以便能深化这些故事的细节内容。

治疗师：露丝，我们已经花费了不少时间去思考那些当你面对恐惧和未知时表现出勇气的事件——相当多的事件。你对你那些充满勇气、决断力，以及冒险精神的以往经历做何解释？（独特的叙述方式的问题）

露　丝：嗯，说实话，当想到我在不同生活阶段曾表现出某种勇气时，我还是相当震惊的。将这些经历整合在一起并发现其中的意义真是一个令人惊讶的过程。

治疗师：那么这些对于你认识自己有什么帮助？

露　丝：嗯，我猜它们在说我有时候还是挺有勇气的。

治疗师：你喜欢这种对自己的描述吗？

露　丝：我喜欢，但是用这种方式来描述自己还是让我觉得有点怪怪的。

治疗师：好的，我能理解你的意思。你希望能让自己习惯这种方式。

露　丝：是的，我就是这个意思。

治疗师：你会为我们一起探索出的这些关于勇气的故事赋予什么标题？（使替代性的故事具体化）

露　丝：对我来说，这个问题实在太难了。我在这个方面并没有什么创造性。

治疗师：你是否愿意给这个故事起个名字？如果你给它起个名字，它对你将更具有现实意义。你愿意和我一起给它起个名字吗？

露丝和我斟酌了半天，我们最终找到了一个适合露丝的题目。我们把它称为“露丝的蜕变”。接着我又和露丝一起探索了这种重新描述问题的作用。

治疗师：想象一下，如果你打算自己去面对约翰并告诉他你的真实感受，那么你现在感知到的勇气对你有什么用处？

露　丝：嗯，我想这对我会有所帮助。我还是会觉得恐惧，但是我真的希望能更加真诚地面对约翰。我想我已经准备好面对他了。我们时常会全神贯注地争论，而最后我们的争论总是以我被责备告终。所以我时常会觉得我做错了什么，因此最后就会满怀内疚。实话告诉你，我对我和约翰的婚姻关系并不怎么抱希望。他所需要的不过是让我回到以前的那个我。

寻找听众　我和露丝一起探讨了为她的故事——“露丝的蜕变”找到支持性的听众的可能性，这样露丝就可以更加彻底地接纳这个自己喜爱的故事。其实露丝的家人完全有可能欣赏她的改变——不断增长的信心、坚定的声音、敢于冒险的能力和真诚的态度，不过这要取决于我和露丝、约翰以及他们的孩子们的治疗工作的进展是否顺利。因此，相对更为现实的做法就是让露丝在自己的生活中寻找到能够支持她、赞同她的努力并鼓励她的人。

治疗师：在我们治疗的过程中，你已经有所改变了，根据周围人的反应，你猜谁会是那个对你的“露丝的蜕变”故事最不惊讶的人？——如果那个人听到整个故事，听到你会冒险、挑战他人、面对恐惧，他只会说：“的确，听说露丝会这样做我不觉得多奇怪。”

露　丝：嗯，我现在能想到的唯一一个人就是我的外祖母。她不会对我这个“露丝的蜕变”故事感到惊讶。

治疗师：如果你的外祖母现在就坐在这里，你认为她会对你说些什么？

露　丝：嗯，她可能会说，“露丝，你做了你应该做的。相信你自己。一切都会好起来的。”

治疗师：听到这些你会有什么感觉？

露　丝：感觉不错，这些话激励了我。

露丝和我继续探讨了露丝生活中的其他人，我们探讨了当他们听到我们的对话后可能会说些什么。露丝谈到了自己的两个好朋友，她希望能将她们带到自己的生活圈中，她愿意更开诚布公地和她们探讨自己和约翰之间关系的进展。露丝认为她将从这些朋友身上获得支持。

未来的挑战

在后来的治疗过程中，我们还会回到那些引发露丝出现焦虑、抑郁和困惑的文化观点上来。露丝逐渐明白了自己面临的很多问题并非由她个人的缺陷或交流障碍所致。

相反，这些问题来源于她生活中存在的文化观念的冲突，而这些文化观念的冲突会对男性和女性造成不同的影响。以下就是这种文化冲突的例子：

- 女人的职责就是要做丈夫和孩子们的社会情绪照料者，相对的男人和女人都有责任满足家庭成员的情绪和心理需求。
- 女人的职责就是要不计代价地做丈夫身后的人，相对的男人和女人在人际交往中都应是平等且相互尊重的。
- 女人应该将自己对职业的追求搁置一边，而要想办法去满足男人的需求。相对的，女人即使在婚后也有追求自己职业的权利并且应该获得伴侣的支持。

露丝突然意识到约翰并不是个时时打算阻止自己种种计划的坏人。相反，露丝意识到约翰其实也是一个文化观点的遵从者，他遵从了文化对于男人和丈夫角色的规定——就像露丝被文化塑造成一个女人和妻子那样。尽管意识到了这些，当约翰反对她的变化时，露丝还是很难接受约翰关于家庭事务分配的传统观念。不过，对于露丝而言，意识到这些至少让她出现了一些改变——她明白了她在与约翰相处时遇到的困难并不至于使她发疯，这并不是她个人的问题。

结束对露丝的治疗

露丝已经改变了对自己的感觉，她也已经掌握了自己未来生活的可能方向。她已经认识到自己有能力去冒险、有能力开放而真诚地表达自己，她对自己想做什么以及应该做什么的困惑和焦虑也有了一定程度的了解。她的恐惧在一定程度上也发生了质的变化。当对自己的决定可能产生的结果进行预测时，她也变得更加自信。露丝要走的路还很长。

露丝并不确定她是否应该继续自己和约翰的婚姻，但是她现在已经准备好去探索和约翰成为亲密伴侣对自己的意义。她更加坚信自己能够坚持下去，她也不再被自己对约翰未来的担忧所困。对露丝而言，和孩子们的关系依然让她感到担忧。她更加坚信自己有能力处理父亲对自己的反应——包括责备和批评，并且她也充分意识到自己和父亲的关系将会成为一场旷日持久的斗争。我们的治疗过程为她处理这些问题提供了坚实的基础。而她的故事“露丝的蜕变”对她而言意义非凡，这个故事能够提醒露丝：她已经拥有了新的认同感——一名勇敢的露丝。露丝十分希望在未来的治疗中完成更多的事情。例如，她希望进行婚姻治疗，她希望能和孩子们拥有更加亲密却又相互尊重的关系，她希望能处理自己的身体意象和体重的问题……

露丝和我建立起了坚实的合作关系，她开始信任自己的能力。她对自己更加自信，她知道她所面临的很多斗争并非出自于她个人的不足、机能障碍或是内部的机能失调，而是文化观念对她身为一位女性、母亲以及伴侣的要求造成冲撞的结果。当她进入下一阶段的个别治疗时，她不会再将自己的问题内化为自身的不足，而是将其外化为文化观点冲突的结果——正是这些冲突阻碍着她获得快乐生活，她将会对这些发起挑战。这个时候，露丝的问题并没有得到完全的答案，她也无法获得这些答案。她不知道自己是否应该离开约翰，她也不知道自己是否应该挑战那个父亲赋予她的上帝，她不知道她是否能改变自己的体型，她也不知道自己能否完全摆脱痛苦和焦虑……但是她已经确信，无论未来怎样，她都有能力和勇气去面对。

➢ 杰拉德·科里对露丝的治疗：一个评论

引言

本章中，有三位专家向我们展示了他们如何通过后现代主义疗法对露丝进行治疗——安德鲁斯博士（社会建构主义疗法）、克拉克博士（焦点解决短期治疗）以及蒙克博士（叙事疗法）。因为这些疗法的叙述都十分详细，因此我将一改之前详细介绍的方式，在这里我只会简短介绍一下我将如何采用焦点解决疗法和叙事疗法的观点对露丝进行治疗。接着我会分别介绍我将如何利用这些观点开始对露丝的早期治疗。

基本假设

叙事疗法强调倾听来访者的故事并寻找那些可以引出替代性故事的事件。我的假设是露丝的生活被强大的文化故事所占据。她的生活故事影响了她的注意力和记忆力，她的故事也影响了面对未来的方式。虽然我对露丝的过去多少有些兴趣，但我不会揪住她过去的问题不放。相反，我的注意力会放在露丝当前的行为以及她未来的努力方向上。

我假设露丝的很多问题都是由相互冲突的文化观点——那些社会赋予她的有关如何成为一个人、女人、母亲或伴侣的信念所导致的。我在治疗中会拿出一部分精力去寻找露丝内在的资源——那些可以帮助她去创造新故事的资源。简而言之，从叙事疗法的观点出发，我的工作就是要帮助露丝重新改写自己的生活故事。在我和露丝的通力协作下，她将会重新审视自己过去的特定事件并改写自己的未来。基于焦点解决短期治疗以及叙事疗法的观点，我会更加关注露丝的能力而不是她的问题。聚焦于问题的治疗方法往往会偏执在那些无用的行为模式上。

很多不同的理论都强调了治疗过程中良好的治疗关系以及协作精神的重要性（阿德勒疗法、人本主义疗法、认知行为疗法以及女权主义疗法）。按照后现代主义疗法的观点——我和露丝将一起协作帮助她把自己从压迫性的社会环境中解放出来，从而成为一个积极指挥自己生活的主人，我将以这个主旨为依托进行治疗。

治疗过程

首先，后现代主义疗法的观点认为治疗过程的核心包括：识别社会标准或预期是如何被个体以多种不同方式加以内化的，这种内化后的社会标准或预期则会减少并约束个体所能选择的生活方式。其次，后现代主义疗法重在识别来访者对文化限制的抵抗能力如何为创建替代性的故事提供基础。要创建更好的故事，就必须依靠露丝个人的能力——接受那些她认为适当的文化观点并拒绝那些局限性的文化观点。露丝的自传为我提供了了解她生活故事的重要线索。

叙事疗法和焦点解决短期疗法可以帮助露丝获得被激发、被理解、被接纳的感受。我可以帮助她认识到她的问题是外在的、与她本身并无关系，这样我就可以用这种方式来为露丝迎接自己面临的挑战提供支持。叙事疗法和焦点解决短期疗法同时具备的核心概念便是：问题并非出在个体内部。即使在治疗的早期，我也会通过将她的问题具体化来鼓励露丝将她和自己的问题区分开来。即使露丝的问题对她的想法、感受和行为造成了不小的影响，我还是会将露丝的问题看作与她本身相分离的内容。她对自己的很多问题都感到担忧，但是我们不能一次将它们全部解决。我问她什么问题是她目前最关心的，她回答说："内疚感，我会在众多事情上频繁地感到内疚。无论我如何去为自己认为重要的目标而努力，最终我总是无法达到自己的预期，接着我就会感到内疚。"露丝之所以产生内疚感是因为她不是一个令人满意的女儿、因为她不是自己理想中的那种母亲、因为她不是一个自己想象中的那种有才能的学生——她会觉得自己似乎什么地方都不会有"完美的表现"，因而会产生内疚感。

我的目标就是要帮助露丝注意到，她的内疚感问题和她本身是相互分离的。我询问了内疚感的产生过程并要求她给出一些让她产生内疚感的情境。我希望能明确那些会导致她产生内疚感的因素。我还询问了问题以便将她存在的问题进行外化，比如："这个内疚感的'使命'是什么？它又是如何在你身上体现这一'使命'的？""内疚感如何控制了你，你又通过怎样的行为使它变得如此强大？""内疚感如何控制并扰乱了你的生活？""内疚感都在你耳边嘀咕些什么？"

在叙事疗法中，我会继续采用类似的客观化问题进行追问，从而帮助露丝找到问题的例外情况："是否曾经有过这样的情况：内疚本能控制你的生活，但最终结果却并不是这样？这对你意味着什么？你当时是怎么做到的？""当时你的所作所为和之前有什么不同？""你能这样做说明了什么？""如果你没有内疚感，你能想象你的生活会出现怎样的不同吗？""你能否想到让自己逐渐远离这种内疚感的方法？"

我的问题旨在发现那些露丝并没有被内疚感问题控制、阻碍的例外情境。当我们找到了这样的情境之后，我们就可以以此为基础探讨露丝在摆脱内疚感后的不一样的生活。随着治疗过程的继续，我预期露丝会逐渐地意识到她对内疚感问题的控制能力远比她自己想象的要强。当她能够摆脱她对自己存在的问题（比如内疚感）的观点（问题来源于她自身）后，她就能不再被以自己的问题为中心的故事所累，并且能发现自己面临的其他众多选择。她将会更加关注自己内在的资源并建构出自己希望的生活来。

对治疗过程的评论

通过和安德鲁斯、克拉克、蒙克博士们的紧密合作，我将把焦点放在露丝的能力而非不足上。对于后现代主义疗法而言，强调个人能力并非其独树一帜的地方，很多其他理论也强调来访者的内在能力，比如阿德勒疗法、女权主义疗法、人本主义疗法、认知行为疗法以及现实疗法都有强调来访者的内在能力的部分。同样地，大部分这些方法也都注重探索来访者的当前及未来，而不是总纠结于来访者的过去。然而，后现代主义疗法对露丝的治疗有其独特的地方，那就是通过帮助露丝探索那些更为适合她的文化观念来鼓励露丝创造更加丰富的生活故事。从这个意义上说，治疗过程只是一个开始。

➢ 思考题

(1) 回顾一下安德鲁斯、克拉克、蒙克博士们的观点，他们的哪些基本假设是相同的？

(2) 回顾一下本章中提到的不同治疗师的治疗过程，你认为他们之间存在哪些差异？

(3) 你对后现代主义疗法基于诊断的看法有什么想法？你对和露丝共同商讨诊断结果做何想法？

(4) 你对本章中提到的不同治疗师所使用的技术有何看法？你希望将哪些技术纳入到你自己的治疗过程中？你认为哪些方法尤其有效？

(5) 把来访者的问题客观化有哪些优点？你如何在露丝身上实践这一过程？你认为这种方法存在缺陷吗？

(6) 你在多大程度上会将焦点解决交谈和问题中心交谈结合在一起？如果露丝坚持她来见你就是为了谈论自己的问题，你会如何处理？

(7) 要求来访者找到自己问题的“例外”往往可以帮助来访者回想起那些问题相对不那么严重的情境。你认为要求露丝讲述这样的“例外”情境有什么好处？你会如何利用这些“例外”的情境？

(8) 蒙克博士对露丝进行的叙事疗法治疗过程和女权主义疗法存在哪些共通点？

(9) 在治疗过程中，叙事疗法的基本观点与多元文化治疗观点之间在哪些方面存在一致性？你如何看待叙事疗法在不同文化背景来访者中的运用？

(10) 基于本章中涉及的所有治疗师的观点，你能看到后现代主义疗法与传统疗法之间存在着哪些根本的不同？

第十二章　婚姻与家庭系统疗法

➢ 婚姻与家庭系统疗法概述

出于特定的工作定位，婚姻与家庭系统疗法的治疗师往往秉持着不同的目标。如果治疗师面对的是一对夫妇，那么其治疗目标就可能是：教授沟通技巧、提高接纳性、识别并修正一些核心理念、教授更加有效的人际方法、给予婚姻方面的指导并改善婚姻关系。如果面对的是一个家庭，那么治疗师的目标就可能是：解决来访者和家庭中目前的问题、尽快尽可能地解决家庭危机、创造一种可以为家庭系统注入新信息的环境、使家庭实现自我进化、对家庭系统进行重构以便家庭中所有成员都可以得到自治、改变家庭成员间互动的规则和方式、教授交流技巧以及解决问题的技巧。

治疗师在治疗过程中可能会采用很多不同的策略，而具体策略的选择则取决于治疗师的理论取向。因为要和夫妇或家庭成员建立治疗关系，因此这种干预的策略最好和治疗师的个体特点结合起来。其中最需要考虑的因素就是要满足夫妇或整个家庭的利益。治疗效果的评估也依赖于治疗师的特殊定位，但最主要的效果标准还是要参照治疗后夫妇或家庭成员之间关系的改变程度。在所有婚姻与家庭系统疗法的模型中，这种改变都需要体现在成员间彼此互动的动态关系中，而不只是出现在个体的心灵内部。

➢ 婚姻疗法专家米娅·塞维尔（Mia Sevier）博士对露丝的分析

引言

让我们先假设，露丝已经在个别治疗中获得了相当大的进步，但是她对自己的婚姻关系却感到越来越不满意。虽然从历史上看，露丝和约翰一直在避免发生公开的冲突，但是他们最近的关系却出现了明显的紧张——生活中开始充满喊叫、眼泪以及摔门而出的事件。现在，露丝在个别治疗的过程中越来越多地谈到自己的婚姻问题，因此她的治疗师建议露丝进行婚姻治疗。露丝同意进行治疗，但是约翰却不愿意寻求治疗的帮助，不过后来他越来越被自己的失望和愤怒感所困，于是他最终还是决定尝试进行婚姻治疗。个别治疗的治疗师向他们推荐了我，因为露丝想要继续她的个别治疗，同时，她又希望找到一位对夫妻双方“没有偏见的”的婚姻治疗师来进行相对独立的婚姻治疗过程。

露丝将会发现婚姻治疗的治疗观点和个别治疗有所不同。以行为为取向的婚姻治疗认为：夫妻双方在其关系的形成过程中所起的作用是旗鼓相当的，并没有太大的区别。因此，在对夫妻进行治疗时，我将会关注露丝存在的问题，但同时我也会将注意力放在约翰的问题上，以此寻求平衡。我会在这个前提下处理他们的婚姻关系，因此，我们首先需要探讨的问题是露丝和约翰是如何进行交流并互相影响的。

我将从夫妻整合行为疗法（Integrative Behavioral Couple Therapy，IBCT）的观点出发来对露丝和约翰进行治疗。我们将会把治疗的主要重心放在帮助他们接纳他们的婚姻关系上，而促使其行为出现直接的改变则是我们治疗的次要目标。

传统针对夫妻的行为疗法往往旨在改善夫妻婚姻关系中的行为。其假设为：夫妻双方要么就是缺乏合适的技能，要么就是没有做出适宜的行为。在传统的方法中，露丝和约翰会被鼓励采取行动去做一些对彼此有益的事。而在之后的治疗中，他们会学习结构化的、建设性的、直接的沟通方法，包括自我陈述、轮流诉说、倾听以及解释。治疗中还会包含问题解决的部分，这个部分会教授给露丝和约翰一定的结构式的方法，以解决其婚姻关系中存在的问题，比如头脑风暴、谈判以及达成一致。研究表明，传统的行为疗法存在诸多弊端，因此人们发展出了夫妻整合行为疗法。如果只注重单纯的行为改变，这种做法可能无法使婚姻关系获得持久的改善，因为随着时间的推移夫妻双方可能会逐渐放弃使用他们学到的行为机能，抑或在治疗过程中，有些问题并没有得到解决，至少没有得到直接的解决。

行为疗法旨在通过治疗过程帮助个体学会接纳与正念，并帮助来访者关注、不加评判地接纳其当前的体验。IBCT 则将治疗的焦点进行了提升——从改变特定的行为提升到创造情绪上的接纳感。当夫妻双方学会接纳的时候，他们行为产生的背景也将得到改善，之后行为的改变将自然而然地发生。IBCT 的目标中可能包含直接的行为改变，但是和传统的方法相比较，这个目标则处在更为次要的、非结构化的位置。在 IBCT 中，建立接纳感——就像前面我们谈到的那样——才是治疗的主要焦点。

婚姻关系中的接纳包括充分理解自己及自己的伴侣、理解其婚姻关系的动态性，并且要在不同背景下理解伴侣的行为。通过接纳的过程，那些令人产生不快的伴侣的行为将显得更有意义、更易容忍，甚至可以被用来创建更好的亲密感。接纳往往可以软化伴侣的消极行为所带来的影响。通过接纳，夫妻双方都将能容忍甚至热切地接受对方那些可能导致疏远或冲突的行为。个体将不再屡战屡败地反复尝试改变对方，而是转而去接纳对方的特点。例如，约翰对于露丝现在的行为——追求事业却将家庭搁置一边，感到越来越愤怒。如果露丝开始努力去了解他的感受——约翰因觉得自己被抛弃而变得越来越生气（他之所以对此如此敏感是因为他童年对母亲的记忆），那么她可能就能够宽容他的愤怒，甚至可能会对他的愤怒报以同情和支持。这种反应就是他们在婚姻关系中表达接纳的一个例子。

作为一名 IBCT 的治疗师，我会在自己与露丝、约翰的互动中示范这种接纳。我会鼓励他们以非责备的、容忍且温暖的方式展开开放性的讨论。我坚决不接受言语或身体上的攻击行为，我也不支持药物滥用的做法，但在其他方面我则显得宽容一些——我允许夫妻在其各自的价值观内，以共同探索的方式来对可以或不可以接纳的行为进行界定。

评估

我治疗的第一步就是要清晰地理解露丝和约翰所关心的问题以及他们的交流方式。

尽管夫妻之间有很多问题是共同的，比如一方往往希望能亲密无间，而另一方可能希望彼此能相对独立一些；或者有一方希望有所改变，而另一方则不希望……我认为露丝约翰夫妇是比较独特的一对。露丝和约翰参与了评估的过程并填写了一系列关于婚姻满意度、承诺、沟通以及家庭暴力的标准化问卷。这些答案将对我的治疗过程起到指导和补充的作用——我将发现其中存在的问题以及它们会成为问题的原因。

我们进行了一个联合治疗、两个个别治疗以及一个反馈信息的过程。在个别治疗的过程中，我和夫妻双方都建立了相同的治疗同盟而且收集了那些他可能不会在配偶面前分享的信息。我向他们说明：除非我特别说明，否则他们所说的所有内容都应该是可公开且可以相互分享的，之后我们可以一起讨论如何继续我们的治疗。如果他们有特别的要求，那么我可能会保留那些和他们婚姻没有关系的信息。但是，我不愿意保留某些“秘密”，比如一方当前的风流韵事——除非风流韵事的主角答应迅速结束这段婚外情。因为约翰最初不情愿进行治疗，因此从战略角度考虑我决定先和他进行交流。在这次我和约翰的交流中，我鼓励他讲述在他看来治疗可能起到的效果。之后，我本着相同的目的和露丝进行了交谈以了解她的经历并确定她的需要。

IBCT 治疗过程遵从协同合作的工作模型，我可以通过反馈过程和他们分享我对他们的印象并对我可能造成的误解进行澄清。反馈也可以被视为一个正式的、用以介绍治疗观点的过程，这可以让每个成员了解我对治疗关系等问题的观点。在评估过程中，我收集了大量的信息以识别他们关系中存在的问题。虽然露丝和约翰或许在家务或财务上的决定、是否参与孩子的活动等方面存在相反的观点，但争论内容中还是存在一些共同点。此外，我还和露丝以及约翰分享了我的一些观点：在我看来，他们是如何开始走向对立面、如何开始不断地越来越疏远对方以致双方都感到受伤和无奈的。

治疗师：（关注约翰和露丝）我注意到在你们的争论中有一个共同的主题，我想听听你对这方面的想法。我注意到你们的争吵似乎总是与无法获得对方的爱和重视有关。似乎你们对怎样表达爱持有不同的见解。因此，你们自然无法感知对方对自己的重视和感情。过去，这种爱的迹象似乎很明显，但是最近你们似乎都找不到对方爱自己、重视自己的迹象了。

露　丝：（点头表示同意）嗯。

约　翰：（惊讶地）我不明白你的意思，你能说得再详细点吗？

治疗师：(面对约翰)嗯，在过去，约翰，当露丝为你准备饭菜、早上起来为你准备当天穿的衣物时，你都能感到露丝对你的爱。而和露丝做爱使你更觉得心灵相通、爱意绵绵。这些都能帮助你意识到露丝对你的重视。

约　翰：是的，我的确喜欢那些事情。

治疗师：在咱们进行个别治疗的时候，你告诉我在你还是个孩子的时候，你的母亲离家出走了，从此以后再没有回来过，所以我可以明白为什么露丝在家就能让你觉得她爱你。

约　翰：(点头表示同意)是的。

治疗师：(面对露丝)根据这个线索，露丝，当约翰表示出对你的满意并表达对你的支持时，你就能感到他对你的爱。当他隔着桌子朝你微笑时、当他感谢你为家庭以及孩子们的付出时你就能感受到他的感情。是这样吗?

露　丝：是的，的确是这样，当约翰对我表示感谢的时候我就能感到他对我的重视。

治疗师：露丝，根据你讲述的家庭情况来看，母亲总是十分挑剔，而父亲又十分冷漠，我可以明白为什么你特别期待获得那种明显的支持信号，我也能明白你为什么会对任何批评都十分敏感。

露　丝：嗯……约翰反对我追求学业让我很难接受。

治疗师：是的，我们之后会详细讨论这个问题。听了你的叙述，我能体会到回到学校上学在很多方面可能都让你觉得艰难。你还告诉我你的父母多么期望你能成为一名主妇。所以，对你而言，现在对职业的追求是个极大的改变。我能想象你在面对要打破父母赋予你的角色时有多么焦虑。

露　丝：是的，他们从没想过让我成为一名职业女性。

治疗师：那这样做肯定会让你觉得恐惧，显然你需要极大的勇气。

露　丝：是的。

约　翰：(感兴趣)这对我而言可是从没听说过的信息。

治疗师：所以你根本不知道露丝的父母对她的预期。

约　翰：是的，我不知道。

治疗师：(面对二人)我猜随着我们治疗工作的继续，你们都能更好地认识对方。现在，我需要考虑的是如何才能让你们从那种受伤害的困境中摆脱出来。当你们感受到来自第三方的爱时，你们就将彼此越走越远。露丝将大部分精力用在了她的事业上，她投入在家庭上的资源必然会减少。而之前，露丝的投入是约翰感到自己被爱的方式，所以他可能会怀念露丝以前做家务时的样子。约翰就会开始提出一些露丝无法满足的请求，然后他就会变得越来越爱批评。换过来，露丝则会怀念约翰对自己的支持——这是她感受到他的爱的方式，可露丝对批评又十分敏感，因此，约翰批评得越多，露丝就会越发感到忧虑，因此，就更不愿意待在家中。露丝越是不在家中，约翰就更会感觉自己失去了露丝的爱转而更频繁地表达他的不满。这就是你们一起造成的恶性循环，而不是某一个人的责任。所以，不幸地，你们都会觉得不满，都觉得自己被对方忽视和遗忘了。

对治疗过程的评论 反馈环节的主要目的就是要对现状进行解释并加以拓展，从而帮助露丝和约翰在他们之间的关系上能达成一定的共识。通过正式地以名字来称呼这对夫妇、以一种直接且真诚的方式描述他们的行为，我希望能帮助他们摆脱自己的那些无意义的挣扎，并和我一起努力来形成更加理性的思维，学会相互理解。一般来说，反馈环节能提高个体对伴侣体验的认识，因而这个环节具备治疗效果。直到现在，露丝和约翰一直处在受伤和痛苦的孤独中。帮助他们认识到他们双方其实是在“相互设套”，那么这样做就必然可以引发他们的移情。除此之外，露丝和约翰之间的差异则被视作正常且可理解的。虽然露丝和约翰可能会因彼此对于爱的观点有所不同而相互诋毁，可能会说出“他就是个冷漠的蠢人”或“她是一个失败的妻子”这样的话，但是我的目标还是会定位在帮助他们接纳彼此的差异。在剩下的治疗过程中，我会努力帮助露丝和约翰深化他们对自身的认识，并帮助他们意识到如何才能共同将婚姻关系维持下去。

主要的干预

统一分歧 当露丝和约翰完成了正式的评估过程之后，我鼓励他们探讨他们最希望拿出来讨论的问题。在几周共同的治疗之后，我开始帮助露丝和约翰解决以下问题：

摆脱他们由于白热化的争吵而导致的情绪、重新识别自己的角色和重复的行为方式，最终对其争吵过程获得一致的认识。我的目标在于帮助他们不再相互批评、不再因为种种因素而情绪激动，而是走到理性的道路上来。

露　丝：昨晚我们大吵了一架。是约翰开始的，他下班一回到家就开始和我争吵。

约　翰：不是我开始的。昨天晚上轮到她做饭了，可当我晚归到家，却发现晚饭还没有准备好。我只是把这点指出来而已。

露　丝：你可不是“只是指出来”，你当时的态度十分恶劣。

约　翰：（提高了音量）露丝，我的确只是指出来而已。

治疗师：好的，看来今天我们有话题需要谈了。让我们冷静下来好好探讨一下。我猜你们两个有着不同的观点，而且我认为你们都是对的！——这就好像是那个“爱我，不，你并不爱我”的敏感领域一样。让我先和约翰谈谈，之后，露丝，我会再和你探讨你的观点。

约　翰：嗯，昨天我工作得很辛苦。当我终于回到家时却惊讶地发现根本没有晚饭。

治疗师：所以你很惊讶，可能还因为没有晚饭而感到有点不满。

约　翰：是的，就是这样。但是我当时很冷静，然后问露丝晚饭在哪儿。接着她就爆发了。

治疗师：我想在这里停一下。露丝，现在让我们听听你的说法。

露　丝：我昨天也很辛苦，我昨天有考试，所以我决定把孩子们送到我妈妈那里去吃饭。我已经对自己需要寻求他人的帮助而感到很内疚了，这就是为什么晚饭没有准备好的原因。

治疗师：好的，所以你昨天也很辛苦。接着发生了什么？

露　丝：嗯，我听到约翰叫我，我突然想起来我忘记为他准备晚饭了。我立刻感觉很糟糕。我知道他就要冲我发火了。于是我走下楼，他问我晚饭在哪儿，我心里乱糟糟的，心跳得厉害，觉得非常内疚。所以我喊道，就在冰箱里。

治疗师：所以你可能是按照你内心的想法和现实情境做出的反应？

露　丝：是的，当我觉得自己被批评的时候我就会觉得无法忍受。

治疗师：好的，所以现在我们面前出现了一个危险情境，你们俩都觉得对方不爱自己了。这听起来似乎是大部分夫妻的共同现象。这种争吵可能是你们任意一方开始的。可能露丝昨天早些时候已经准备好接受来自母亲的批评了。让我们这样说吧，首先是约翰感到有些不被关注了，接着这让露丝觉得被批评了，接着露丝开始对约翰絮叨不休，接着约翰开始更为强烈的批评。而这不断升级，直到露丝跑开、摔上门然后放声大哭起来。你们两人最终都觉得受到了伤害，而且觉得自己不被对方重视了。你们的争吵符合我说的这个情况吗?

约　翰：是的，我想是的。

露　丝：是的，我猜这就像是我们又一次开始进行我们的批评与不受重视的拳击赛了。

治疗师：(笑)这是个不错的形容。我们刚好可以利用其中的一些术语——请注意，当一方脱下手套的时候，结束的铃声就会响起，这个时候就不该继续攻击了。让我们继续谈一谈你们从这个事件中获得了哪些认识上的收获。

对治疗过程的评论　听取他们之间最近出现的有问题的互动可以帮助治疗师了解他们之间的互动模式，并且可以了解他们是如何在日复一日的冲突中让彼此的感情日益疏远的。我们一步一步地对他们的冲突进行了探讨，从而找到了那些导致他们争吵的特定行为和导火线。当露丝和约翰熟悉他们的争吵模式之后、当他们发现自己又陷入到有问题的交流模式后，他们就能想办法停止这种交流模式。通过对这一过程进行形象地比喻，幽默和隐喻可以帮助他们将分歧统一起来。我的目标不是让他们继续被困在那些具有情绪破坏性的行为方式上，而是要创造理性的共同理解的氛围，并摆脱他们原有的冲突模式。

移情干预

这种干预可以用来创建夫妻间相互理解的氛围，并由此对对方的脆弱性及情绪触点产生移情。当使用这种类型的干预时，我会努力帮助露丝和约翰摆脱各自的防御，并软化他们的强硬情绪，这就可以把他们从渐行渐远的道路上重新拉回到一起。

约　翰：(愤怒地)露丝根本不在乎我们的家庭。露丝怎么敢放下照料家庭的责任

而外出呢。这样做根本就不对！（露丝看起来充满了防御性）

治疗师：（面向约翰）我能听出你的愤怒，显然，我们知道有些情境会触发你的情绪。今天我想知道并找到你的受挫感背后的东西。我想知道当你发现露丝把精力更多地放在追求自己的学业而不是你和家庭上的时候，你是否觉得受到了伤害？

约　翰：（困惑地）当然，很受伤。她在伤害我们！

治疗师：所以你最后可能会以众多这种类似的情绪告终。其中可能有生气、受伤，甚至可能还有悲伤和失落，也许还有被抛弃感……我想知道这种情境是否和你早期的记忆有相似之处。这是否触发了你母亲离家出走的那些回忆？

约　翰：（柔和起来，声音有些颤抖）也许……我担心……我担心露丝有一天也会离开我们。

露　丝：（惊讶，关切地握着他的手，柔和地说）约翰，我永远也不会离开你。

对治疗过程的评论　虽然约翰的这种转变比一般情况发生得更快，但是无论如何他的那些强硬的情绪的确得到了软化。直到现在，约翰还只是表达他对露丝的受挫感和愤怒感。这些“强硬”的情绪时常很容易就冒出来，这可能是约翰自我保护功能的表现，但是它们却对约翰和露丝的关系造成了恶劣的影响。约翰开始探究并分享他那些愤怒背后的“柔和”的情绪。因为“柔和”的情绪往往会揭露个体脆弱的一面，因此这种表达引发了露丝的移情反应。的确，在这种理想的情形中，露丝接触到了约翰的悲伤和失落感，她就以支持性的方式做出反馈。通过帮助这对夫妇探索其脆弱的一面，我们就能赶走过去的不愉快并创建相互理解和接纳的氛围。

学会容忍

最后一组干预策略（一般治疗师只会在治疗的后期阶段尝试这些策略）被用来帮助缓解痛苦的情绪——那些因伴侣做出的令人不快的行为而导致的负性情绪。有一系列策略可以用来帮助露丝和约翰降低自己对情绪触点的反应。在下面这个谈话片段中，我会帮助露丝在面对约翰的批评时不再那么过于敏感。

治疗师：今天让我们尝试点新鲜的东西。前面我们已经探讨过，露丝也已经承认，她会时常因受到批评而出现过度反应。现在我们要做的听起来可能有点奇怪，但是为了帮助你们弄明白事情是怎么发生的，我希望你——约翰，故意向露丝表达一些听起来带有批评口吻的话。你们二位对此有什么意见吗？

露　丝：光是想象就让我觉得有些不舒服，但是我想可以尝试一下。

约　翰：万一我不小心惹恼了她呢？

治疗师：那没关系的，这只是我们治疗过程中的一个部分。我希望你能注意当你表达对露丝的批评时她有怎样的反应。露丝，如果你确实觉得心烦意乱也没有关系。事实上，这种反应很正常，也是可以想到的。对你们二人而言，我在旁边帮助的情况下经历这一过程绝对有好处。

露　丝：好的。来吧，约翰。向我开炮吧。

约　翰：好吧，只要你没问题就好……嗯……露丝，今天你没有刷碗筷。当我拿走最后一个干净的玻璃杯时，碗橱里一个干净的杯子都没有了。（露丝看起来有点不适）

治疗师：约翰，继续。

约　翰：还有，昨天晚上是我去商店买的牛奶。所以不只是今天早晨的碗筷没有刷，你也没有按时去购物。

露　丝：（很困难地微笑着）哦，天哪！我还是觉得焦虑和生气！尽管我知道这并不是真的，可是我还是一腔怒火。

治疗师：是的，这自然会让你觉得烦乱。我想知道我们是否能继续这个过程，直到当约翰再说一些看起来带批评色彩的话时，你的不适感能有所降低。

约　翰：哦，我还真不知道我会对她有这样的影响。有时候我并不是故意要批评她，我只是想提点要求或者是问问事情的进展。但是我现在能看到这种做法对露丝有多么大的影响了。

对治疗过程的评论　我小心地提议进行这个练习，目的是能让露丝和约翰了解这个练习的意义所在。如果露丝能开始容忍约翰的批评，那当她面对约翰的批评时她可能就不会那么敏感或者至少反应不会那么强烈了，这就会降低二人因此而继续争吵的可能。我们还可以处理约翰的“情绪触点”——其中就包括被抛弃感。有许多方法可以帮助露丝和约翰学会容忍那些会令自己烦乱的情绪和行为。例如，我们可以通过这种方式来教他们学会容忍——给夫妻中的其中一人布置家庭作业，要求他下周在家中时不时捏造几个消极的情绪触点。我们会在夫妻双方都在场的情况下布置这个作业，这样二人就都知道这个作业的内容。由于不知道伴侣的行为是真是假，因此这样就能降低个体对行为触点的反应。除此之外，这种进行假行为的一方还可以更加充分地认识到自己的行为对对方造成的冲击。容忍练习的另外一个治疗策略就是探索消极行为中的积极成分。例如，我们可以探讨露丝为何对他人针对家务的批评如此敏感——这反映出了她真心希望能照顾好自己关心的人的强烈意愿。消极的问题行为和积极的问题行为一样可能拥有积极的成分。最后，我可以建议露丝和约翰学习一些其他的方法——比如学会自我减压、学会外出和朋友放松、学会利用外部资源来管理自己的情绪或者学会在婚姻外满足自己适当的需求，而不是单纯依赖自己的婚姻。

结论

通过夫妻整合行为疗法的治疗过程，露丝和约翰最终学会了在婚姻关系中接纳对方，行为的改变将自然而然地发生。整体看来，露丝和约翰现在已经开始更加温暖地亲近对方，而且他们当初来治疗时的那种敌意和紧张也已经逐渐消失了。由于他们已经能达成共识，并能够对对方产生更多的移情，因此他们已经开始自然地改变自己的行为并尝试努力做一些让对方快乐的事情。例如，约翰已经很少对露丝的职业追求指手画脚了，偶尔他还会对露丝表达赞美和谢意。而露丝也学会了不再对约翰的批评那么敏感，并学会在自己走出家庭时更细心地关注约翰的感受。

从这点上讲，如果夫妻双方还希望对方能有更多的行为改变，那么我会继续采用一些传统的行为疗法的技术，比如沟通训练和问题解决训练。然而，和传统方法相比，我还是会以一种非正式的途径来使用这些技术。我的方式和传统方法的差异表现在：传统方法注重单纯的行为指导，而我则重视提高夫妻的容忍接纳能力。这反映出了一种整体上的转换，即从行为疗法策略转向整合型的治疗策略，其中包括正念法——这种方法可以间接地引发个体行为的改变。

为了能有效地与露丝和约翰合作，我将会谨慎地考虑治疗中的文化因素。我将会探究不同成员的文化差异，并且会尊重那些异于我的文化价值观的其他文化价值观。

IBCT疗法中就有适切于不同文化背景的策略，比如用移情的方式来安慰那些表达脆弱情绪的个体，或者是使用非人际关系的资源来建立个体的容忍度。作为一名适应多种文化的治疗师，我将会在治疗中小心地在露丝和约翰的不同文化价值观上进行转换，从而避免盲目地将一方的文化观点强加到另一方的身上。

我在与露丝和约翰合作进行的治疗过程中感到很愉快，因为他们二人治疗的动机很强，他们在治疗中既十分合作又很有想法。在最后一次治疗中，我们对已进行的治疗工作进行了总结，明晰了我们大家共同的认识，并探讨了未来可能出现的危险情形。尽管露丝或约翰偶尔会犯点小错、偶尔也会感到愤怒或受伤，但是我预期他们会迅速回到正轨，甚至会使用刚才的争论作为讨论的资料，从而找到支持性的方法来让彼此的心走得更近。在最后几次的治疗中，露丝和约翰认为把孩子们带进治疗也是个不错的想法，家庭治疗可以为这个想法的实施提供平台。

➢ 家庭治疗专家玛丽·E. 莫琳（Mary E. Moline）博士对露丝的治疗

引言

家庭治疗提倡对个别治疗的观念进行转变，家庭被看作一个机能单位，而非不同家庭成员角色的总和。家庭是被用来了解个体的行为及其和他人交往的机能的第一场所。一个家庭成员的行为可能对所有的其他家庭成员造成影响，而其他家庭成员的反应又会反过来对这个家庭成员起到影响作用。这个家庭成员和其他家庭成员的互动则会塑造个体的自我概念、世界观以及与他人的人际关系等。

如果一个家庭中的成员持有不良的自我概念，那么针对这个家庭的治疗就应将发展模型和系统模型整合起来。在露丝这个个案中，家庭治疗的系统模型要求对其家庭系统进行评估，其中包括她的丈夫、孩子和父母。而更为全面的系统评估则可能还需要包含对个体和其他重要单位——教会、工作场所、朋友圈等中人们的交流方式的评估。没有明文规定治疗师在治疗时应该涉及的单位数目，这取决于治疗师的临床判断。然而，概念上讲（象征性地说），治疗师对露丝的治疗可以帮助她学会处理自己和丈夫、孩子、父母之间的关系，即使他们不会出现在治疗过程中。

保密原则与对秘密的处理

家庭系统治疗师在与来访者第一次见面之前就必须做出决定——自己将与家庭中的哪些成员会面。很多人认为治疗师应该在第一次就约见来访者整个家庭的所有成员。出于不同的家庭系统疗法理论，治疗师可能会决定开始时只约见来访者本人，之后才继续约见来访者家庭中的其他成员。在这个情况下，保密原则的问题必须被加以讨论。治疗师需要决定来访者在个别治疗时吐露的信息是否应当被作为秘密来处理。在这里需要指出一点，很多家庭系统疗法的治疗师都尽量避免开始时只会见来访者本人，部分原因就是在家庭治疗阶段中治疗师难以处理来访者在个别治疗时所吐露的信息。

在我看来，在婚姻治疗以及家庭系统治疗中有一条安全的工作规则：那就是不要保守秘密。早已经有法律条文对此进行了规定，即在那些来访者可能伤害自己或他人的案例中、在那些虐待儿童的案例中保密的原则可以被打破。即使在那些没有明确法律条文规定需要打破保密原则的情况下，将对秘密进行处理的所有原则都告知来访者还是十分明智的行为。如果对来访者的自我暴露信息进行保密，那么当治疗师面对不同家庭成员进行治疗工作时，想要达到有效的治疗显然更会难上加难。因为当所有家庭成员聚集在一起的时候，治疗师会很容易就忘记哪些能说哪些不能说。因为这个原因，许多家庭治疗师都不愿在是否保密的问题上缠绕不清，那么在治疗开始的时候，这一点就需要和来访者说明。

如果你决定按照这个框架进行治疗并拒绝保守任何秘密，那么我建议你将这些原则写到书面协议中，以便鼓励你的来访者能和你讨论其分支内容。这个协议将可以让你的来访者了解治疗过程中可能出现的风险。当然，在家庭系统治疗开始时，治疗师就应该保证所有有关保密原则的法律限制都已经清晰地被来访者所理解，这一点和个别治疗一致。

文化方面的问题

家庭系统疗法的治疗师注重探讨文化和种族观点对家庭的影响作用。那些在白种中产阶级家庭中被认为无效的等级结构在拉丁裔中产阶级的家庭中可能就十分正常。

例如，在拉丁裔的家庭中，祖父母往往扮演着孙子、孙女的父母角色，这一点在拉丁裔的家庭中十分常见。然而，在露丝的家庭中，如果祖父母扮演父母的角色则会给整个家庭系统带来问题。如果露丝的祖母变成了露丝的婆婆，并且她和露丝的丈夫就如何抚养孩子的问题形成了统一战线，那么这就可能削弱露丝作为母亲的权力。

因此，在决定特定行为是否成为问题之前，必须要考虑家庭的文化背景，这一点极其重要。一个家庭中存在的令人困扰的问题在其他的家庭中却有可能是正常的。

主要的问题

如果从家庭发展的角度来看露丝的问题，那么露丝的家庭发展阶段便是治疗过程中的核心问题。或者，我们还可以通过结构观点来评估露丝家庭中的问题，其中系统的边界（交流的规则）也一样十分重要。需要被评估的主要问题则可能可以决定具体的治疗方法。在露丝这个个案中，我可能会采用默里·鲍恩（Murray Bowen）和萨尔瓦多·米纽钦（Salvador Minuchin）发展出的结构化的代际模型来进行治疗。我在这个模型下的工作准则就是：露丝目前对改变的首要担心就是不知道自己回到学校担当教师这个工作会对自己的丈夫和孩子们造成怎样的影响。

我的治疗将分为三个阶段。我治疗的前两个阶段主要来自代际模型(鲍恩)的观点。第一个阶段的治疗需要将露丝的丈夫约翰引进治疗过程中；而第二个阶段的治疗工作中将囊括露丝和约翰的原生家庭；第三个阶段则需要对露丝的整个家庭进行评估和干预。我将按照系统化的模型来指导我不同阶段的家庭治疗工作。在对露丝的评估阶段，我将会对这些模型进行更加详尽的解释。

露丝似乎无法在脱离丈夫和孩子的情况下对自己进行定义。她和其自我同一感的斗争使得我决定将她的分化过程（自我同一性）作为治疗的核心问题。其他我认为需要被加以评估并处理的核心问题还有：她现在家庭沟通方式的问题以及焦虑是如何通过严格（缺乏弹性）的多代际的三人系统模式（即三角形互动）得以持续的。我从鲍恩的家庭治疗理论中借鉴了分化以及三角形互动的概念。

分化 露丝在脱离其家庭（可能还有其原生家庭）来获得自我意识的过程中似乎步履维艰。她决定脱离自己的父母、丈夫、孩子来形成对自我的认同感——鲍恩的理论中将其称为“分化过程”。人们自我分化的程度越低，就会更多地将精力投入到人际关系中，而这将导致其无法获得独立的自我认同感。露丝过于注重丈夫和孩子们对自己追求自身目标的想法，因此她才会止步不前。从系统观点看来，对露丝的治疗目标就是要提高她的分化水平。这并不意味着露丝要自私地按照自己的方向行事，相反，这暗示着她可以自己决定自己生活的方向。

露丝获得自我意识的途径便是通过三角关系模式的交流。这个过程是指个体（A）并不直接和他人进行信息交流，(B)而是通过一个第三者来进行间接的交流，(C)流言蜚语便是一种三角关系的表现。这是一种间接的且无效的交流模式。例如，露丝可能希望能向父亲传达自己混乱的感受，但是她决定还是以告诉母亲作为替代。接着，她的母亲将露丝的信息延迟传达并且在与露丝父亲交流时附加上了“你怎么能让咱们的女儿生气”的额外信息。这将导致交流信息的过程混乱而低效。

露丝需要其他人来将自己的想法传达给父亲，这是因为她自己无法直接和父亲沟通。她这种间接的沟通模式便是她分化水平低的表现。她这种沟通模式导致她的情绪总是和他人联系在一起，像是她的父母、丈夫和孩子们。在露丝的个案中，她对别人的依赖性越强，她就越难以理解自己的价值和信念。从某种程度上讲，她的价值观系统就会无意识中和那些她依赖的人保持一致了。幸运的是，她现在至少意识到自己希望成为一个独立于约翰的个体了，并且她也开始考虑新的自我意识将导致哪些结果。

焦虑　露丝对约翰的依赖使她获得了一种幸福感。然而，当她试图改变自己在家庭系统中与他人（她的父母、丈夫和孩子们）的关系时，家庭系统产生的压力（焦虑和情绪压力）也有所升级。她这种无法减轻焦虑和情绪压力的问题也通过种种身体症状，比如惊恐发作、呼吸困难以及失眠表现了出来。她的医生认为她的症状并不存在任何机体或身体的病理基础。根据她的体检结果，医生可能会给她一定的药物来控制她的症状，这样更能保证心理治疗对她的治疗效果。一般来说，我不鼓励通过药物来控制焦虑症状，因为我认为针对其惊恐发作的问题进行处理远比让她对这些症状感到麻木——通过药物控制要更为有用。

露丝担心她丢下家务去追求自己的教师职业可能会威胁到她的家庭。这种焦虑对于那些没有清晰的自我意识的来访者而言十分常见。分化水平高的个体会自信地为自己的生活方向做决定并愿意在必要的时候面对这些选择产生的结果。露丝的家庭系统中的焦虑表现在成员之间的紧张程度、持续时间以及类型上。焦虑之所以会产生，是因为约翰和孩子们害怕露丝所带来的可能的改变。他们可能会假设露丝的改变意味着露丝不再爱他们了。对这种焦虑进行调查并证实其表现形式的一种方法就是通过自然系统观点(鲍恩)来对露丝进行治疗。其目标就是要探究家庭系统引发露丝症状的过程，包括家庭成员之间形成的三角关系。

代际交往模式 根据鲍恩的理论，三角关系（三人世界关系)是人际关系中最小的稳定单位。三角关系是指家庭中如果有两个人之间产生了紧张关系，他们会把第三个人扯进来以缓解这个紧张和焦虑，从而对前两个人的关系起到稳定作用。换句话说，如果两个人之间的关系受到了冲突的威胁，那么就需要第三个人来帮助他们找到其归属感。事实上，这种冲突和第三个人的出现都是为了减小前两个人的紧张关系的结果。

这个概念可以运用到露丝的个案中。为了评估她的惊恐发作以及她的分化水平，治疗师可以对其现有家庭的互动模式以及一代一代传下来的上几代的互动模式进行评估。就像前面我们提到过的，这其中就包括对三角关系的评估。

露丝和约翰之间的状况就是三角关系的一个好例子。因为这对夫妻无法讨论那些会引发情绪的问题，因此他们就倾向于将焦点放在家中的一个孩子身上。而詹妮弗，这个被看作是叛逆者的人，就得到了相当多的关注。约翰可能还没有学会分享自己对露丝外出工作产生的孤独感。同样地，露丝也没有学会分享自己对约翰不接纳她摆脱家庭主妇的角色外出工作的愿望的愤怒感。他们没有像夫妻那样直接与对方处理他们的担忧，而是为女儿詹妮弗争论不休。

这个例子还可以说明三角关系的性质和机能。詹妮弗回到家里，告诉母亲她没有看到桌上的晚饭，她对此感到很愤怒。她还进而抱怨所有那些露丝花费在学校的时间，并责备她对孩子们的忽视。如果露丝一味地因詹妮弗的反应感到焦虑，那么她就无法让女儿坐下来好好听听母亲希望去学校的理由。如果露丝的自我意识严重地受到了詹妮弗的价值观的影响，她可能会找到约翰说:“詹妮弗又来了，她一点也不知道尊重我。”接着她可能会出现一些身体症状，比如呼吸急促等。约翰为了缓解露丝的焦虑，他可能会找到詹妮弗说:“你让你的母亲十分难过。你今天必须待在家里，哪儿也不能去。”

这是一个连锁三角关系的更深层次的例子。这些间接的沟通并没有解决家庭问题。相反，它反而强化了露丝症状的持续。露丝和詹妮弗并没有直接和对方讨论自己的感受。相反，她们让约翰来处理她们的焦虑。

每个家庭系统都会出现三角关系，但是当三角关系成为了交流的稳定模式时，症状便会产生。露丝的症状中就包括惊恐发作。父母可能不允许詹妮弗有朋友，而詹妮弗的任何想要摆脱三角关系来独立获得自我意识的行动都会给核心家庭成员带来焦虑。詹妮弗可能会因此叛逆、行为出格，或者可能会将自己的愤怒感内化下来从而开始抑郁。她母亲这种用以缓解压力的模式，可能让她出现种种躯体化的症状。

我会特别注意露丝和约翰的互动模式。为了帮助她能达成自己的目标——在没有焦虑的情况下决定自己的生活方向，我希望能观察并理解他们夫妻之间的互动模式。他们为什么不愿面对情绪唤起的问题？他们如何回避这种问题？他们和家庭中的哪些成员形成了统一战线？露丝和约翰现在的三角关系和他们各自前一两代长辈的互动模式之间有着怎样的关系？

无论婚姻关系的模式怎样，如果我们对家庭成员的过去几代长辈的互动模式进行研究，那么得到的结果也八九不离十。对约翰和露丝原生家庭的探索可能会发现这种封闭、冲突和冷淡可能来自于上几代人的互动模式。我会通过代际观点来对这些问题进行探索。这种观点下的治疗目标——减少焦虑、改善所有家庭成员的自我意识十分符合露丝的情况。

严格的界限　从结构化的角度来看，露丝个案中存在的一个主要问题就是他们的家庭结构似乎有着严格的界限。界限指的是对不同成员所承担的义务、家庭成员间的互动模式以及家庭成员和其他人互动的模式的规定。露丝在电话里说她很担心失去自己的孩子们。孩子们现在正在尝试加入家庭外的各自的同伴群体中，这让露丝焦虑不已。孩子们现在正是在家庭外获得其自我意识的年龄（16 ~ 19岁）。

看起来，露丝的家庭中似乎没有那种可以帮助家庭度过目前这个阶段的一致规则。这是可以理解的，露丝的原生家庭就充满了严格的界限。露丝现在的家庭可能正处于从充满孩子的家庭向充满青少年和成年人的家庭的艰难过渡时期。因此，家庭中现有的规则可能是："青少年不能挑战自己的父母"以及"应该由父母来决定孩子们应该做什么”。这些规则对儿童而言可能适用，但是对青少年则不那么有效了。如果一个家庭秉持这样一些规则，而青少年孩子们都同意遵守，那么这个家庭就有了严格的界限。这种规则被拿来商讨的途径也就随之封闭了。那么，即使到了一个新的发展阶段，规则需要进行适当的改变时，这些规则也不会有所改变。

在对露丝的家庭进行治疗的过程中，我希望找到不同成员的交流对象以及其中的规则。有一个问题将随之而来：这个家庭中是否有两个人联合起来对抗其他人的现象？如果露丝很难在家庭系统中进行自我定义的过程，那么约翰和孩子们可能也存在类似的问题。我希望知道他们沟通的渠道是封闭的（不可能改变的）还是开放的（不断变化着的）。他们之间的关系是疏远的还是亲密的？可能不止约翰对露丝这种希望改变的现状感到头疼，孩子们可能也有类似的问题。如果露丝很难在家庭外对自己进行定义的话，那么约翰和孩子们可能也存在类似的问题。我会通过萨尔瓦多·米纽钦的结构化的家庭治疗的观点来对露丝的家庭系统进行评估。结构化的家庭治疗师会聚焦于家庭成员的互动，以便确定个体选择在何时、通过怎样的方式和谁进行互动，从而可以了解这个家庭的组织和结果。结构化的家庭治疗还对家庭系统、边界、权力以及交流模式这样的概念特别感兴趣。如果你想更深入地了解有关结构化的家庭治疗的观点，你可以参看米纽钦的书《家庭及家庭治疗》（*Families and Family Therapy*，Minuchin，S., 1974）。

对露丝的评估

家庭治疗师会将自己受到几代家庭系统影响的知觉和互动模式带入到治疗过程中，来访者也是一样。他们将一起形成一个新的系统。和其他任何的系统一样，一个部分的改变将会影响系统中的其他部分。因此，治疗过程中不仅要包含来访者个体还要包含来访者所在的整个家庭。因为家庭是一个相互作用的单位，它有自己的特色。要准确地了解个体关心的问题，那么就必须要涉及其家庭成员间的交互作用，以及来访者及其家人生活的更为广阔的背景。如果只把重心集中在来访者内在的动态变化却忽视了人际关系的问题，那么得到的必然是不完整的评估结果。露丝正在开始一个将对周围的人——她的丈夫、她的孩子们、她的原生家庭（父母和兄弟）、她的同事以及她的治疗师造成影响的重大旅程。除此之外，对她做出的评估也将随着治疗过程的发展而出现改变。

评估和治疗的过程将分为三个阶段。在第一阶段中，我将会要求约翰陪伴露丝一起参与第一次的治疗。我将会询问他们的婚姻史及孩子的情况并要求约翰帮助露丝评估她现在存在的问题。我要求让约翰加入主要是由于我和露丝进行的有限的那几次电话交谈中，露丝说她不仅害怕去想自己的生活将出现的改变，她也害怕约翰会拒绝她的变化并希望她能变回过去的那个露丝。

我的目标是要对露丝和约翰的婚姻关系进行评估并尝试探究他们对彼此的影响。他们之间有什么样的关系，从而导致了露丝的改变、导致了约翰的畏惧改变？他们是否缺乏发展出不同关系的能力？如果是，为什么？为了能明晰这些问题并以此来改善他们之间的关系，我会激发出约翰参与夫妻治疗，以及与所有家人一起参与治疗的兴趣。如果他选择加入到治疗过程中，我将会继续与露丝和约翰合作并对他们的原生家庭进行调查（阶段二）。为了能对影响当前问题的家庭互动模式进行探索，我认为有必要对来访者三代内的家庭特点都进行研究。

阶段三需要对整个家庭进行评估。如果露丝和约翰出现了改变，家庭系统的其他部分也将对此产生一定反应。在我们的电话交谈中，露丝指出她担心自己对职业的追求会威胁到她的家庭。在我看来，先将约翰带进治疗然后再将整个家庭的成员都引入治疗十分重要，因为他们可能就是导致露丝改变之路困难重重的部分原因。从系统观点的角度出发，处理露丝这个个案的方式有很多。

做出诊断

除了要对露丝的家庭进行描述性的评估外，我可能还需要对露丝进行一个正式的诊断过程，这取决于我的工作情况。就像对露丝的评估要随着治疗过程的发展而出现改变一样，治疗开始阶段的诊断往往也是一种暂时且试探性的过程。

露丝之所以会被推荐到我这里是因为她的焦虑症状，这些症状对她生活的很多领域都造成了影响。我充分解释了对她的诊断：不伴有广场恐怖症的惊恐障碍。因为她的焦虑并非药物导致的直接的生理影响。她说她担心会再次出现焦虑发作，有时她觉得自己“就快要疯了”。

尽管露丝来就诊的初衷主要是处理她的焦虑问题，但是她与父母、配偶之间的关系问题肯定是导致其惊恐焦虑症状的潜在因素。对她的诊断——存在亲子关系问题和夫妻关系问题，似乎和她的很多行为模式都相符。露丝和自己父母关系的主要特点是：沟通不畅、管教严格和过度保护，所有这些都和她临床上表现出来的机能不良——无论是作为个体还是作为家庭的一员存在显著的关系。同样地，她和丈夫之间也存在无效沟通以及担心失去对方支持的问题，这些也会影响露丝的机能。

我对露丝进行的最初的评估和暂时性的诊断会顺理成章地产生以下治疗目标。

治疗目标

在露丝这个案例中，针对露丝个体的治疗目标是减少露丝的症状性的行为（惊恐发作）。而针对家庭系统的治疗目标则包括：①减少三角关系——阻碍了露丝和家庭系统中的他人建立信任感；②重构她目前的家庭系统，以便鼓励所有家庭成员的自治；③改变人与人之间的互动模式，不仅包括露丝和约翰之间的互动，还包括所有家庭成员之间的互动，这样成员间的关系将更有弹性，而成员也能学会应对家庭的现状——即将转变到下一个发展阶段；④减少当前的种种症状；⑤创建一个使所有成员都能感到安全的环境，这个环境还应该能强化他们发生的种种改变。

阶段一：针对露丝和约翰的治疗

第一次治疗过程的目标有：①建立与露丝和约翰之间的治疗关系；②评估约翰是否想要参与治疗；③鼓励约翰积极参与到这次家庭活动中；④探索原生家庭的家庭动力学特征，从而将焦点从症状（露丝的惊恐发作）转换到过程（在怎样的环境下，谁对谁说了什么）上去。这种转换可以将露丝的问题放到更大的背景中去探讨，从而可以减少成员间的彼此责备，因此可以减少焦虑（尤其是露丝的焦虑）。另外一个治疗目标就是要证实或推翻我的特定假设（在主要问题中描述的假设）。

在相互介绍之后，我首先对露丝和约翰对本次治疗的看法进行了探讨，我一对一地和他们进行了交流。

治疗师：你在今天来这里之前有什么感受，你现在坐在这里的感受如何？

露　丝：我对于和约翰一起待在这里感到有些不安。

治疗师：你能解释一下这些不安背后的含义吗？

露　丝：我害怕他之所以肯来这里，只是为了确保我会按照他的方式做事。

治疗师:“按照他的方式做事”指什么?

露　丝:如果我谈及希望做些诸如出去工作之类的改变他就会十分心烦。他会尽力阻止我这样做。

治疗师:约翰,你认为露丝所说的在多大程度上属实?

约　翰:嗯,有些地方还是属实的。起初当她问我是否愿意来这里的时候,我很生气,因为我认为她之所以会邀请我,只是因为她认为我才是那个有问题的人。之后我决定尝试一下。

我对他们对问题“你在来这里之前有什么感受”的回答很感兴趣。在治疗开始之前问这个问题可以使每个个体在公开场合表达自己的反应,并且可以促进对话的继续,从而可以帮助我发现如何才能使来访者放松下来。他们对这个问题的回答表明约翰和露丝都愿意真诚地对待对方,他们对此都十分坚定,但是在分享自己担心的问题时他们还是有点不安。在分享反应的过程中,他的诚实和她的积极主动都说明,他们的关系在干预之后会有不错的改善。在他们发展新关系的过程中,露丝的焦虑将会有所减少。

在第一次会面之初,我感兴趣的问题还有①“谁说了什么致使你们最终愿意来参与这次会面?”以及②“你们二人对这次会面的统一期待是什么?你们对我有哪些期待?”这些问题可以帮助我理解他们二人如何看待本次会面对他们的意义。如果结果显示约翰愿意加入到治疗关系中来,我会继续收集他们二人的背景信息。我将通过家谱图来进行收集信息的过程。

家谱图是有组织的图或图表,它可以显示个体前三代的家庭信息。治疗师和来访者可以利用这种方法将治疗焦点从来访者个人(露丝)的症状转移到有问题的家庭系统上来,这种方法往往还可以为我们指明寻找解决办法的方向。为了获得这个多世代的家庭历史,我需要获得核心家庭(露丝和约翰的家庭)以及他们各自外延家庭的历史资料。

绘制家谱图的目标有①了解代际人际关系模式,这可以帮助我们了解来访者及来访者家庭当前问题或症状的发展背景;②了解情感隔断的情况,这种情况指的是个体尝试将自己从联合或过于亲密的人际关系中摆脱出来;③三角关系——冲突、融合或情感隔断的表现;④有害的问题,例如:宗教信仰、性自主、金钱、政治和利益等方面的问题,这些会导致来访者对家庭中其他成员产生情绪反应。

通过和露丝、约翰一起绘制家谱图，我会收集他们现在家庭、原生家庭、各自父辈家庭和母辈家庭的有关信息：职业、教育背景、自己的出生日期和孩子们的出生日期、结婚分居或离婚的日期、前配偶和子女的名字、流产、死产或收养孩子的情况，还有现在孩子们的居住地、曾患过严重疾病的种类和时间、阶段性的变迁——升职或毕业、人口统计学信息、文化和种族方面的信息、社会经济信息、军队服务经历、宗教信仰、癖好（如吸毒、酗酒）等信息。此外，还有是否出现过老年人、儿童或成人被虐待的经历，失业或退休的时间等。这些信息可以组成一个数据库，我们可以通过这个数据库来了解其家庭的互动情况。在收集了这些信息之后，我进行了一个总结，以便能整理出有用的信息来更好地理解露丝和约翰之间的关系。

总结 通过使用家谱图来理解家庭系统的过程，我了解到约翰对他的母亲仍怀有一些未得到解决的情感。于是，我产生了新的假设：约翰的三角关系（与父亲相融合而和母亲出现了情感隔断）导致他无法和露丝或其他任何女性形成健康的人际关系。他的父母本身就无法处理他们自身的冲突，因此，他的父亲更加亲近他，就像他母亲通过情感隔断来减少自己在婚姻中的焦虑和压力一样。约翰和露丝发现他们现在正在重复着约翰原生家庭的相同行为模式。

他们的自我同一性融合得如此严重，以至于他们无法探讨由性别独立带来的情绪困扰。因此，他们决定不再和对方进行交流。为了驱散自己的焦虑，他们将罗布卷入到了其中（参看图12.1）。约翰学会了自己父亲的模式，选择向自己的儿子诉说自

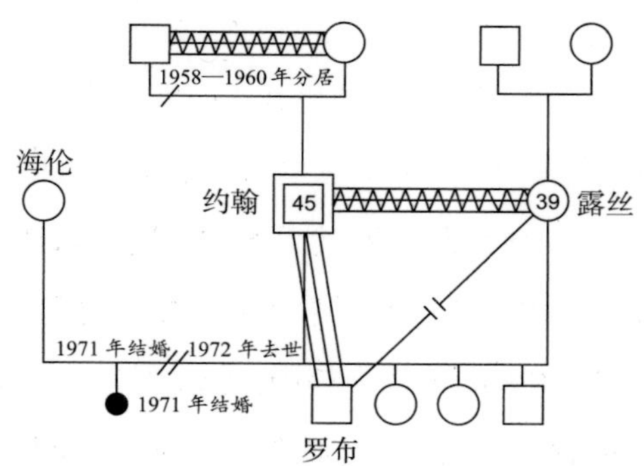

图12.1 约翰家庭中呈现出的重复互动结构模型——多代三角关系

己不被妻子重视的感觉。于是罗布开始疏远自己的母亲，可能是因为他无法理解其中发生了什么。这种三角关系使得露丝觉得自己走到了孤立无援的地步。她觉得她的家庭根本不重视自己。通过治疗过程的情感揭示，露丝和约翰就能获得关于其家庭问题的新视角。

此外，他们可以看到自己具有其他的互动方式。约翰将发现自己能够打破原有的家庭规则——不能讨论那些带有情绪问题的事件，尤其不能和女性谈论。在露丝尝试成为家庭系统中更为独立的个体时，这个规则使得露丝无法与约翰探讨彼此的感受。当她决定做出一定改变时，她在无意间影响着约翰，使得他也有所变化。这是一个很好的例子，可以说明系统中一个部分的变化会如何导致系统中其他部分的变化。

阶段二：露丝的家谱图

我要求露丝从那些愿意探讨家庭历史的父母、兄弟姐妹或其他家庭成员那里收集信息。我也要求约翰从他的家庭里收集相同的信息。我告诉他们收集这种信息的目的不是为了改变家庭系统里的其他人，而是要帮助他们进行个体的改变，同时也可以帮助他们建立起健康的关系。在阶段一之后，约翰和露丝都认为他们感觉更愿意为自己的婚姻做出许诺了。

露丝回到了父母的家中来进行收集信息的过程，她和父亲母亲都单独进行了接触，和父亲相比，露丝的母亲似乎更愿意探讨家庭中的种种事件。然而，露丝的父亲却给出了一些关于他自己的启发性的详细资料。收集信息的过程本身就是一种干预。露丝正在打破家庭的禁忌——不能向长辈提问，不能向他们打探他们对其他人的看法的禁忌。

露丝母亲的家庭　露丝发现母亲（伊迪丝）可以轻松地谈论自己的家庭。露丝的母亲说自己是三个兄弟姐妹中最成熟的。母亲解释说她（本段中指露丝母亲）自己担负起照料兄弟姐妹的任务，这让她觉得很有压力。她还说当她不服从父亲时，父亲动不动就对她恶言相向。伊迪丝很早的时候就决定不再和丈夫进行沟通了。她的家庭成员从不会和其他人谈及自己的感受。她谈及宗教问题或说起自己希望上大学的时候，冲突就会产生。她的父亲和母亲会坐下来和她解释说家里没有足够的钱来供她上大学（但是她的兄弟却得到了上大学的权利），而且以后都不允许她再提及这些事情。

伊迪丝告诉露丝自己从未感受到来自任何家庭成员的支持。此外，还有传言说伊迪丝的母亲曾因精神崩溃被送进过医院。在家中，家庭成员不允许讨论这个事件，因此露丝也就从未听说过。露丝问自己的母亲为什么从来没有提到过这个事情，伊迪丝哭了起来，说她从来就不允许讨论这件事情。这是露丝第一次看见母亲哭泣，更难得见到她这样表达自己的情绪。此外，母亲还告诉露丝她认为露丝是家庭中最稳定可靠的人。这是露丝记忆中母亲第一次给自己贴上了积极的标签。

露丝父亲的家庭 露丝的父亲帕特里克相对就不那么合作了。他（本段中指露丝父亲）对露丝询问家庭信息的目的进行了大量的盘问。我建议露丝最好不要告诉家庭成员说这是治疗的一个部分。于是她选择说这是她教育实习的一个部分——这确实是实情。露丝的父亲开始时说将家庭信息透露给露丝的行为让他很不舒服。这是他第一次向露丝表达自己的感受。当露丝问及原因时，父亲说家丑不可外扬，每个成员都应该保守自己的秘密。他相信只有上帝才有权利知道家庭中的种种信息。露丝并没有对父亲的话做出反应，只是简单接纳了那些父亲觉得能坦然探讨的信息。

帕特里克继续告诉露丝，他的哥哥刚出生就死去了，而他的最小的妹妹也自杀了。妹妹的死亡使得他成为了家中仅有的孩子，他的家庭是传统的基督教家庭，他对自己的母亲几乎一无所知。这是父亲第一次和露丝分享有关他自己的信息。这让露丝看到了父亲的另外一面。露丝也对自己产生了前所未有的感受。她发现她其实可以和父亲讨论一些令人痛苦的事情，过去她从未想过自己可以这样做。她还发现自己在父亲面前似乎已经长大成人了。这似乎是父亲第一次把自己看作一个平等的个体来对待。图12.2展示的是露丝家庭中的家谱图。

露丝对家谱图的解释 露丝对自己在家庭中的地位和作用进行了自我探索，以下是她的发现：

- 她的家庭系统中多年来一直把女性的独立意识当作是有害的问题。
- 在过去的三代中，长女一般和父亲都保持着情感隔断的状态，而和母亲却相对

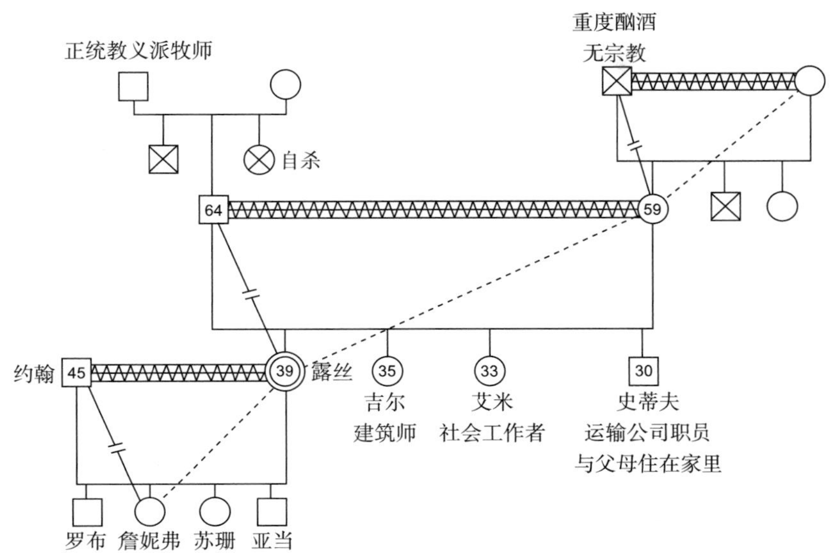

图12.2　露丝家庭中呈现出的重复互动结构模型——多代三角关系

比较亲密，母亲和父亲往往处在冲突之中。

根据这个模式我们可以提出一个假设：夫妻往往通过对其长女的情感偏向来控制其焦虑感。这个过程导致的问题就是最终长女往往希望能在身心上摆脱这种三角关系（母亲 / 父亲 / 女儿）。

露丝开始明白了为什么当她自己成为家庭的焦点时，父母的交流就多了起来。当她尝试脱离这种状态时（身体上和情绪上），她的父母就会把焦点放在她身上。他们自己无法解决他们之间的冲突，于是他们选择为露丝争吵。当露丝顺从下来，那么家庭就会趋于平静，她的母亲和父亲就会对她感到满意，父母之间就又会回到那种无话可说的局面。在治疗过程中，我们对露丝家族中这种一代传给下一代的行为模式进行了探讨。

治疗师：露丝，根据你在家庭中的经历，你从中学到了什么？

露　丝：我开始认识到只要我尝试独立，我就会因此觉得内疚。我的行为会激发父母的强烈反应，因为我希望能降低他们的焦虑，所以我最终决定不去寻找工作。从某个角度讲，我认为是我将他们联结在一起的。

治疗师：那在你看来，你在原生家庭中的行为和你在现在家庭中的行为之间有什么联系吗？

露　丝：我看到我的确一直在延续这个行为模式。如果约翰暗示他对我决定从家庭中独立出去而感到不安的时候，我就会内疚，我觉得我有责任去减轻他的压力。此外，我觉得我在延续我父母对待子女的方式。当我的孩子们想要从家庭中独立出去的时候，我就会使他们感到内疚。

治疗师：你是否还相信约翰不愿意让你做自己？

露　丝：我不再那么想了。我们现在都很清楚我们其实把自己原生家庭中的行为模式带到了我们的婚姻中。我们现在的相处状况改善了很多。事实上，前阵子约翰竟然鼓励我下个学期去学校上课。

治疗师：你的惊恐发作最近还在持续吗？

露　丝：我还是会感到焦虑，但是现在——在我知道是怎么回事之后，我已经很长一段时间没有出现惊恐发作的问题了。

这项针对约翰和露丝进行的工作只是一个浓缩版的例子。个体达到这一阶段可能需要好几个月的时间。其间我可能会每周和家庭成员们见一次面，在这之后我们就可以降低这种会面的频率了。

阶段三：向露丝说明家庭治疗的观点

露丝报告说自从她和约翰开始参与治疗之后，亚当在家里和学校里做出了更多出格的事情。亚当和露丝现在开始大量争吵，争吵的主题往往是露丝要求亚当整理房间或做家庭作业这样的事情。在露丝参加治疗之前，他们还非常亲密，还会一起去电影院看电影并参加学校的活动。约翰对亚当在学校的不良表现感到十分头疼。约翰说当他要求亚当整理房间的时候，亚当从来不会照做。

我建议露丝考虑一下将所有家庭成员都带进治疗过程中。她和约翰已经对家庭中的问题进行了深入的探索，这一过程引发了很多显著的变化。他们的关系已经有所改善，露丝也不再为自己回到学校的决定感到焦虑和内疚了。然而，露丝抱怨说她的孩子们对任何改变，尤其是她的改变都十分抗拒。亚当和詹妮弗告诉她，他们还是比较喜欢“原来的妈妈”，他们不喜欢没有人照料自己的生活。

通过探讨，露丝决定要求她的家人们都来参与她的治疗。我要求所有的家庭成员都要参与第一次会面的过程。所有的孩子们都同意参加，这是一个不错的信号。但是罗布——最大的儿子却显得有些踌躇。他觉得他没有任何问题，而且他也不理解为什么连他也要被卷进来。

在获得了所有家庭成员的同意后，我邀请了杰拉德·科里参与到我们的治疗过程中，我和他将组成一个治疗师合作团体。如果治疗师属于男女搭配的情况，那这将可能起到最积极的治疗效果。因为我已经和约翰及露丝接触过一段时间了，那么孩子们可能将我们（我、露丝、约翰）看作同盟，一个和他们父母一样反对孩子的同盟，因此可能会对我们有所排斥。找到一个中立的个体（科里）参与到治疗过程中可以中和这个问题。选择异性治疗师合作进行治疗既可以促进移情的发生，又可以在治疗过程中示范正确的行为及交流模式。

第一次会面

科里要求家庭成员随意找位子坐下。我为大家愿意参与本次会面表达了感谢，我还将每个人和他们的名字进行了一一对应。我告诉他们这次会面的目的只是为了建立治疗目标并深入地探讨治疗能否对整个家庭有所帮助。我们还探讨了保密原则的局限性并宣读了相关的规定。

参与者们的抱怨 显然，大家还很疑惑为什么所有人都需要加入到这次会面过程中来，因此我们要求露丝解释一下她对家庭的担忧以及她希望从这些会面中得到的收获。

露 丝： 当约翰和我开始进行治疗，我就发现家里出现了些变化。亚当，你变得更闷闷不乐了。我们争吵的次数也多了起来，你似乎不愿意听取我的任何建议，比如整理房间或完成作业。我相信我的婚姻正在有所改善，但是我和孩子们的关系——尤其是和亚当的关系，却越来越糟糕了。

科里和我都发现露丝和亚当坐在了一起。约翰的位子则紧挨着我，詹妮弗坐在了亚当和苏珊的中间。罗布——已经19岁了——则坐在远离家人的地方。科里和我询问了每位成员眼中的家庭是什么样的。我们还问他们：“如果你能从这次会面中为自己要求点什么，你会要求什么呢？你是否希望改变你和某位成员的关系呢？”

家庭互动 以下是对这次会面中对话的摘录。参与到这次会面中的家庭成员包括露丝、约翰、罗布、詹妮弗、苏珊和亚当。

约 翰：自从露丝和我开始通过治疗改善我们的关系，亚当就变得越来越不合作而且越来越叛逆。昨天，亚当冲着詹妮弗大喊大叫，而当我打算惩罚他的时候，露丝告诉我让我别管他们，让他们自己处理。我对她这种如何管教孩子的观点很不赞成。

罗 布：(生气地打断了约翰)你应该听妈妈的，她对咱们这个家的了解要比你多得多。

科 里：罗布，听起来你对父亲很生气，如果这是真的，你能告诉他你为什么会不高兴吗？你能直接和你的父亲讲吗？（科里要求罗布直接面对他的父亲）

罗 布：(奇怪地看着科里，不过他还是将脸转向了约翰)你总是管每个人的事，你根本不知道家里发生了什么。妈妈比你更可靠，她已经不再告诉我们应该做什么了，她不再像过去那样约束我了。

科 里：罗布，你能直接告诉你的母亲你所说的“不再约束你了”是什么意思吗？

罗 布：妈妈以前总是想知道我去哪儿了，我在做什么。她还会未经我同意就整理我的房间。

科 里：罗布，你说话的时候好像你的母亲现在不在这个房间里一样。你为什么不直接和坐在那里的母亲说呢？

罗 布：你在要求我做一些我不愿意做的事情。我为什么不能向你解释其中的原因呢？

科 里：你刚才说你对家里的事情感到不舒服。你似乎希望能就大人对待你的方式拥有更多发言权。那么你可以通过直接和你的父母对话来达到这个目的，你可以让他们清楚地知道你希望获得他们的理解。尝试一下，看看这是不是有效？

罗 布：这对我来说有点难。这不是我常做的事情。

莫 琳：我能理解这一点，罗布。但是我相信你可以完成这个任务。科里和我不是要你直接和家里的所有人交谈，但是我们希望你能直接和另外一个人交流。这也可以帮助科里和我更好地理解你在家庭中的地位。

罗 布：好吧。我还想对爸爸说一点，我觉得他对亚当太严厉了。

科 里：那么，罗布，你的爸爸就坐在那里。你能直接告诉他你所说的“对亚当太严厉了”是什么意思吗？

罗 布：（不情愿地）爸爸，当亚当和我或者他的姐姐们争吵的时候，你总是那么不高兴。现在你又开始这样对待我了。如果我某天要是十点还没到家，你就会变得怒不可遏——就像妈妈以前那样。

科 里：约翰，当你听见罗布这样说你的时候你有什么感觉？

约 翰：（看着科里）我不相信我的耳朵，我从未这样当面指责过我的父亲。

莫 琳：约翰，你能否坐得离罗布再近一点，然后直接告诉他当你听见他这样说你的时候你的感觉？

约 翰：（把自己的椅子挪得离罗布更近一些）嗯，那并没有让我不高兴。你难道不知道我和妈妈有多么在乎你们吗？

罗 布：（疑惑地看着自己的父亲）不，我不知道你们是这样的。

莫 琳：看起来你们两个人似乎有更多的话要讲。我希望你们两个能在下次会面前继续你们的对话。你们能做到吗？

他们两个都同意在下次会面前单独外出一次。他们同意一起出去吃顿午餐，然后借助这个机会来探讨他们之间的关系。他们还同意在下次家庭治疗的过程中将他们讨论的结果报告给大家。

莫 琳：我希望在这次会谈结束前每个人都能说点什么。（她转向詹妮弗）你对现在在这里的感觉和你希望得到的收获有什么要说的吗？

詹妮弗：（看着露丝和苏珊）苏珊和我希望来这里，因为自从妈妈和爸爸来参加治疗之后整个家都变得不一样了。我们觉得妈妈已经抛弃了整个家庭。

科 里：你愿意直接告诉你的母亲“抛弃了整个家庭”是什么意思吗？

詹妮弗：嗯，妈妈，你不再为我们洗衣服了。我们还需要自己准备午餐。你和我还有亚当争吵的次数越来越多。当争吵开始的时候我就想躲到房子外面去，尤其是当你和亚当争吵的时候。

莫　琳：露丝，你对詹妮弗这样说你做何回应？

露　丝：听到詹妮弗不支持我去学校上学、反对我希望他们能更加独立的想法，让我觉得难过。我想这就是我想离开家庭寻找工作的困难所在。我现在很困惑，到底应该让我自己快乐还是让我的家人快乐。

莫　琳：你对你的母亲这样说做何回应，詹妮弗？

詹妮弗：我现在不想做任何回应。

莫　琳：这没关系，你不需要现在回答。我希望过一会儿我们能回来探讨你和母亲之间的问题。(她转向苏珊)你希望你或其他人改变些什么吗？

苏　珊：詹妮弗和我都希望能更多地见到妈妈。

科　里：你不用替詹妮弗说，你可以为你自己说点什么。之后詹妮弗会谈她所希望发生的改变。

莫　琳：苏珊，你还有什么要补充的吗？

苏　珊：嗯，我同意罗布的说法，自从妈妈参与治疗后，爸爸不再像过去那样和蔼可亲了。他对妈妈的确更好了，但是似乎对我们更容易发怒了，而且……

约　翰：(打断了苏珊)你怎么能说我对你们不够好了呢？我已经尽我的全力了，可是却没有人为此感到感激！

科　里：这就是你希望告诉父亲的东西吗，苏珊？他理解你的意思了吗？

苏　珊：(转向科里)没有。

科　里：你是否愿意告诉父亲你希望他怎样呢？

苏　珊：(热泪盈眶)爸爸，我们不是不感激你的辛勤工作。只是我们现在听不到你原来那种和蔼的声音了。

莫　琳：苏珊，如果你希望你和父亲之间的关系能出现改变，你希望改变什么？

苏　珊：我希望除了吵架之外，我们还能一起做点别的事情。

莫　琳：这对你来说怎样，约翰？

约　翰：嗯，如果我能抽出时间，我愿意和苏珊一起做点事情。但是我不知道一个父亲和17岁的女儿能一起做点什么。

莫　琳：你为什么不问问她呢？

约　翰：(看着苏珊，停顿了很久)嗯，你怎么想？

苏　珊：我们可以一起去看电影。

莫　琳：你愿意和苏珊一起去看电影吗？

约　翰：是的，只要我们能找到都愿意看的电影。

莫　琳：听起来不错，我希望你们两个能找个时间好好谈谈你们对对方的要求。（转向亚当）亚当，你想为自己说点什么？

亚　当：我觉得我的家人对我总是很挑剔，这很不公平。

莫　琳：这个房间里的哪些人挑剔你了？你愿意直接和他们讲吗？

亚　当：苏珊，你总是挑剔我。而詹妮弗只是坐在一边笑。还有，嗯……（焦躁不安，眼睛看着地面）爸爸和妈妈最近总是会对我发脾气，还有……

约　翰：（打断了亚当）难道我们对你发脾气不是因为你自己的原因吗？

露　丝：（打断了并转向约翰）我想你应该先让亚当说完。

莫　琳：露丝，让约翰为他自己辩解一下如何。（看着约翰）你希望对亚当说些什么？

约　翰：我觉得所有人都针对我，这简直要把我逼疯了。

科　里：约翰，我可以理解你觉得自己被所有人指责的感觉。但是换个角度来看的话，他们告诉你的话可以看作是他们信任你的表现，他们认为可以开诚布公地和你分享他们的感受。也许这些东西他们之前一直没有机会和你分享。

约　翰：嗯……我不知道……但是我的确希望孩子们愿意和我交流。

科　里：如果你对他们能更加开放一些，他们也就会更真诚地对待你。刚才亚当对你做出了一些评论，而你看起来似乎很有情绪。你希望对亚当说些什么吗？

约　翰：我似乎不大容易接受你所说的话，亚当。（他转向科里笑着问）我这次做对了吗？

科　里：我希望你能继续说下去。（他指向所有的家庭成员，除了露丝）你们有些人提到，你们的母亲来参与治疗影响到了你们的生活。甚至还有人说你们的母亲抛弃了你们。那你们每个人有什么想和妈妈说的吗？

苏　珊：妈妈，看到你改变实在令人难以接受。我太习惯你围在我们身边了，即使有时候我会抱怨。你为我们做了那么多，但是我猜你也有你自己的生活。

罗　布：我觉得你说得对，苏珊！

亚　当：妈妈，我怀念过去你护着我们的时候。我不喜欢和你争吵，但是有时当我意识到的时候我已经在和你争吵了。

莫　琳：你认为你们的争吵和你怀念妈妈的感觉之间有关系吗？

亚　当：（想了一会儿）也许有吧！

詹妮弗：我喜欢这样交谈。我们在家从未这样过，我们现在甚至没有争吵。

莫　琳：（转向露丝）你听到这些做何感想？

露　丝：当看到我的家人们谈论他们自己的感受、当我意识到自己其实不必过于为他们操心时，这种感觉可真好。

科　里：我们的时间差不多到了，在我们结束之前，我希望问问你们每个人是否还愿意再来。

所有的家庭成员都认为再次会面十分重要，因为他们喜欢这次会面的感觉。他们都同意在下周继续进行会面。之后科里向他们解释了在下次会面之前完成家庭作业的必要性。每个成员都赞成完成家庭作业这个想法，于是他建议了以下的家庭作业。

- 对于露丝：当其中一个孩子在尝试与约翰进行沟通时不要打断他们。
- 对于苏珊和约翰：在下次会面之前找到一个你们愿意一起参加的活动。
- 对于罗布和约翰：多花点时间让你的父亲知道你希望他怎样做。你们要一起外出并好好地谈一谈。罗布，有一点很重要，那就是你不要告诉你的父亲他应该怎样改变，而是告诉他你的感受。
- 对于詹妮弗：在下次会面之前主动要求母亲和你一起做点什么，比如购物或者花 20 分钟单独待在一起。
- 对于露丝和约翰：继续探讨你们希望一起做些什么，又希望独自做些什么。当你们开始把注意力转向孩子时，尽量多谈自己少谈他们。

我们询问了所有家庭成员对这些作业的观点，我们还询问他们是否愿意在下周会面之前完成这些作业。所有人都认为自己能完成这些作业。

在治疗外解决问题和在治疗内解决问题同样重要。将治疗过程和现实生活结合起来可以帮助来访者意识到自己有能力进行自我改变。在担负起改变的责任的同时他们也赋予了自己改变的权利。唯一一个没有得到家庭作业的人是亚当。因为我们在进行一个尝试——尝试让其他家庭成员将注意力从他身上挪开，从而避免大家继续把他当作家庭中的“问题人物”。

对治疗过程的评论

一起合作的治疗师会通过以下方面来观察家庭的结构：①让所有成员随意找位置坐下；②尝试明晰整个家庭处理问题的模式。通过观察家庭的结构，我们认为露丝的变化给孩子们带来了压力。露丝和约翰之间也存在压力，但是由于我们在治疗开始时就将约翰纳入进来，因此这一过程削减了这种压力。露丝和亚当之间似乎存在严格的边界，她的改变进一步增强了她和亚当之间的边界，并进一步增强了亚当对这些改变的反应。露丝认为自己不再必须对亚当的需求表现退让，可他们之间的冲突却因此开始加剧。露丝的改变对他们之间的关系而言更是雪上加霜。如果亚当能和自己的兄弟姐妹或同伴群体发展出更为亲密的人际关系，那么他可能就可以更好地适应这种变化。面对当前的改变其中不仅包括露丝的改变，还有配偶子系统关系的改善——詹妮弗似乎也很难适应。我们再次重申：如果家庭系统中的一部分发生了改变，那么势必导致其他部分的改变。换句话说，露丝的改变以及露丝和约翰关系的改变影响了这个家庭的原有平衡。因此，只要可能的话，我们在任何时候都应该努力将整个家庭的成员带进治疗过程中——这一点很重要，因为这可以使得这种改变不仅使整个家庭系统受益，也使其中的每个成员受益。

在露丝的家庭中，成员之间似乎存在着“情绪纠葛”的现象。他们对自己作为个体和家庭成员的角色缺乏清晰的认识。这样的家庭往往容易出现混乱和冲突，某个成员或单位的行为——在这里指露丝和约翰两个人会立即影响到家庭中的其他成员。

露丝和约翰习得了新的行为。露丝学会了不再把自己局限在和事佬的角色中，约翰则学会了怎么去支持露丝。因此其他的家庭成员不得不学会处理彼此之间的关系。在这次治疗之前，他们彼此之间的冲突有所加剧，露丝则不得不又回到原来的和事佬的角色中。在家庭治疗的理论中，这被称为尝试维持家庭的恒定状态，意思就是说尝试将家庭恢复到原有的状态中去。

这个系统（家庭）目前的机能还是相对正常的。家庭成员们能够在治疗的交流中取得一定的进步，我们在探讨这种进步的同时尤其要考虑到他们之前的状态——他们并没有向其他成员表达过自己的感受。约翰和露丝对各自家庭的代际行为模式进行了探索，这帮助他们学会了表达自己的感受，这种改变也促进了孩子们的适应性——尽管时不时还是可能出现问题。上两代人所秉持的“不表达感受、独立思考”的行为模式似乎不会再延续了。因为这些行为模式的改变不会一蹴而就，因此这个家庭还有很长的路要走。旨在修正这些行为模式的努力不仅会让这个家庭更加真诚而开放，还会使他们的后代获益匪浅。

目前，正是这个家庭进行以下改变的大好时机：

- 更直接地和他人沟通
- 不再聚焦于亚当，不再把亚当视作一个问题人物
- 减少亚当和露丝对约翰的联合抵抗行为
- 弱化露丝和亚当之间过于亲密的关系，这样露丝就能发展出和约翰更加亲密的关系，亚当则可以在其兄弟姐妹或同伴间发展出合适的亲密关系来

在今后的治疗过程中，并不是每次都需要把所有家庭成员都囊括进来。相反，治疗可能会围绕着部分家庭系统（约翰和罗布）、配偶子系统（露丝和约翰）、兄弟姐妹子系统（罗布、詹妮弗、苏珊和亚当）来进行。露丝和约翰还需要继续加强他们的独立性及归属感。

➢ 思考题

(1) 你在对露丝进行的个别治疗和家庭治疗之间看到了哪些差异？你认为和约翰以及其他家庭成员一起进行治疗是否会促进或阻碍她的个别治疗的进程？

(2) 你认为让露丝同时接受个别治疗和家庭治疗是否会产生一些弊端？如果会，你认为这些弊端是什么？你会如何处理这些潜在的问题？在家庭治疗的过程中，

你认为不和露丝进行单独的会面会存在什么问题吗？

(3) 考虑到露丝的问题有些来源于她的家庭，你认为如果不向露丝建议进行婚姻治疗或家庭治疗可能会存在哪些伦理方面的问题？

(4) 在你自己的人际关系领域中，你在哪些方面表现出了接纳态度？学会接纳重要他人会在哪些方面促进一个人的人际关系？

(5) 夫妻整合行为疗法（IBCT）假设，接纳伴侣往往会使双方的行为自然地发生改变。你能找到露丝和约翰特定的行为变化吗（即使治疗并没有直接聚焦于这种行为改变）？

(6) 如果你在使用家庭治疗的方法来处理露丝的案例，你认为谁会是你的主要来访者？你的来访者会不会是整个家庭的成员？还是说只是露丝？或者约翰、詹妮弗、亚当、苏珊、罗布？如果你和特定家庭成员形成同盟，你认为你可能会受到哪些伦理方面的约束？

(7) 你认为你自己的人际关系——和伴侣，或者和你原生家庭的成员，会如何影响（促进或阻碍）你对露丝这个个案的治疗过程？你发现其中是否存在反移情或其他潜在的问题吗？如果你知道自己对自己的现有家庭或原生家庭还存在一些未完成的情结，你可能会如何处理？

(8) 如果你正在处理露丝家庭这个个案，你最可能和谁形成同盟？你认为你工作中最难处理的人又是谁，为什么？

(9) 如果你和露丝来自不同的文化，作为一名家庭治疗师，你会向露丝和其家庭成员强调哪些因素？在你理解露丝家庭结构的过程中，文化背景因素会在其中扮演怎样的角色？你在治疗过程中所采取的不同干预措施在多大程度上会受到家庭文化背景的影响？

(10) 因为露丝希望改变自己在家庭中的角色，你是否会对她产生偏见？她的想法和你对家庭中女性或男性角色的观点是否一致？你认为本章中的两位治疗师是如何处理有关性别角色的一系列价值观的？

第十三章　以多元文化和整合的视角对露丝进行治疗

➢ 导言

本章会探讨如何以各种多元文化和整合的视角来对露丝进行治疗。在本章中出现的各位专家会分别在假设露丝为拉丁美洲人、亚裔美国人、非裔美国人的情况下描述自己的治疗过程，还有一位专家则会以整合的观点来描述对露丝进行的治疗。多元文化的治疗观点和整合的治疗观点并非相互独立的理论；这些观点都可以和我们前几章中探讨过的理论进行结合。本章出现的各位专家在描述他们对露丝的治疗过程时，给大家呈现的其实都是他们各自的整合性的观点。

杰罗姆·赖特（Jerome Wright）博士是我的一位同事兼朋友，他现在教授社会工作实践与多元文化课程，他希望能借助这些课程帮助自己的学生重视治疗中涉及的不同文化因素。他将露丝的个案交给了自己的学生并要求他们组成不同的研究小组来探讨：当露丝属于亚裔美国人、拉丁美洲人和非裔美国人时，治疗过程中可能需要考虑到的文化因素。他还要求学生们思考按照女权主义视角进行治疗时需要考虑的问题以及当露丝是女同性恋时需要考虑的特定问题。只要小组成员能达成一致，那么每个研究小组都可以自由地表达他们认为合适的结论。有些小组创设了角色扮演的情境，有些小组则会请来本小组所研究的文化背景中的个体来做特邀演讲者，还有的小组将全班同学囊括到他们的展示活动中。我对这种向学生教授多元文化课程的授课方式记忆深刻。当你需要与来访者建立治疗关系时，那些诸如种族、宗教、性别、年龄、社会经济地位、生活方式以及性取向的因素都十分重要。

但是，这种将精力过多地投入到探讨文化多样性的过程并非没有危险。由此形成的刻板印象或者将那些特定群体的普遍特点套用到隶属这个团体的某个个体身上都是这种方法可能造成的问题。的确，特定群体中，不同个体的差异可能也会相当大，甚至某一种族群体两个个体的差异与不同种族中任意两个个体之间的差异一样大。了解来访者的文化特点可以为治疗师提供一个概念上的架构，但是只对来访者文化价值观有所了解还远远不够。治疗师还需要了解自己的文化背景对自己的影响——包含治疗师的行为、假设、偏见以及他们对那些和自己处在不同文化背景的来访者的处理方式。这种进行跨文化治疗的能力不是对所有治疗师的统一要求，但是，这种能力的确很有价值。

当面对来自不同群体的来访者时，我们自然不可能对所有来访者的文化背景都有深入而全面的了解。我相信，来访者自己就会告诉我们，他们所在文化的重要特征，这些对于我们的治疗工作而言十分重要。对于文化特点而言，人们之间的差异和人们拥有的共性几乎同样丰富。的确，我们大多数人都有很多共性：我们所有人都有接受和付出爱的需要，都有了解我们心理痛苦的需要，都有和他人交往的需要。然而，当我们对来自不同文化背景的来访者进行治疗的时候，我们还是需要了解其特定的文化价值观。我们需要探索那些在治疗中可能导致理解鸿沟的因素，像是年龄、性别、文化、能力、社会地位、宗教和性取向等。

不同文化背景下的露丝

让我们先假设露丝是一位亚裔美国人。考虑到她在美国生活了一段时间，她应该对美国的文化有了一定的适应，因此，我想我可能还需要了解她本国的价值观。我猜测她可能在新文化和原有文化中有些摇摆不定，她可能经历着某种冲突——觉得自己既不完全属于亚洲也不完全属于美国，她可能无法在生活中将这两方面加以整合。在治疗的过程中，她的自我表露过程可能会进行得有些缓慢，但是这并不一定意味着她不愿意和治疗师进行合作。相反，她的这种踌躇很可能和其原有文化中鼓励内敛的特点有关。通过了解她的情况及背景，我就能了解到影响她行为的核心因素就是她的羞耻和内疚感。在她所处的文化中，向别人谈及自己家庭中的事情往往会被认为是令人羞耻的行为，因此人们都会极力避免这个“雷区”。此外，当她觉得自己出现了心理压力并觉得自己需要专业人士的帮助时，所在文化对此烙上的耻辱烙印也会让她止步不前。

再举另外一个例子，想象一下正确地解释非言语行为的重要性。让我们现在假设：露丝是个拉丁美洲人，因为她的治疗师是一个男性，因此她会极力避免和治疗师的眼神接触。如果我把她的这种行为认为是抗拒或逃避，那么我很有可能在不知不觉中犯了一个错误。真实情况可能是，她这样做是出于礼貌，因为在她的文化中，直接的眼神接触被当作是不敬的表现。因此，在和她建立治疗关系的过程中，我需要让自己充满耐心。在很多文化群体中——比如拉丁美洲人，人们自我表露的过程总是会极其缓慢，英格兰人相对会快得多。在此，我再一次重申，以上行为并不意味着露丝充满了防御性，这些行为只是反映出了不同文化的不同规范而已。她可能无法直率地进行表达，因为她的文化教会她要委婉地表达自己。

让我们再来看下面这些情况：如果露丝是一个美国土著人，而我对她的文化背景很不熟悉，那我可能错误地把她的这种沉默解读为淡定和理性。实际上，她这种情绪的收敛可能出于很多原因。如果我们注意到这是她第一次与一位处在不同文化背景的陌生治疗师见面，那么我们将更容易理解她的沉默。她的这种不信任可不是偏执的表现；相反，也许她的很多经历让她习得了谨慎的态度。如果我对她的文化只是一知半解，那么从伦理上来讲，我要么得认真学习她的文化背景特点，要么应将她转诊给一位更加熟悉其文化背景的治疗师。不过，即使我打算学习她所在的文化背景特点，我也不需要用让自己博学多闻的高标准来压迫自己。我可以向她承认，我对她的文化知之甚少，然后着手找到弥补这一缺陷的方法。对来访者坦诚开放是建立良好治疗关系的基础。露丝可能会给我提供一些和她所处文化相关的重要信息，以便我能了解其所处的文化背景。

如果露丝是一个来自特定人种、文化或种族群体的成员，那么她之前可能已经遇到过需要向别人讲述自己不同文化特点的经历。如果她的治疗师来自和她不同的人种或种族群体，那么这一点必须被清楚地说明。如果露丝是一名非裔美国人、拉丁美洲人、美国土著人、亚裔美国人或太平洋的岛民，露丝可能会谈及自己受到社会制度压迫的经历。她已深深领会了为争取权利而斗争的含义。她既身为一名女性，又隶属于以上的这些不同群体，那么她很可能会出现前面提到的种种问题。她的经历一定会在动态的治疗过程中有所体现。我需要以某种方式来展现我的可信度和能力，从而让她意识到：我能够进入她的世界并能理解她所担心的问题。如果我对这些文化背景置之不顾，那么露丝很可能会在短期内就停止治疗。然而，我还需要让她意识到，她需要给我提供一定的信息和线索，从而为我指引治疗的方向——这一治疗原则怎么强调都不过分。在我们的初次会面中，我希望了解她进行治疗的原因以及她来到这里的感受，我不会提前就规划好应该怎样进行我们的治疗过程；相反，我会询问她的治疗目标以及她在这个时候寻求帮助的理由。如果有需要我考虑的文化因素，那么这些因素一定会在我认真倾听她的叙述并努力了解她的世界的过程中迅速浮现出来。

在本章中，不同的作者会针对（假设情况下）非裔美国人、拉丁美洲人、亚裔美国人的露丝提出不同的治疗方案。本章的最后部分会把重心放在探讨如何通过整合的视角来对露丝进行治疗的过程。这四个部分可以帮助你思考如何采用多元文化和整合的视角来对露丝进行治疗。在你阅读后文时，请注意这些文化因素是如何被纳入到治疗过程中的。

➢ 面对非裔美国人的露丝：凯莉·柯克西（Kellie Kirksey）博士以整合型视角对露丝进行治疗

引言

露丝，作为一名非裔美国女性，希望能在私人诊所中进行治疗。通过接受治疗，露丝会经历一种康复性治疗过程——这一过程并不被其文化认可。她可能已经内化了很多关于治疗的消极信息，就像：

- 治疗只是为那些疯狂的人准备的。
- 不要和陌生人谈及自己的情况。
- 家丑不可外扬。
- 如果有问题就和你的传教士或牧师讲。
- 不能信任任何社会系统。
- 如果你是一个基督徒，那么你已经有上帝了，不再需要其他人帮助你。

这些都是富有争议性的观点，但从历史上看，在很多情况下，这些信念却成为了个体赖以生存的基础。

在露丝打电话开始预约治疗的时候，她要求一位信奉基督教的非裔美国女性做她的治疗师。我不是信奉基督教的治疗师，但是我依然将灵性和信心看作影响个体康复的重要变量。露丝和我预约了受理面谈的时间。我对自己进行了介绍并要求她阐述她对治疗的概念——治疗是什么，又不是什么。在受理面谈的过程中，我对心理治疗的细节以及我们将达成最终目标的方式进行了叙述。我赞赏露丝前来治疗的勇气，并告诉她，这是她走向康复的重要一步。我还向她说明，最初的面谈都是为后续的治疗打基础，提问也是进行评估和后续治疗的有机组成部分。

我请露丝探索她对于寻求专业帮助的种种态度和观点，并鼓励她开放地探讨她的种种担忧和恐惧。我告诉她我不是她生活问题的解答者，我只是她治疗过程中的合作者。我工作的假设是，那些来寻求帮助的来访者内心其实已经有了问题的答案。虽然我是推进治疗过程方面的专家，但是在我看来，来访者是他们自己生活的专家。

对露丝的评估

因为露丝存在焦虑、惊恐发作以及悲伤和受挫感等问题，因此露丝的医师推荐她寻求心理治疗的帮助。露丝说自己是在一个严厉的家庭中长大的，家里不允许任何成员表达自己的情绪。作为一名成年人，当她尝试表达自己对生活的不满时，她总会压抑自己的感觉并会因自己的不满感到内疚。这种对世界的反应来自于她母亲和祖母的行为模式。她最近回到学校学习，但她是所在班级中唯一一位非裔美国女性。当她在班级中遇到歧视或受到种族主义者的指指点点时，她无法表达自己真实的感受，这让她感到尤其痛苦。

在此，询问露丝的种族至关重要。我会特别注意露丝是如何对自己进行定义的。她告诉我，她认为自己是“和我一样黑*”（露丝在这里想表达的意思就是自己是个纯粹的黑人）。我通过这样的回答来对此做出回应：“我出生在克里夫兰，我的丈夫是海地人，虽然我们两个都是黑人，但是我们的文化背景却相差甚远，这也导致我们在看待世界时

* “和我一样黑”是一个系列化妆品的品牌，其创始者为黑人百万富翁赫尔曼·马夏巴。——译者注

会有不同的角度。”我询问露丝的问题帮助我更好地了解了她的现状，也帮助我理解了她是如何看待自己和所属文化以及世界的关系的。我对她对自己所属的种族与宗教的讲述——既赋予了她力量又给她带来了一系列挑战——很感兴趣。露丝提到她的种族赋予了自己特别的力量——使她拥有不屈不挠的优秀品质。当我们进行到治疗阶段时，这些信息将会对治疗起到极其重要的作用。

我在开始的会面中询问了露丝的宗教和精神文化背景，我希望了解在她长大的过程中，她所在的家庭秉持着怎样的宗教信仰（如果有的话）。我通过以下这些问题来对此进行了探索：①宗教是你日常生活的重要部分吗？②你的家庭秉持着怎样的宗教信仰？③你宗教/精神背景中的哪些方面为你提供了支持？④定义你的精神联系*。露丝的答案让我了解到，宗教和精神性对我们的治疗工作可能造成的影响。

露丝的话显示出她对参与治疗的矛盾心情。她说，如果她真的生活在上帝管辖的世界中，那么她就不需要一个陌生人来帮助她处理自己的事情。出于她的矛盾心态，我决定放弃传统的多轴诊断，而是将注意力放在形成合作性的治疗关系上，这样她就可以获得自由感并和我一起努力创造出新的、健康的生活来。

治疗目标

我们会采用协作的整合型治疗，具体的治疗目标有：

1. 建立一个信任且相互尊敬的治疗关系。
2. 探索并解构那些导致她产生无价值感和受害感的特定文化和社会信息。
3. 创造一个新的、健康的叙述方式，从而帮助她在生活中更加信任自己。
4. 提高她对自己内在智慧和精神联系的信任能力。

---

* 个体在社会化的过程中，接受了社会的文化传统，形成自己的社会文化规范和价值。随着社会的发展和变迁，原有的社会文化规范和价值不断地发生改变，人们形成新的社会文化规范和价值。这种新旧社会文化规范和价值之间的联系和矛盾，称为精神联系。——译者注

关键问题

露丝将大量令她担忧的个人问题带进了治疗中，其中一个问题就是她丧失了自我意识，其中既包括在文化中的自我意识，也包括作为一名女性的自我意识。她的大部分生活都在努力成为一个给别人带来快乐的人，并在努力朝着成为一个强大的非裔美国女性的神话而努力。因为她把自己看作一名“女超人”，所以她假设自己扮演着所有人的照料者的角色。这样，她不停地进行自我牺牲，并在体力和情绪上严重地透支了自己。露丝面临的挑战是要意识到她可以照顾自己，可以拥有健康的人际边界，可以讲述自己作为非裔美国女性的真实感受。

作为一名拥有非洲血统的女性，她从小到大被灌输的观念就是永远不许向外人说家庭中的事，因此我肯定了她的勇气——她能打破沉默并完成一代又一代人一直不敢去做的事情，这一点很重要。我的治疗工作中有一点十分关键，那就是要帮助她认识到，我的办公室是个安全且不带任何批评的地方，她完全可以信任我。我向她说明了有关保密原则的局限性问题以提高她的安全感。

露丝的焦虑感是她目前关心的核心问题之一，这使得她去控制别人、压抑自己的感受并开始了不健康的饮食方式。她希望借助食物来平息自己的恐惧和受挫感，这导致了她的暴饮暴食行为，进而导致了体重的直线上升。我们会采取正念的策略来帮助她意识到自己的自动化的情绪性饮食行为，从而做出更加积极的决定。

露丝觉得自己在为他人而生活的过程中迷失了自己。她从不允许自己去探究作为一名非裔美国女性意味着什么。当她在大学校园中遭遇歧视和偏见的时候，她更加坚定了自己的决心，要探索那些定义自己存在意义的社会和文化因素。

治疗过程和程序

在治疗中，露丝的首要任务就是要认识到自己的角色和地位。我提醒她，她才是自己生活的专家。我让她认识到那些能够改善她生活的答案早已存在于她的内心深处了。我们合作的治疗过程就是要去探索这些答案并将它们付诸实践。

要达成露丝和我一起合作制定的治疗目标，我采用了精神分析疗法、认知行为疗法、存在主义疗法以及后现代主义疗法。在治疗的起始阶段，我采用了精神分析的技术来识别那些被露丝压抑的情绪。我通过这种方法来解释那些潜意识内容，使之浮出水面，从而帮助露丝接触到自己的这些早期经历。我要求她带来一些老照片，以便就此展开对其童年记忆的谈论——这可以提高她当前的机能水平。

我还使用了认知行为疗法的观点来让露丝见证自己对自己的内在对话。我将她的这种内在对话罗列成文，这样我们就能审视她所采用的消极对话模式。一旦露丝认识到她是如何频繁地认为自己“愚蠢而乏味”，她就能更好地意识到自己的这种消极的自我挫败性想法，也就能理解这些想法如何影响了她的行为。认知行为疗法的策略可以帮助她认识到，是自己消极的自我对话造成了她的恐惧和恐慌感。这些策略可以帮助她以积极主动的态度去生活，并意识到思想改变才是行为改变的根本。

存在主义疗法和其他的后现代主义疗法都可以被纳入到治疗过程中。这些方法将可以增强个体对自身思想、身体和精神的感知水平。我鼓励露丝更加关注自己是谁、自己在做些什么以及自己的生活将怎样发展等问题。我通过让露丝注意到自己的消极自我言语并引导她发展出更为自信的言论，而将存在主义疗法与认知行为疗法联结了起来。当露丝发出诸如“我一无是处”这样的言论时，我将会向她展示“我是个有价值的人”这样的自我肯定的短语卡片。如果她无法肯定这样的叙述，我们就会继续探讨她的这种有关存在价值的焦虑感。如果她开始探索自己对存在价值的焦虑，我们将更容易改变她对自己的观点。

因为露丝的表述显示出教会是指引她生活的指导力量，于是我决定利用她的精神联系来帮助我们进行后续的治疗工作。我将她的精神联系视为她精神力量、舒适感和人生方向的来源。她告诉我她的精神联系便是上帝，于是在后续的治疗工作中，我们请出了上帝来作为整个治疗和自我发现之旅的指导者和保护者。

我将以来访者的特定需求为核心为来访者量身定做整个治疗过程。我所拥有的促进来访者个人成长的能力和我挑战自己的个人努力的意愿息息相关。由于面对的来访者是一位非裔美国人，因此我可能会特别关注来访者有意无意中从祖辈那里继承下来的倾向、特点或习惯。当我们在治疗的早期对这些代际模式进行探索的时候，家谱图将是个十分有用的工具。

治疗的起始阶段

在治疗的起始阶段，露丝显得十分健谈。因为她十分尊敬那个向她推荐我的医生。她也很高兴能找到一个可以让她放松倾诉的地方，因此她在治疗时觉得十分舒适。露丝在学校和家庭中用大量时间来压抑自己的真实感受，现在她找到了一个可以让她放松、让她说出心里话的安全的地方。我鼓励她注意保持呼吸的平和，我向她讲述了呼吸对焦虑感的影响作用。我向她示范了如何进行腹式呼吸并要求她回到家之后加以实践。我还鼓励她记日记，来将她那些被压抑的情绪表达出来。露丝觉得自己已经取得了一些进步，并为自己在治疗间隙中有事可做而感到很开心。

治疗过程评论　呼吸可以帮助露丝更加了解自己的身体，呼吸可以帮助她了解自己对身体的控制力，并帮助她了解自己的身体能为自己做些什么。当她继续平和地呼吸时，她将会更快地放松下来，焦虑水平也会随之降低。我将会继续帮助露丝觉察自己的身体并将具体的动作纳入其中。

在治疗的起始阶段，我们就会开始进行自信心训练，并会将这一实践贯穿整个治疗过程的始终。这些信念就来自露丝本人的生活经历。当我发现露丝开始表达诸如“我是如此愚蠢”或“我恨我的生活”这样的言语时，我就会将她的坚定信念写在索引卡片上。这些卡片可以用于消除她的消极自我言语，促进她对自己内在对话的觉察，并用支持性的话语取代原有的失败主义言论。她收到的第一张卡片的两面上各有一句陈述。我将上有“我是个重要的人”和“我是个有价值的人”（黑色笔书写，用粉红色的记号笔进行醒目的强调）的卡片递给了露丝。

治疗师：你能大声地朗读这些字吗？（露丝没作声，也没有反应。）当你看着这些话时，你有怎样的感觉？

露　丝：（眼泪开始奔涌而出，顺着脸颊流下）我很悲伤，因为我希望我能对自己产生这样的感觉。

治疗师：当我倾听你的经历时，我听到在你对自己的评价中时不时会冒出来一些十分刺耳的词语。

露　丝：是的，这些就是我在成长过程中听到的。

治疗师：你是否愿意采用一些更好的词语来形容你自己呢？

露　丝：可是这些刺耳的词语总是会不受控制地冒出来。

治疗师：我希望你能先监督好自己对自己所说的话。我们知道，《圣经》上说："一个女人怎么认为自己，她就会是什么样子。"我希望你能监控自己的想法并刻意地在你的大脑中创造一些新的内容。这个过程可以帮助你更新自己的想法，宽恕你自己和他人并让你的生活继续前进。

露　丝：说起来容易做起来难。

治疗师：所以我说这是一个实践，我们要实践一些新的、不同的技能……尝试一下……看看感觉会怎样。

在这个治疗过程中，我和露丝探讨了使用积极自我陈述的重要性，我鼓励露丝积极地修正她的认知。首先，我们将她告诉自己的消极信息以及他人告诉她的消极信息列出了一张清单。其中一些自动化的思维和露丝的种族、性别以及当前的生活息息相关。当露丝开始阅读单子上的信息时，她意识到，让自己产生那些糟糕的自我意象的罪魁祸首正是这些消极想法。我提醒她在未来的治疗过程中，我们还会继续用积极、理性的对抗性陈述来取代这些消极的自我陈述。

治疗中期

一旦我们之间建立了坚实的治疗关系，我们就可以开始采用更多存在主义疗法的技术了。我们可以将注意力放在露丝的焦虑以及她对自己身为非裔美国女性的地位的感知上。可以料想，当露丝开始谈及自己的内心时，一些压力性的情绪将慢慢浮出水面。

治疗师：露丝，你今天怎么样？

露　丝：又累又乏！

治疗师：好吧。和我详细说说，详细说说你的这种感觉。

露　丝：嗯，主要是学校里的事。我已经快完成学业了，我知道我能成功，只要把那些杂乱无章的事情都梳理好就行了。但是有时一些小事反而会让我很头疼。

治疗师：给我举个例子吧。

露　丝：嗯，前几天我在学校的书店里，过来一位年长的白人女性对我说："你这个牙尖嘴利的有色女人。"一方面，我觉得我确实听清楚了，她的确是这样说的；另一方面，难道我就不能把我愤怒的感觉说出来？我差一点就要让咒骂的话脱口而出了！

治疗师：我很高兴你抑制了那种冲动，是什么阻止了你？

露　丝：我知道她并不认识我。她年纪很大了，或许她只在电视上见到过和我相似的人。学校里像我这样的人并不多，有时我对此真感到厌倦。

治疗师：在她说完这番话之后，你的内心出现了什么感受？

露　丝：主要还是受挫和悲伤感。我不能说出我的愤怒。我的内心在哭泣，因为显然这位女士知道自己的话很无礼。她甚至不知道我们现在应该被叫作非裔美国人……哈，她至少可以只把我叫作黑人。

治疗师：你应该不只有这些感受，露丝。这是你的治疗时间，现在是个好时机，你可以将你的感受完全表达出来。记得我们之前曾说过如何将那些内心的垃圾清理出来……让我们把那些有害的东西清理掉吧。

露　丝：我只是偶尔会对学校里的人感到厌倦。我希望留在那里获得我的学位，但是如果能看到更多和我一样的人就好了。但是，没有。我现在成了所有黑色东西的标志物。当我们在班级里谈及文化多样性和多元文化的时候，所有的眼光都会聚焦到我身上。他们就是看不见他们也在多元文化的范畴之中！我真弄不明白。而当谈及贫困和家庭动力问题时，嗯……我坐在那儿就能感觉到来自各方的压力，我想他们把我看成是一个年老的黑人女性，靠社会福利金为生，吸毒，生下的每个孩子都有各自不同的父亲……但是不知何故我决定改过自新，于是改变了自己的生活，也就是说我是一个例外。他们大概觉得很了解我，因为他们遇到过和我一样的人。

治疗师：你真的认为他们是这样看你的吗？这有关系吗？

露　丝：(深深叹了口气)不，谁知道他们是怎么想的呢。我不管他们怎么想。我只想能够到学校去，做我自己的事情。我并不想对此有所介怀，但是有时我觉得我做的所有事情似乎就是为了反抗人们对我的刻板印象。

治疗师：所以你……

露　丝：我怎样？

治疗师：你是否在和这种意象斗争呢？你的行为是否是为了驳斥人们的刻板印象？

露　丝：我怎么斗争？每次我举起手的时候，我的教授都会跳过我。看，在他们的世界里，他们觉得奴隶制度已经被废除，种族主义也已经不复存在了。他们会觉得这些都是我们应该忘记的历史。我尝试告诉他们其实这些还鲜活地存在于我的生活中，我在日常生活中的很多方面都能体会到。如果他们真能听到我所说的，那么他们就应该为自己的偏见找一个好理由。如果我告诉教授，我觉得自己在购物时还是会被超市的工作人员监视，或者我的作业一定会得到比其他任何学生都要更细致的检查，那他一定会认为我不是过于敏感就是个妄想狂。可这就是我的生活，别对我的真实生活视而不见！我不指望他们能理解，但是我可不希望他们觉得我在通过虚构这些东西来获取同情。我不想这样，也不需要这样。

治疗师：当我还在上学的时候，我就曾想象过我们的下一代不再需要面对所有这些偏见和审判的眼光。但是直到现在，他们仍然没有任何改变。听到你讲述着和20年前一模一样的事情，我实在觉得很难过，然而我很高兴看见你能站出来反抗这一切。

露　丝：这并不容易。

治疗师：如果这很容易，那么所有人就都可以做到了。请坚持你的立场。神让你处在这样的位置上一定有他的原因。当你觉得内心充满怒火时，做个缓慢的深呼吸，走向你的战场，说出你心中的真实感受。让人们知道你是一个什么样的人。告诉他们你的真实经历可以消除那些错误的想象。

露　丝：他们根本不需要知道我的事情。我也不需要把我的事情告诉他们。

治疗师：所以你就让怒火在内心不断燃烧。这让你感觉很好吗？

露　丝：你知道那并不好受，所以我现在才会在这里。有时我会大声地说出我的感觉，而这个时候我就成了那个愚蠢的黑种女人，于是我又落入了人们对我的刻板印象中。

治疗师：我们需要意识到自己是如何传达信息的，这一点十分重要。有时我们径直走进了自己设计的受害者模型中，然后让自己充满防御性，接着愤怒感就会上升。这并不是一种有效的模式。这些行为就和他们从电视机上看到的“我们”一样。不要让这种荒诞继续下去……打破它！为什么不摆脱自己的受害者身份之后再说话——从自己的观点出发去说呢？

露　丝：那是你的想法，医生，你根本不知道实情怎样。

治疗师：露丝，我现在不得不处理一下我们所谈论的内容了。这是一条艰难的道路。我不得不提醒你，这个过程单靠我一个人是不能完成的，靠你一个人也是一样。在任何环境下，回到学校学习都不是件容易的事情。你现在所做的所有事情都是你之前从来没有想象过的。为自己骄傲吧，说出你的故事来……这很有效。它可以帮助别人更多地倾听你、认识你。

露　丝：我猜我可以试一下。我之前的努力并不怎么有效，我不能继续让我的学习紧张而充满压力了。

治疗师：这是个不错的态度。你还可以做一些内心演练来看看自己如何才能更好地表达自己真实的内心世界——而不是充满了怒气和受挫感。

露　丝：好的，我可以尝试一下。

治疗师：我能看到你现在存在的问题。在学校里，你觉得被孤立，十分孤独，而抗争人们的刻板印象又让你身心俱疲。我可以理解。你的任务是找到一个可以和你来往并帮助你度过这个时期的人。你可能需要走出你的舒适区并积极地寻找那些和你存在类似境遇的其他人，从而组成一个支持性的团队。我知道你所在的大学中设立有多元文化事务办公室。去那里参与一次会议，你可能会找到来自其他学院的同学，也许他也有着被孤立的感觉，愿意与其他有色人种的同学进行接触。你所做的可能简单到只是和这个人喝喝咖啡聊聊天而已。

露　丝：好的，这倒是个主意。我好好考虑一下。

治疗过程评论　我希望能了解露丝作为班级中唯一一位非裔美国女性的感受。她的被孤立、孤独和受挫感是真实存在的。只是简单地让她流畅地倾诉自己的感受就能对她有所帮助。我的自我暴露可能可以帮助她觉得自己得到了他人的理解从而降低她的被孤立感。因为她能感受到我可以理解她的处境，所以她将很可能得到这样的感受：表达自己真实的感觉是一件正确且有益的事情。

对露丝而言，鼓励是个十分重要的工具。她在日常生活中的种种努力并没有获得足够的支持和鼓励。治疗为她提供了一个场所，在这里，她会感到自己得到了理解、鼓励和肯定。教她学会肯定并认可自己是我们治疗工作的关键所在。她似乎还有一个固定的行为模式，那就是凡事都自己一个人做，可之后她又会产生身心俱疲、被孤立的感觉。通过和学校的多元文化事务办公室联系，她可以建立自己的小团体并通过和他人的互动来赢得更多力量和弹性。

治疗的最终阶段

当我们进入治疗的最后阶段时，露丝已经清楚地知道她能为自己创造出一个新的故事了。她知道扮演受害人的角色是无效的行为而且会导致焦虑感的增加。她不再会被他人的行为和态度轻易激怒。在治疗即将结束的时候，我们探讨了她的收获。她为自己现在能在家中和教室中充分表达自己的观点，为自己不再感到牺牲过多或压力过大而觉得骄傲。她不再感到有为自己辩护的需要。通过治疗，她发展出了很多的好习惯：审视自己，走进自己的内心以及为回归内心的平和而做出必要的行为。她开始练习在日记中记录她的挫折和成功经历。当挫折出现的时候，这一练习可以帮助她更有效地进行应对。学会信赖自己内心的声音并设定清楚的边界也是她通过治疗得到的收获。露丝现在可以说“不”而不再被内疚感困惑了。她现在发现自己越来越能够在课堂中表达自己的观点，而不再被他人触发的情绪所困扰。她已经得出结论：别人并不一定要按照非裔美国女性那样来理解自己。她已经可以接纳并认可自己非裔血统女性的身份，并以这个身份来与人交往了。

露丝进行了其他一些工作：诸如创建自己的小团体，接纳自己在人际关系中的脆弱性，以及通过锻炼和健康营养的饮食来爱惜自己的身体。她在这些方面获得了惊人的进步，她还继续采用认知行为策略来帮助自己持续成长。

在我们每周的会面中，我告诉露丝，她随时能为维持她的变化制订计划，或随时提出自己在未来可能遇到的任何问题。我感谢她给了我与她一起分享这一旅程的荣幸，我还告诉她，因为我们的共同努力，我自己也有所改变。我们拥抱，为对方祈祷，并祝愿彼此能有一个平静的人生之旅。

结论性评价

露丝在治疗中的真诚反映出她有足够的勇气。对于大部分非裔美国女性而言，这仍然是一种全新的治疗方法。通过迈上这一台阶，露丝找到了给自己和他人带来福利的全新途径。她甚至在新的教会中进行了上帝通过多种途径拯救众生灵魂的演说。

通过在安全的场所探讨自己的感受，露丝让自己能更加真实地生活。她认识到，她的行为主要受到自己的恐惧的影响——惧怕如果表达真实的自己就会被他人误解和审判。治疗给了露丝一个机会去探索并确认那些自己在生活中擅长的方面。之前，她总是全神贯注于自己做错了什么，以至于她无法认识到挑战中蕴含的积极选择和快乐。在治疗中，她开始质疑自己过去的行为模式，并通过积极的自我对话以及探索那些更为有效的行为来修正自己的行为模式。她已经找到了祖先们传给我们的力量和适应能力。通过探讨历史上的中间通道（行程从非洲的西海岸穿过大西洋到加勒比，奴隶船航行过最长的去加勒比或美洲的旅程），露丝为自己是这些幸存者的后裔而骄傲。

一旦她可以和自己的精神世界取得联系，并能大声地说出上帝是一个亲切、慈爱、支持性的神时，她就已经获得了更强的自我价值感。她现在通过自己的精神性认识到自己并不需要尝试去满足所有人的要求。她已经认识到自己想要表达那些包含泪水、愤怒、不满、悲伤以及——最为重要的——爱的情绪是十分自然的。

露丝已经开始使自己的生活朝着更有意义的方向迈进。她现在会和丈夫一起在傍晚散步，并开始为自己准备更加健康的食物。她的自我意象也得到了改善，她现在过着更加真实的生活。她意识到，自己的生活是一段奇异的旅程，她必然会在这段路程中遭遇挑战，但是因为她在治疗中经历的时光和她付出的努力，现在她已经有足够多的工具来积极地应对生活中遇到的障碍了。

➢ 面对拉丁美洲人的露丝：安德雷斯·J. 康肖利（Andrés J. Consoli）博士和罗伯特·C. 乔普（Robert C. Chope）博士以整合的、根植于文化的视角对露丝进行治疗

引言

在这个部分，我们将针对身为拉丁美洲人的露丝进行整合性的、根植于其文化的治疗。我们的治疗将遵循以下原则。

1. 每个治疗过程都是跨文化的治疗，其中会涉及多重文化维度，并需要治疗师同时具备跨文化治疗的能力和对文化的谦逊态度。
2. 治疗同盟是保证治疗效果的关键。
3. 通过移情、相互尊敬，并在安全的基础上进行有意的冒险，治疗过程和治疗关系将得以形成并发展起来。
4. 治疗需要因人而异，要针对来访者不同的能力和困难量身定做。
5. 治疗的目标应该放在发展来访者自我治疗的能力上。
6. 治疗应该超越传统的方法并将焦点放在引发来访者改变的主要推动力上：动机、学习、意义创建以及具有推动性的背景。

通过对这些原则的讨论，我们就露丝的治疗过程达成共识。然而，为露丝进行的治疗是一位双语的拉丁美洲治疗专家，这位专家原来的国籍与露丝父母的国籍并不相同。

最初的会谈和对露丝的评估

露丝是一个出生在美国的拉丁美洲人。她的父母是后来移居到美国的，他们从小就教育露丝要努力“融合”到“美国的文化”中，从而避免种族隔离状况的出现——他们之前曾生活在一个以高加索人居多的社区中，他们在那里有过种族隔离的经历[1]。

露丝报告说，自己遇到约翰——一个高加索人——是在教堂的典礼上，他看起来似

乎很像是父母希望自己寻找的另一半。她把约翰描述为一个无视种族和人种问题的人，一个拥护传统价值观中对性别角色定义的人。她相信，是最近接受的大学课程唤起了自己内心深埋的拉丁血统的种子。

最初的会谈　我们以讨论保密原则和它的有限性开始了最初的会谈。之后我们明晰了所了解到的露丝的信息，并鼓励她讨论自己生活的现状以及她现在的问题。我们非常欣赏她冒险接受治疗的行为，我们还向露丝询问如何才能给她提供最好的帮助。我们鼓励她的好奇心以及她对文化存在的疑惑。我们肯定她的自我牺牲以及她对家庭做出的奉献。我们特别注意到她对参与治疗的矛盾心情，我们也能理解她之前对治疗的种种错误认识。我们还特别注意到了一个潜在的矛盾——她认为自己在“为别人生活”，但是寻求治疗的帮助又是“为了自己”。

在开始的会谈过程中，我们尝试着建立起协作的治疗关系并向露丝传达了这样的信息：我们重视她对自己生活事件的种种观点。我们欢迎她提出自传中的问题并且鼓励她将这些问题转换为可以通过治疗加以验证的假设。以下对话发生在第一次会谈即将结束的时候。

治疗师：露丝，我们这次会面还有几分钟才会结束，我希望能询问一下你今天参与治疗后的感受。

露　丝：我真不知道自己有这么多要说的！我猜你已经完全了解我了，你很厉害！

治疗师：谢谢你的恭维。我想知道你就自己有如此多要说的话有没有其他的解释。

露　丝：你似乎对我很感兴趣。我以前从未受到过这样的关注。

治疗师：再详细说说你今天的感受以及这种获得完全关注的感受。

露　丝：就这么多了，你可真顽固。你就是不肯轻易放过我。

治疗师：露丝，你十分敏感。假设现在我不这么坚持，那会发生什么？（在继续就此进行了更加深入的探索之后）最后，我能理解你对参与治疗的犹豫，那现在你对治疗还有什么问题吗？

露　丝：真高兴你这样问。还有一个问题——承诺对我而言实在是很困难的事情。

我们发现，露丝似乎在推动着我们为她做决定，我们不愿出现这样的情况。于是我们通过询问露丝的需要来帮助她做决定，她预约了下一次的会谈，并且要求我们在下次会谈的前一个晚上提醒她。

评估 我们要求露丝完成一份生活史调查问卷，其中包括：主诉问题，对自己优劣势的观点，对治疗的目标和预期，家庭史，文化史，教育史，工作史以及医疗史，之前的心理治疗经历，以及对治疗的当前预期。我们将这个临床会谈中收集到的信息整合进了 DSM-IV-TR 的多轴诊断系统以及额外的两个维度中。第一个维度指的是我们在治疗过程中要密切关注我们自身的反应：当我们在她面前时，心里会有怎样的感受？这能在多大程度上反映出别人在面对她时的感受？第二个维度指的是对露丝的个人能力和成就进行系统化评估。

对露丝的评估结果显示，她存在“恶劣心境障碍”“广泛性焦虑症”以及“贪食症”，这些都源于她长期对自己的不满及相伴产生的苦恼和预期焦虑*，以及她自身那些适应不良的应对策略。我们在第二轴上并没有得出清楚的诊断结果，我们对此十分谨慎，因为我们担心会将原本符合传统性别预期的特点过分病理化。另外，因为我们没有接受过相应的医学方面的训练，因此除非露丝进行了相关的自我报告或露丝的私人医生有过相应的诊断，否则我们不会在第三轴上形成诊断结果。而在第四轴上，我们认为，露丝显示出了一定的社会心理问题，但这些诊断结果必须被列在第一轴中，因为这样才能保证它们成为临床治疗中的主要焦点：生活阶段问题、亲子 / 夫妻关系问题、职业和同一性问题，以及宗教和精神方面的问题。最终，我们在第五轴上的诊断结果为：当前的 GAF 为 55（中度症状），而去年的为 65。GAF 分数上的差异显示出，其症状和问题正在不断加剧，这暗示着我们工作的急迫性并且强调了她进行治疗的必要性。

根据 DSM-IV-TR 中关于文化构成的内容，我们认为露丝对自己的描述是“一名拉丁美洲人”，她的西班牙语水平中等。她引用了自己母亲的话，母亲把露丝的问题描述为“nervios**”以及“ataques de nervios***”，她没有接触过传统的治病术士或医士，目前生活在以高加索人为主的社区中。

---

* 有的来访者担心的也许是现实生活中可能发生的事情，但其担心、焦虑和烦恼的程度与现实很不相称，这种焦虑称为预期焦虑。——译者注

** 西班牙语，中文意思是神经。——译者注

*** 西班牙语，中文意思是歇斯底里症的发作，发疯。——译者注

在对露丝的优势和劣势进行概念化的过程中，我们考虑了露丝父母强调的同化策略（要努力“融合”到“美国的文化”中）——既是帮助个体生存下来的策略，同时又是让露丝对自己产生“怪异”感觉的原因（尤其当露丝生活在以高加索人为主的社区中），我们还注意到了露丝的焦虑、抑郁、内疚以及羞愧感。露丝本身的文化认同感的发展及其接受的家庭教育能够帮助我们理解她的个人斗争以及她和女儿现在的问题，她的女儿现在的年龄和露丝当初结婚产子时的年龄相仿。简单地说，我们想了解文化因素如何能帮助我们理解她的环境并为她的改变搭建出一个平台来。基于我们对露丝的评估，我们一起协作规划了治疗早期的目标。

治疗目标

我们和露丝一起对评估的结果进行了分析。我们针对棘手的事件制定了当下的目标，比如获得安全感和稳定性。之后我们又制定了一系列的短期和长期目标。我们探讨了露丝的时间的可用性、承诺水平、对治疗的准备程度以及为达成治疗目标可用的资源。我们最终达成一致：共计20次治疗，每周一次。

根据露丝的叙述“我对死亡——我的死亡——感到忧虑，十分的忧虑”以及她的诊断结果，我们特别关注了她的自杀倾向问题，我们就这个问题直率地和她进行了探讨。我们最终得到了两个重要的治疗目标：一是减轻症状；二是帮助她建立起强大的支持性网络，以便能承认并支持她的个人目标和职业抱负。

关键问题

我们估计露丝可能会很难将治疗过程坚持到底，她可能会犹犹豫豫，就好像她对待锻炼和工作的态度一样。治疗中需要对露丝的感觉——她的丈夫不会支持她可能发生的改变——加以处理。露丝还有一个疑虑，如果父亲知道露丝参与治疗，那么父亲的反应对她来说一定是灾难般的。

我们还注意到露丝对治疗关系的处理倾向：她在治疗过程中对和我们的关系的处理往往会沿袭其他人际关系中她所习惯的对他人的处理方式。她希望我们成为驱动她进行治疗的引擎，为她设立目标并期待她完成：“告诉我该做什么并推动我去做。”她可能表达出自己的担忧——担心自己不是一个好的来访者。她还特别担心自己的治疗会和自己的生活一样充满“无聊而陈腐”的味道。为此，她可能会不时地表达一下对我们的关注，可能甚至会时不时恭维我们几句。

由于露丝刚刚产生出文化兴趣，露丝会十分关注我们在探讨文化内容时的释然程度，以辨别这种文化探索的安全性。在这个过程中，我们的知识、接纳、尊敬以及在探讨文化问题时吸引人的姿态，和办公室的装饰一样都有利于形成稳定的治疗关系。

我们和露丝一起解读了三个方面的文化概念，但是我们并不会将这些概念强加给她。第一个概念主要关于她的性别角色——拉丁文化中称为“marianismo”（圣女信仰）。圣女信仰是指追随圣母玛利亚模式的女性性别社会化过程。其中，人们对女性的期待为：无私、自我牺牲、养育他人、虔诚、精神上强于男性并恪守《玛利亚悖论》（*The María Paradox*，R. M. Gill & C. I. Vásquez，1996）的十条戒律。第二个文化概念便是关于露丝对家庭的奉献——拉丁文化中称为“familismo”（家庭主义）。其中，露丝秉持的是集体主义世界观，她愿意为自己的小家庭或大家族的利益牺牲自己。

第三个文化概念强调了露丝对我们的信任，这是个多层次的概念，其中涉及自信、信任、安全、亲密和熟悉，这些都能推动治疗持续进行。我们仍然很谨慎地处理我们的性别差异。我们询问露丝对于和我们一起的治疗过程感觉如何，我们还会十分关注自己对拉丁女性生活认识的有限性。必要的时候，我们会建立一个拉丁女性团体的同伴治疗。

考虑到露丝的焦虑、抑郁（可能还有进食障碍），我们和露丝探讨了她的完美主义、不能容忍不确定性以及过度控制的特点，我们探讨了是否是这些特点导致了她的不满——自己付出了积极努力却没有得到相应的回报，并进而导致了她的无力和内疚感。显然，露丝的烦恼主要是在面对每个发展阶段的转折点时，自己对失败的恐惧，尽管她已经获得了很多的成就——她会承认“已经成为了一个女超人”，但有时她又会否定自己“我做得根本还不够”。我们鼓励她探索那些不现实的期待——那些对参与治疗，在治疗中取得进步以及对治疗师的存在的不现实期待。

治疗过程和技术

我们认为治疗过程会直接受到露丝的实时评估以及治疗目标的影响。这其中就包括处理那些最直接促使她来参与治疗的“催化剂”——她的身体症状以及她的焦虑。我们希望能够在治疗早期就建立起治疗同盟关系，因为这是来访者对治疗的依从性的最好预测效标。因为我们有义务加强治疗关系，所以我们要求露丝在第三次会面时完成来访者版的治疗同盟量表（Work Alliance Inventory，WAI）。同时我们也完成了这个量表的治疗师版本。我们还会间隔固定时间继续完成这个量表，并利用量表的结果来继续监控并发展我们的治疗同盟关系。

我们不断采用贝克抑郁量表（Beck Depression Inventory FastScreen，BDI-FastScreen）来监控露丝的情绪障碍问题，我们尤其关注她在项目二（希望）和项目七（自杀）上的回答，我们还会通过忧虑问卷（Worry Questionnaire）来监控露丝的焦虑障碍。她将会挑战自己的挫折性情绪以及由焦虑诱发的、灾难性的认知。通过治疗，我们预测露丝能够构造出一个新的故事来，一个能提高其生活意义的新故事，一个能取代她原来一直不停告诉自己的那个以问题中心的新故事。我们认为她的成长环境对她有着不小的影响，我们还认为露丝现在所处的环境也对她这种无法找到生活幸福感的问题有着同等的影响力。在治疗过程中，我们请露丝思考自己每天的日常生活，并引导她思考日常生活的哪些方面导致她认为自己过着“无聊而沉闷的生活”。

露　丝：如果让我实话实说，我害怕人们认为我是个怪人，我害怕说错话，我怕自己会变得混乱，我怕失去控制……如果我什么都不说的话，似乎生活会更容易。

治疗师：那之后呢？

露　丝：明日复明日，一成不变的生活，我想起父母告诉我要低调，要学着适应，但是之后我就会因为自己说了什么或没说什么而感到内疚。而现在，我又为人们会怎样看我而感到焦虑。

治疗师：之后呢？

露　丝：然后我又会回到那无聊而沉闷的生活中……从这个方面来看，至少这比较安全。但是之后我又会感觉自己很糟糕，于是我开始进食，之后又会因为自己吃得太多而感到内疚。

治疗师：露丝，你现在的处境真的很难，你有无数个理由要延续原来的生活，但是你内心又有着希望改变的小小愿望，然而你又害怕面对自己的改变可能带来的后果。我为你能来到这里接受治疗并冒极大的风险审视自己、审视自己的价值观以及行为等感到震撼。你是如何做到这些的？

露　丝：La que no arriesga no gana！（西班牙语，意思是不入虎穴焉得虎子）

治疗师：露丝，我很高兴你甚至愿意冒险使用西班牙语。这句 dicho（西班牙语，意思是谚语）是如何帮助你决定进行治疗的？

露　丝：我知道如果我想要改变，那么我就必须进行治疗。我在这里觉得很安全。

治疗师：我很好奇，我和你应该怎么做才能让你在安全的氛围下探索改变的话题呢？

露　丝：那你就不要让我觉得你在对我做出评判。

治疗师：这是我这边的事。那你应该做些什么呢？

露　丝：坦诚……这可以让我获得解脱。我会觉得自己在这里不需要做到十全十美，虽然之前我是这样要求自己的。

治疗师：我想知道你是否已经在别的地方开始这样做了。

露　丝：嗯，有一天我按照我们之前讨论的和约翰进行了交谈……

当我们的治疗同盟关系更加稳固后，我们会教给露丝减少回避的策略，并共同创造一些暴露练习用以处理她在治疗内外可能出现的问题。当露丝有回避其生活情境的倾向时，我们建议她问问自己，“如果我回避这些挑战是不是更好”，或者“如果我采取不同的行为是不是更好一些”？

我们与露丝探索了她和身体、锻炼以及食物之间的关系。她可能可以想到更多能给她带来快乐并给她的生活注入活力的行为。这其中包括请露丝讲述自己性生活的质量，尽管这种对话开始时可能会令人有些难以启齿。由于我们存在性别差异，所以我们能够理解并愿意给露丝一定的时间来逐渐适应这种开放沟通的过程。我们将和她探讨锻炼、娱乐活动和食物在她生活中的地位，以及家庭和文化对她对自己及他人观点的塑造作用。我们可能会向露丝推荐一位营养学家或私人教练以确保她能维持日常的锻炼活动。然而，我们一定会在她愿意接纳的时候再做出这种推荐。

我们注意到，她内化的压力、自我厌恶的方式与她对“拉丁根源”的内化过程之间存在一定的联系，并且我们也会特别留意这些与她的身体意象以及她对自己的预期之间的关系。我们认为这些并没有对错之分，我们对此会抱以充分的接纳。尽管露丝存在不足，但是我们还是会将治疗的焦点放在帮助她接纳自己并学会爱护自己上。我们还会要求她挑战她习得的那些关于美丽的标准，并鼓励她观看一些相关影片，例如《真女有型》*。

我们和露丝探讨了支持性团体在帮助她进行探索并扩展自己的价值观方面的重要作用。她可以通过参加图书俱乐部，参加一些关于民族认同感方面的高级课程，或者到公民或社区服务中心担当志愿者，来找到这样的支持性团体。志愿者也是她职业发展的另外一种选择，不过这需要她递交申请和本人简历。

全面地讲，在治疗焦点的问题上，我们在极力对症状和文化 / 种族因素进行平衡。我们要求露丝寻找那些可以表征她的能力以及她所面临的两难抉择的文化表达。露丝发现自己越来越多地和自己的父母、兄弟姐妹，甚至自己的孩子谈及他们的文化根源。这些追溯历史的探索展现出了她多年来所构造出的文化家谱图的成果，当然，其中离不开露丝父母的不懈教导。她志愿参加了抒情诗歌的朗读工作，以此来作为她对自我和性别进行探索的支持性团体，尽管这些探索可能会对她之前秉持的价值观有所冲击。最初，约翰对露丝的文化兴趣抱有或多或少的不解。于是露丝引导约翰也进行他自己的文化探索，这最终成为被家庭聚会热议的讨论话题。露丝对自己和家人体会到的激动和好奇感到欣喜万分。

在经历了20次治疗之后，露丝的治疗已经逐渐步入正轨，她的症状也得到了显著的缓解。她已经准备好将那些和自己一样存在问题的其他人——她的丈夫或她的女儿——带进治疗过程中了。同时这也是个在新的治疗情境中更加直接地探索露丝职业抱负的好机会。我们现在就来看看露丝的职业抱负。

露丝作为一名刚刚走进职场的新人，她需要获得所有可能得到的支持，她的治疗师则可以帮助她完成这一过程。露丝希望能在和家人保持亲密关系的情况下弄清楚自己是谁、自己将往哪里走的问题。同时，她在尝试的过程中需要获得家人的支持——至少是默许。要想帮助露丝追求自己的目标，那么请她的小家庭或大家族成员来提供必要的支持系统可能是个不错的办法。然而，这个做法可能会成为一个高难度挑战，因为露丝的父亲和丈夫似乎都不鼓励她走出家门寻求工作。那么将其他的家人请进治疗过程中就能提高他们对露丝的支持的可能，从而形成露丝职业追求过程中的同盟军。大

* 英文书名是*Real Women Have Curves*，讲述的是墨西哥裔美国人安娜接受教育追求梦想的故事。——译者注

家族中的家人可能会提供十分实际的建议，我们会帮助露丝进一步思索，以便决定是否愿意接纳自己收到的建议。

露丝的兄弟姐妹们可以为她提供客观的情绪和人脉方面的支持。而在找工作、实习、志愿服务或兼职工作方面，家人们可以一起商量。简而言之，我们希望和露丝一起建立、维持并推动一个强大的支持性网络来。她可以通过信件让家庭联络簿中的每个人都知道她想要寻找一份怎样的工作。露丝会发现在寻找工作的过程中这些人际联系其实是她最为重要的财富。

我们帮助露丝对自己的兴趣、技能和天赋进行了仔细的思考。她可能不再会像过去那样热衷并固执地坚持要成为一名小学教师了，这也可以用来解释为什么她在这个问题上总是止步不前。因此，我们需要对露丝的职业兴趣进行进一步探索。露丝既有专业技能又有可迁移技能，我们需要帮助她澄清这些技能。她需要根据自己的才能来撰写符合实情的履历和附信。在这个方面我们可以提出建议并对她的行为给予反馈。

由于露丝在家庭外的工作经验并不多，她可以暂时先尝试几个兼职工作，从而为她多元化的职业发展铺路搭桥。我们会帮助露丝时不时地对自己的决定进行审视，并学会将自己的目标作为一种可变的假设，这样，她就可以在学会专注的同时还保有一定的弹性。因为在找工作的过程中，创造性是一个十分重要的因素，因此我们会帮助她准备以创造性为核心的面试。而《你如何搬动富士山》（*How Would You Move Mt. Fuji?* W. Poundstone，2003）等书籍也会对她有所帮助。我们会对露丝的现实期待进行远见性、可变性以及适应性方面的训练。出于露丝的完美主义倾向和害怕失败的特点，我们估计这个过程不会很容易。

总结性评论

当这些目标都已达成后，我们将会探讨治疗关系的转换问题。我们没有选择终结性的词语“结束”而是选择了“转换”。如果露丝认为还需要后续治疗的话，我们也不会拒绝这种选择。以往文献表明，那些存在焦虑、抑郁、进食障碍，或在种族认同与职业选择上有问题的个体，很可能会出现复发的情况。因此，我们鼓励露丝在治疗结束六个月之后再和我们进行一次情况追踪性质的会谈。

➢ 面对亚裔美国人的露丝：阿尔文·N. 阿尔瓦雷斯（Alvin N. Alvarez）博士和格蕾丝·A. 陈（Grace A. Chen）博士以整合的、根植文化的视角对露丝进行治疗

引言

认识到亚裔美国人群体的差异是针对身为亚裔美国人的露丝进行治疗的第一个步骤。亚裔美国人群体包含43个族群（泰国人、中国人、越南人、菲律宾人、巴基斯坦人等），这是目前发展最为迅速的群体之一。尽管他们在学术和经济方面取得了成就，但其实某些亚裔族群在美国往往是受教育水平最低且生活最为贫困的一族。虽然大规模的亚洲移民风潮始于19世纪中期——当时移民的主要来源是中国，但是根据2000年美国的人口普查结果，现在69%的亚裔美国人都是国外出生的，而76%的亚裔美国人则都是在20世纪80年代后来到美国的。从语言方面来看，79%的亚裔美国人在家中不使用英语交流。对于那些来自老挝的经济和教育水平有限的难民进行的治疗和针对第三代美籍日裔的来访者进行的治疗显然大不相同，后者在经济地位和对西方文化通晓程度上都与美国人相差无几。因此，了解作为亚裔美国人的露丝的独特性应该只是治疗的一个组成部分，我们还应对她的种族、生育状况、社会经济地位、文化适应水平、语言流畅性等方面进行额外的评估。为了能更好地说明对露丝的治疗过程，我们将假设露丝是美籍华裔移民，10岁的时候来到美国，能流畅地用英文与人沟通，父母均为大学生，来自中产阶级家庭。

我们针对身为亚裔美国人的露丝进行的治疗工作将基于以下多元文化的治疗基本原则。我们假设：①治疗师和来访者的文化背景塑造了他们对治疗过程和结果的预期；②治疗的效果和治疗师对亚裔美国人的知识有关，而治疗师采用的符合来访者文化的治疗方式也将对治疗效果有所影响；③治疗发生在一个广阔的社会文化以及社会政治背景中；以及④干预可以在个体、团体以及系统水平上进行。

对治疗师的评估

多元文化治疗的核心原则认为，治疗师的文化能力反映在他对亚裔美国人的认识、知识以及治疗技能上。治疗师需要接受有关治疗亚裔美国人的训练，并且在提供治疗服务之前要思索自己在治疗中可能存在的局限性和偏见，这些都十分重要。在这个案例中，我们认为治疗师需要评估自己对美籍华人的了解程度，还需要了解他们在美国的历史、他们的文化价值观、对寻求治疗的预期、对心理健康的概念、家庭和性别角色以及沟通模式等。此外，治疗师还需要评估自己对美籍华人的适应社会生活的经历，进而思考这些经历如何塑造了自己对这些来访者的期待和假设。治疗师必须对自己在对文化和种族问题的评估过程中的感受和能力进行公正的评估。我们认为，对来访者生活中存在的文化维度进行列举并处理，将会对多元文化治疗过程的成功起着至关重要的作用。最后，我们还认为，无论治疗师与来访者的文化或种族是否匹配，治疗师都应进行这个自省的过程。在露丝这个个案中，格蕾丝·陈是一位第二代美籍华裔治疗师，她将会与露丝进行合作治疗。尽管我们基于种族、民族及性别的匹配而谨慎挑选了治疗师，但是在这里，治疗师的自我评估过程同样十分重要，因为社会认同对陈和露丝的意义可能大相径庭。

对露丝的评估

我们将以得到的信息和治疗的进程为基础来对露丝进行正式和非正式评估。我们认为，对露丝当前主诉的问题进行非正式评估十分重要，因为①这可以组织我们得到的信息；②可以对露丝的问题发展出一致但暂时性的假设；③可以发展出治疗目标并将其按照重要性进行排序；以及④有利于进行相关干预。我们不愿采用正式的诊断性评估——像是 DSM-IV-TR 系统——除非出于制度或经济方面的原因必须这样做。我们这种不愿进行诊断性评估的做法也和多元文化治疗原则相一致——我们深知那些与诊断标签相关的社会政治背景以及相关的文化印记，我们也了解这些将对治疗关系造成潜在的影响。

出于这个原因，我们对露丝当前主诉的问题的非正式评估将聚焦于以下几个领域——①和抑郁相关的症状群：自杀意念、抑郁情绪以及贪食症；②和焦虑相关的症状群：身体紧张、强迫性焦虑以及失眠；③生活阶段性事件：职业探索和改变、家庭角色的改变；以及④多元文化方面涉及的内容：文化的影响和压力、种族和性别的刻板印象以及对宗教认同感的探索。

主要问题

从多元文化治疗的观点来看，要想对露丝进行有效的治疗，治疗师就必须了解并承认自己和露丝在宗教和种族方面存在的差异。从历史上看，亚裔美国人的社会政治地位（在公民权利及待遇方面）根植于一个用以将“非白人”排斥在美国的许多特权与权力之外的系统。而我们往往可以通过传媒对亚裔美国人的宣传看到种族（例如：少数族裔）刻板印象的影子。因此，露丝的种族认同感就是一种特别的心理建构体——一种基于她对美国社会的种族类别体验的心理建构体。然而，一个人的种族背景通常与其特定的文化价值观、信念、传统和语言有关。对于露丝而言，她的民族认同感就取决于她如何看待自己和中国文化之间的关系。虽然种族和民族认同感是相互联系的，但是认识到它们之间的区别对理解露丝作为中国后裔的亚裔美国人的身份十分关键。如果治疗师认识不到种族和民族会同时对亚裔美国人产生影响这一事实的话，那么他们就会在治疗中只把焦点放在其中任意一方而忽视另外一个重要方面。

此外，宗教困惑似乎也是露丝当前主要的问题之一，因此我们还需要考虑到精神性对其自我同一性的影响，这一点也十分关键。露丝拥有多重社会身份——美籍华人、女性、宗教信徒以及亚裔美国人。要通过多元文化观点对露丝进行治疗就意味着治疗师需要对露丝的各种不同的社会身份有所了解，从而了解哪些身份对她而言更为重要，哪些同等重要，哪些又不重要。

另外一个关键问题就是要考虑露丝的痛苦在其身体和心理健康方面的作用。当遇到困难或缺乏表达情绪的机会时，人们——尤其对于亚裔美国人而言——最常见的反应方式便是将其焦虑和抑郁转化为身体上的症状。由于露丝缺乏社会支持，因此她的身体健康必然会受到当前问题的消极影响，我们必须要认识到这一点。

治疗目标

作为露丝的治疗师，我（格蕾丝·陈）在进行多元文化的治疗过程中坚持与来访者形成协作的治疗方式，我会和露丝一起界定我们的治疗目标并将其按照重要程度进行排序。为了实现这些目标，我会先聚焦于以下几个短期目标：①建立一个安全的、相互信赖的治疗关系；②由于露丝几乎没有什么心理治疗的经验，并且其所在文化对心理治疗可能存在一定的偏见，因此我需要在治疗中向露丝进行有关治疗的心理卫生教育；③由于露丝曾经提到过自杀，因此我需要在治疗中对她进行自杀方面的评估。

近期内，露丝和我将主要把精力放在减轻她的症状上，焦虑则是我们尤其重视的症状之一。除了减轻症状之外，我还会把治疗工作的重心集中在帮助露丝在自己所在的文化背景下理解自己的问题。明确地讲，我会帮助露丝深刻理解种族、民族、性别以及宗教的文化交融是如何影响：①她对于自己身为一名美籍华裔女性的认同感；②她的家庭责任和家庭关系；③她对于学业和事业成就的预期；以及④她的身体意象和性功能。从长远来看，我会努力帮助露丝对自己的认同感中的文化维度进行识别、解构及控制。因此，我会帮助露丝发展出关于种族、民族、性别以及宗教的自我肯定型的认同感，并帮助她在满足自我需求和满足他人（在这里指的是她的父母、丈夫和孩子们）需求之间做出平衡。

治疗过程和技术

起始阶段

对治疗的心理卫生教育　在治疗的开始阶段，明晰露丝对治疗的预期十分关键。多元文化治疗的研究结果表明，亚裔美籍来访者提前结束治疗的比率非常高。该群体中对治疗的偏见——比如治疗都是为疯狂的人准备的——反映出该文化对治疗师和心理健康的态度。露丝所在文化对于自我暴露、为自己和家人保留面子的观点也同样是限制治疗的因素。比如“家丑不可外扬”。当我们考虑到类似的文化禁令，露丝对治疗的预期，以及有限的治疗经验时，有一点十分重要，那就是露丝和我要一起探索她愿意继续治疗的内在动机。在她愿意继续治疗的内在动机得以提升之前，她中途提前退出治疗的可能会一直存在，并且，我们也无法从深层次的角度去推进我们的治疗过程。在初次会面中，我明确了露丝对治疗的预期，并且特别对我们两人在治疗过程中各自的角色和应做出的努力进行了明晰。

治疗师：露丝，我记得你说过，你曾经在课上做过几次治疗师，我想知道你来找我这个治疗师的感受怎样？

露　丝：嗯，说实话，这有些奇怪，我一直认为只有疯子才会到这里来——为此我感到抱歉。

治疗师：你不需要道歉。我想很多人都有和你一样的看法，尤其是那些对治疗并不熟悉的人。

露　丝：噢，当然！如果我父亲知道我来这里，他一定会发疯的。

治疗师：你认为其背后的含义是什么？

露　丝：嗯，其中的含义是你不能和陌生人谈起你自己的事情，这是令人羞愧的行为。至于治疗师——如果你需要和治疗师谈及自己的事情就说明你已经接近疯狂了。

治疗师：所以，你是冲破了重重难关才来到这里的。

露　丝：是的，不过我从未这样想过。但是我认为我对以上这些还是感到些许焦虑。

治疗师：嗯，我觉得我们应该更直接地探讨这个问题，因为我觉得应该对你这种勇敢地离开自己的安全区，迈出如此重要一步的行为给予肯定。

露　丝：谢谢，我很感激。我曾经以为你可能会认为我有点疯狂或什么的。

治疗师：不，我觉得你一点也不疯狂。据我所见，你生活中发生的一切以及你的反应都十分正常。

露　丝：真的吗？

治疗师：千真万确。因为你对治疗还一无所知，所以我想问问，如果我们对治疗的对象、内容、方式以及我在治疗中的作用进行更多探讨的话，你能否从中得到一定的帮助。

露　丝：这听起来不错！

治疗师：那么，如果你对所有这些有疑问，现在你都可以提出来，这样我们就可以开始这个过程了。你都希望知道点什么？

文化适应　多元文化治疗观点中的一个核心问题就是探索露丝在多大程度上认可

其社会身份——包含种族、民族、性别以及宗教等因素。多元文化治疗的假设是：文化（广义的）会影响来访者对治疗以及对寻求帮助的态度。文化还会影响个体对心理健康的观念，对自己以及治疗师的期待，对治疗过程、结果的预期和症状表现。然而，即使在文化问题方面得心应手的治疗师也会承认来访者们在文化认同方面的差异性。换句话说，文化在个体心理中的地位以及个体对文化的认同感是因人而异的。例如，尽管从生物学角度看露丝是个不折不扣的美籍华人，但是她可能并不认为自己是中国人，她的价值观及认同感可能更加接近美国白人。同样地，尽管露丝的宗教认同感几乎占据了她的大部分生活，但是她最近对信念的矛盾情绪则反映出她对宗教的认同感出现了改变。因此，我在开始会面时便利用一些融合了种族、民族、性别以及宗教等因素的问题来帮助自己更好地理解露丝的文化结构。

治疗师：我注意到你的父母是从香港移民来到这里的。

露　丝：是的，我们在我很小的时候——大约在我10岁的时候——移民过来的。

治疗师：你的感觉如何？我是指在一个美国的中国家庭中长大。

露　丝：嗯，我的父亲是一名浸信会*牧师，所以他是个很严格的人。你知道，就是那种传统的中国父亲……他话不多，但是你知道他对你有着怎样的要求和期待。

治疗师：你用了“传统的中国父亲”。尽管我大概能理解你的意思，不过我还是希望你能更详细地描述一下这对你的含义。

露　丝：嗯。我的父母都以身为中国人而骄傲，他们希望我们也是一样……所以，我们得学会广东话，学会用汉语读和写，他们还希望我们能庆祝每个中国的传统节日。

治疗师：所以，身为中国人对你父母而言有着重要的意义。

露　丝：嗯，是的，极其重要。

治疗师：嗯，那你呢？对你而言身为中国人有着怎样的意义？

露　丝：当我还是个孩子的时候，我真的很讨厌做一个中国人。因为每个人在我路

---

* 浸信会（Baptist Churches，又称浸礼会），基督新教主要宗派之一。17世纪上半叶产生于英国以及在荷兰的英国流亡者中。该教派反对给儿童行洗礼，主张教徒成年后方可受洗，且受洗者须全身浸入水中，称为“浸礼”，故名。——译者注

过的时候都会唱一些类似“ching-chong chinamen*”的歌曲并斜眼看我！其他孩子们都会取笑我带到学校的午饭。我讨厌这样引人注目，我只希望做个正常人。你知道我的意思吗？我猜我希望自己能和白人孩子们一样。但是当我逐渐长大之后，我意识到作为一个中国人对我而言有着更多的意义，而且作为一个中国人的确有很多好的方面。

在治疗的早期，我会认可露丝的民族认同感，之后我会继续探讨露丝问题中的文化因素。

治疗师的自我暴露　因为我和露丝在种族、民族以及性别方面具有一定的匹配性，因此我认为对于自己身为一名美籍华裔女性的经历进行自我暴露可能会对露丝有所帮助。在形成认同感的过程中，露丝身边可能没有其他的美籍华人或亚裔美国女性能一起分享类似的经历。此外，由于她生活地区的问题，她可能也很难找到其他的美籍华裔女性或类似的集体来进行相关的讨论。我可能可以作为一个“华裔美籍女性”的初始模型。我认为适当且及时的自我暴露在很大程度上可以加深我们的治疗关系。通过承认我和她之间的相同点和不同点，我希望能创建良好的治疗同盟，从而可以更好地理解她所面临的困境。

治疗师：露丝，我们已经探讨了很多关于身为一名中国人和身为一名华裔美籍女性的话题了。

露　丝：是的，我们的确探讨了很多。

治疗师：有一件事让我很感触：我们都既是中国人又都是女性。

露　丝：我也这样想。我觉得就因为你和我一样，所以你才能更好地理解我。

治疗师：嗯，我觉得和我一起探讨身为一名美籍华裔女性的问题会让你更舒服一些。我也希望如此。当然，因为我们有着不同的生活经历，所以尽管我们拥有相同的背景，我还是认为自己不一定能完全理解你的感受。我认为我们继续开放地探讨你身为一名美籍华裔女性的经历依然十分重要。

---

* ching-chong来自西方老殖民主义者嘲笑中国人为大清朝的辫子猪（pigtail），并骂中国人是chinaman（中国佬），和骂黑人为nigger（黑鬼）一样。在自称是文明国度的美国，这些都是非常下作的种族歧视的语言。——译者注

一旦我表达出自己尊重露丝身为一名美籍华裔女性的独特生活经历，那么我对自己身为一名美籍华裔女性的经历的自我暴露就显得更加合适一些。例如，露丝曾谈到自己对身为一名美籍华裔女教师的忧虑，她担心学生们会把她当作一个“消极的亚洲女性”而不把她当回事儿，这实际上反映了她对自己可能会符合人们的刻板印象的担心。我会确认露丝的恐惧，同时，我还会和她分享我同样要面临他人对我的那种“消极的亚洲女性”的刻板印象。

中期阶段

症状的缓解　为了能对露丝所表达的对治疗师的希望——能告诉她该做什么——做出回应，我向露丝解释，并不存在“正确的”生活方式。同时，我还要处理露丝对治疗的预期——期望治疗会给予她“具体的建议”，这一点也十分重要。因此，我开始努力缓解露丝的症状，以便在缓解心理症状的同时给予她切实的治疗效果。这和学者们所提出的“赋予礼物”的多元文化治疗的概念相吻合。在这里，“礼物”包含帮助露丝理解她的焦虑，认可自己的症状和情绪触点；还包括拓展她的应对策略：深呼吸练习、冥想练习、肌肉放松练习、分心练习以及思维中断练习。当露丝从这些礼物中获得积极的收获之后，她就更有可能承诺继续治疗。此外，治疗关系中还有一点十分重要，那就是露丝能够感受到，我在对她“希望获得帮助”的直接要求进行回应。通过探讨治疗中如何囊括了各种不同的技术，露丝就能理解具体的技术只不过是她从治疗过程中获得的收获之一。

文化分析　除了获得露丝对坚持治疗的承诺，中期治疗还有另外一个焦点，就是要对她当前关注的问题进行文化分析。和传统的心理治疗——关注个体和个体的内在——相反，多元文化治疗的基本假设认为：让来访者意识到文化及更大系统对其生活造成的压力能推动治疗过程的发展。我会努力转变露丝对其当前关注的问题的理解和归因——从自我责备和单纯内部归因转换到在一定文化背景下理解她所关注的问题。例如，我需要帮助露丝认识到：当她脱离了女儿、妻子以及母亲的角色后，她似乎就无法对自己进行定义了，她这种典型的传统中国性别角色的认识其实是建立在家长制和男权主义的文化基础上的。露丝和我探讨了她的集体主义（而非个人主义）认同感是如何发展起来的。我会和露丝一起探讨她这种缺乏自主的认同感是受到文化影响的结果，而非她本身的缺陷。

治疗师：露丝，你已经谈到了自己身为女儿、妻子和母亲的经历。我想知道你的家庭是如何教你学会作为一个女性应该怎样去生活的。

露　丝：嗯，我的母亲并不外出工作，她基本上只是照看我们这些孩子。

治疗师：嗯，这在我看来似乎是很传统的。

露　丝：我猜是的。

治疗师：那你认识其他外出工作或求学的华裔女性吗？

露　丝：嗯，在我母亲的那个年代，门儿都没有！但是我的一些朋友会去上大学，不过她们的家人似乎也还是期望她们毕业后会照料家庭并养育孩子。

治疗师：你的家庭对女性的潜在要求是什么？

露　丝：我猜，家庭和做好母亲的本分才是第一位的。

治疗师：看起来除了母亲和妻子，你似乎无法在其他角色上获得他人的支持和鼓励了。

露　丝：的确。即使是约翰也不喜欢我去上课。

治疗师：这让你有什么感受？

露　丝：嗯，我知道他很重视照料孩子们的工作。但是我有时会觉得自己的生活只有他和孩子们，因此我会感到十分沮丧——我自己的位置又在哪里？

探讨文化对露丝生活的影响可以更好地理解露丝当前的问题——露丝面临着存在冲突的两种文化价值观，她有时会觉得难以取舍。例如，在这个案例中，让我们假设露丝的丈夫约翰是一个来自香港的、十分传统的移民。他不希望露丝外出工作，因为他担心如果露丝工作，那么别人会用奇怪的眼光看待自己这个本应负有养家责任的丈夫和父亲，约翰担心其他人会认为他无法养活整个家庭才会让妻子出去工作。因此，约翰可能会在社区中“很丢脸”。露丝能够理解约翰的恐惧，但是她不知道这是否足以让她放弃自己想成为教师的梦想。她在满足自己需求和满足丈夫对于家庭的文化期待间挣扎不已。我能理解露丝面临的两难情境，因为亚裔美国人往往都面临着平衡两种文化价值观方面的问题。美国的主流价值观鼓励人们满足自己的需求，反之“保留面子”并关注家庭则符合中国的传统文化价值观。

情绪的表达 就像前面我们所呈现的那样，在治疗的中期阶段，当露丝认识到性别和文化社会化对其生活的影响时，她可能会出现愤怒和受挫感。从种族认同的角度来看，这个引发冲突的阶段将是一个充满混乱、愤怒和怨恨的时期。因此，我会努力营造出一个适宜的空间和安全的治疗关系，以便露丝的愤怒和怨恨能在其中得以表达，得以正常化及正当化。露丝的家庭中，由于性别角色和文化观念系统对女性的自我主张和表达消极情绪均抱有消极的态度，因此，治疗给她提供了能在不受批判的情况下表达自己的难得机会。

最后的阶段

我的种种治疗干预策略都旨在帮助露丝提升自己的认识：她可以为自己做决定。为了能使这一过程得以延续，我会通过不同渠道——支持性团体、文化团体以及学生组织等——来增强露丝的社会支持系统，这样露丝就有了可以与其他亚裔美国女性或有色人种女性接触的机会。

同样，阅读治疗——阅读有关女性或亚裔美国人的研究——也可以帮助露丝更加深入地了解她与其他女性共同面临的问题。此外，她还可以和营养学家一起探讨自己身体意象方面存在的性别以及文化因素。我还鼓励露丝去和她所在教会的牧师或其他成员探讨性别、种族以及民族问题是如何被整合到她的宗教观点中的。就业咨询也十分重要，它可以帮助露丝认识到自己选择教师职业的这个决定其实受到了自己的种族、民族以及性别的影响。社区活动在这里也有着积极的意义，因为这可以：①巩固露丝和其他亚裔美国女性的人际关系；②可以为露丝找到一个处理种族主义和大男子主义经历的富有建设性的发泄方法；并且可以③提高她在处理社会压力方面的自我效能感。

总结性评论

在治疗的最后阶段，露丝的成长在她为自己下的极具个人意义的定义中得到了证实，其中，她将其个人认同感与作为一名美籍华人、一名女性、一名基督徒的社会认同感整合在了一起。露丝也意识到了这种成长只是她不断发展过程的开始。不过，她和约翰以及孩子们之间的关系问题依然悬而未决，他们之间的关系该被如何重新定义也仍然是个未知数。此外，我们的治疗目前也没有涉及露丝和自己的父母的关系以及宗教、性别、家庭职责等对她的影响，但是露丝将以全新的、自我肯定的自我感觉来面对这些让她焦虑的问题。因此，为了能表达对其能力的尊重，我们和她一起探讨了这些仍然悬而未决的问题以及她为此制订的计划。我们还讨论了她何时可能出现问题的反复，并做出了预测，我们还计划了后续的治疗过程，比如：追踪治疗、巩固治疗、夫妻治疗和家庭治疗等。

就像我们在露丝这个案例中呈现出来的治疗过程一样，多元文化治疗似乎更像是对其他治疗方法的补充，而不是和其他治疗方法相竞争的疗法。我们强调露丝当前问题中存在的文化因素，但这并不意味着我们就不重视处理她现实生活中的问题，也不代表我们忽视了她的焦虑、抑郁症状。我们认为，如果治疗师能够意识到文化因素对治疗假设和实践的影响，意识到文化变量对来访者的治疗体验和当前问题的影响作用，那么他就可以将多元文化治疗和其他的治疗方法结合在一起使用。从效果上讲，多元文化治疗对治疗师来说是个挑战——在治疗过程中，治疗师需要把自己和来访者放到特定的文化背景中去。

➢ 整合型疗法专家约翰·C. 诺克劳斯（John C. Norcross）博士对露丝进行治疗

引言

不同心理治疗的理论一直以来就处在相互竞争的状态中，最早大概能追溯到弗洛伊德时期。当我们谈及儿童幼年时期的问题，谈及个体与兄弟姐妹的争斗以争夺父母的注意力和感情等问题时，精神分析疗法、阿德勒疗法、存在主义疗法、行为主义疗法都对此提出了不少的观点。它们彼此都严格按照其特定的传统理论观点实施治疗，却往往忽略了其他理论中的概念或可能更为有效的方法。

幸运的是，这种意识形态的冷战近年来逐渐有所衰退，整合型的观点开始逐渐占据主流。事实上，现在所有的心理治疗师都承认，任何特定的理论都存在一定的不足，其他的理论也都有其可取之处。事实上，当了解到以前理论间的冷战状态时，很多心理治疗的年轻学生们都感到十分惊讶——毕竟，这种状态已经很久不见了。

现在，人们开始不满于单一的疗法，并期望能摆脱学派的界限去看看来访者是如何从其他的疗法中获益的，这都显示出当前这种对心理疗法进行整合的倾向。这种整合并不是简单地将不同的心理疗法结合在一起，而是将心理治疗与药物治疗、精神性、练习、社会支持、社会政治、自助以及其他治疗力量结合在一起。因此，为了提高治疗的效能、效率和适应性，采用整合型的心理疗法势在必行。

目前在心理健康专业人士中，折中主义——或者让我们采用更加流行的语言：整合——成为了最常见的理论取向。这种对整合的热衷显然将会继续下去：近期，某个心理治疗专家座谈小组的讨论结果显示，这一趋势将持续到2010年。

条条大路通罗马，整合的方式也有很多种。不过，最为流行的方式莫过于共同因素整合、同化整合和理论整合，以及技术折中。我会从其中借用相应的概念和技术，从而拼凑出我自己的整合型疗法，或者依据每个个体来访者的独特需求来为他们量身制定具体的治疗方法。在露丝这个案例中，不同的个体需要不同的治疗方法。我们会根据以往研究和经验得出的成果努力为每位来访者量身定做出最适合其特点的治疗。请记住：整合疗法的目标既不是简单地从不同的学派那里借鉴技术，也不是单纯为了娱乐治疗师，而在于提高治疗的有效性。

最初的治疗

我们开始了第一次的接触并努力形成治疗关系。所有的治疗师都知道——已有的研究也已经证实——治疗关系对于心理治疗的最终成功起着举足轻重的作用。我以传统的开放式问题迅速开始了治疗的过程。

治疗师：沃尔顿女士，是什么促使你今天来到了这里？

露　丝：嗯，我不知道从何说起。有太多问题在困扰着我，尤其是惊恐发作的问题。

我们开始充满敬意地倾听沃尔顿女士的故事。在她允许我称她为露丝之前，我都会叫她沃尔顿女士。反过来，我要求她可以在愿意的情况下称我为约翰（我并不会对所有的来访者都提出这样的要求）。我们也可以用来访者的其他叙述或问题作为开始。在治疗早期，我的主要任务是要培养出一个充满温暖、同情和支持的治疗关系来，这样露丝就能觉得自己能够得到理解和重视。通过采用这些罗杰斯式促进治疗关系的技术，我就可以让露丝觉得更加坦然并降低她的矛盾心情。

在30分钟之后——通过聆听露丝的问题和她的基本生活史，我问及她过去的心理治疗经历。当了解这是她第一次进行心理治疗并且对治疗还存有焦虑之后，我开始对我们的治疗关系进行探索和定义。

治疗师：对你而言，心理治疗师最重要的作用是什么？他应该做些什么？不应该做些什么？

露　丝：嗯，我不太确定。我觉得我希望治疗师能够告诉我该做些什么，并推动我去完成。

露丝的回答很自然地引发了我们对各自角色的探索过程，她也就在不知不觉中开始积极地参与到了治疗的过程中来。她理性上知道成为一个积极的来访者有多么重要，但是从情绪层面上看，她又觉得自己没有能力完成这一任务。

露　丝：我可能无法成为一个很好的来访者。我总会设立目标，但是我总是无法坚持到底。

治疗师：露丝，我对你在这个小时内如此频繁地对自己进行贬低、批评及挫败感到十分的震惊。你能意识到这一点吗？

露　丝：哦，我倒没有觉得。看起来在这一点上我是无能为力了。我可能自动就这样做了。

治疗师：你看，咱们制订个治疗协议吧，在你自贬的时候，我会礼貌地提醒你，你觉得怎样？你觉得这对你会有帮助吗？

露　丝：是的。

治疗师：一旦你能觉察到它，我确信你就能够控制它了。

在治疗的开始阶段，我既向露丝解释了整个治疗过程，又让露丝体验了我们后续治疗的方式。为了确保治疗能在露丝充分知情且积极协作的前提下进行，我们共同制定出了三个治疗间歇期的目标。首先，露丝需要考虑她对治疗师的要求——治疗师应该做些什么？又应该避免什么？露丝的第一次治疗便是和一位女性治疗师合作，这是否能更好地帮助她？其次，在我的要求下，露丝同意在两次治疗的间歇期完成一份关于生活史的调查问卷，这样我就可以系统地了解她的主要生活背景。我们会在下次治疗中对她的反应进行评估。最后，露丝要把她的治疗目标进行排序。在这些她希望进行的改变中，哪一个是她希望最先开始关注的？

尽管露丝对心理治疗还存在矛盾心情，尽管她对心理治疗一无所知，我们设计出的所有这些目标还是能推动治疗过程的继续，并引发露丝的积极协作。我们并没有选择和露丝谈论关于能力方面的内容，而是直接设计治疗过程来帮助她实现这一过程。我们并没有给露丝提供支持与肯定，而是和露丝达成协议让她自己学会给自己提供支持与肯定。

对露丝的评估

作为一名整合型疗法的治疗师，我不会采用正式的诊断，而是更多地去理解露丝的独特性和复杂性。在我们第二次会面的时候，我们会回顾露丝的整个生活经历，我们认识到我们还需要获取额外的信息来理解她的痛苦。我会给露丝一个进行心理测验的机会，一般来说我会让露丝在治疗间歇期在办公室的电脑上完成明尼苏达多相人格问卷（Minnesota Multiphasic Personality Inventory）或米伦临床多轴量表（Millon Clinical Multiaxial Inventory）。她同意了，并说："我看起来一团糟并像是个很坏的来访者吧。"我微笑着并做出了玩笑似的评论："你又来了。"之后，我们收获了一个效率极高的10分钟，其中，露丝意识到自己在治疗外已经学会并在减少她的自我贬低行为，这正是她获得的早期收获。我会祝贺露丝所获得的成功并认可她获得的进步。

我们很难仅根据一个人在问卷上的结果来形成诊断，但是露丝的问题由来已久且异常严重，因此她的问题很明显已经超出了适应性障碍的范围。根据她的临床史、自传、生活史调查问卷以及心理测验的结果，我发现，这些结果最终都汇聚到了一系列的障碍上——在第一轴上，露丝存在的问题具体来说有"不伴有广场恐怖症的惊恐障碍""恶劣心境障碍"（长期的不满和轻微的抑郁）、对婚姻或夫妻关系的不满、亲子关系问题（尤其是和詹妮弗的关系）以及贪食症或非典型性的进食障碍。但是由于没有额外信息的支持，我不会轻易对她的进食行为进行判断。在第二轴上，露丝可能主要存在"依赖性人格障碍"（生活完全以他人为主）的问题。在第三轴上，她则存在超重和过度肥胖的问题。她的医生已经排除了她焦虑抑郁的病理性因素。露丝还存在很多第四轴上的社会心理问题，其中主要包括支持性团体和职业方面的问题。

大部分来访者都希望了解自己的障碍及其原因。我向露丝明确地讲述了她的众多问题是如何相互联系的。例如，她的抑郁和焦虑就存在紧密的联系；反过来，她的依赖性和优柔寡断又为她的抑郁和焦虑提供了存在的基础。而她的人际关系问题和亲子冲突问题则是这众多问题汇聚的结果之一。通过评估，我对露丝障碍的多重的、相互纠结的来源进行了试验性的解释。我会给出这样的解释：她的儿时经历（得不到鼓励的悲观主义者或受害者）导致露丝在思维和应对技巧方面的缺陷，加上她遗传方面的脆弱性（露丝存在家族精神病史），最终导致露丝在行为和生活选择方面的恶性循环。

从露丝的自传中可以看出，她的父亲是一位滥用暴力的人，我们也有切实的理由怀疑露丝曾在儿时受到过身体或性方面的虐待。露丝的自传中并没有涉及任何的虐待行为，但也没有否认这种被虐待的可能。根据露丝自传中对父亲惩罚的描述以及其原生家庭的动力特点，我猜测露丝曾有过被性虐待的经历。当我们的治疗同盟逐渐稳固之后，我会小心地验证这种可能并询问露丝成人后的性功能。

我会引导所有的来访者对他们自己的能力进行评估。我鼓励露丝寻找她的个人力量，我还会对她遗漏的部分加以补充。她全心全意地抚养四个孩子；她很有责任心并将自己完全奉献给他人；她有胆量摆脱原有的教会，追求自己的价值观；她对自己的生活有一定的认识并能描述出自己的生活状况；她把自己描述为一个后知后觉的质疑者并愿意有所改变；她来到了这里，她不顾父亲的强烈阻止和丈夫的怀疑而来进行心理治疗——这些都是她的力量的表现。

但是如果我们仅仅满足于对其障碍和力量进行评估，那么我们就无法达成治疗的目标。一般了解那些存在问题的人远比了解一个人存在的问题要重要得多。露丝这个个体是怎样的人？她的治疗目标、对治疗的要求、对改变的准备程度以及人格特点怎样？露丝一直忙于把注意力放在他人和自己的问题上，以至于我们还不是完全了解她这个个体。

数十年的经验和研究表明，来访者的某些特点可以作为选择治疗方法的重要依据。其中最主要的三个特点是来访者的要求 / 目标、改变的阶段以及阻抗水平。对于选择治疗关系和治疗方式而言，这些都和她的症状同样重要——甚至更加重要。

露丝的要求和目标　露丝开始时很犹豫是否要说出自己的要求，这和她的依赖性以及顺从权威的特点相符合。在我的鼓励下，她在第二次治疗时带来了一份要求清单——这是我留给她的治疗间歇期的家庭作业。

露　丝：我很难决定自己希望从治疗师那里获得什么。事实上，这似乎显得有些专横。毕竟，你才是专家，不是吗？

治疗师：不错，我的确是心理治疗和行为改变方面的专家，但是你是你自己和你的要求方面的专家。我们要组成一个团体来共同达成你的目标。我听到你说觉得说出自己的要求有些困难或者说是有些新鲜，是这样吗？

露　丝：哦，是的，但这让我感觉不错。

治疗师：觉得有些担心但又确实感觉不错。这是当改变发生时你最初可能出现的感受。

露　丝：嗯，我在这张单子上写下了我愿意和你待在一起。我和你在一起时觉得很舒服，我不知道这是否因为你是一位女性治疗师。我希望你能在后面推我一把。我很喜欢在治疗间歇期做点什么，我也喜欢我们达成的一致意见——当我贬低自己时你就将它指出来。

治疗师：我很高兴你能表达自己了，露丝，我也会记得在治疗结束的时候和你一起制定治疗阶段间的目标。听起来我们对现在的治疗都感到满意。

露　丝：（微笑）是的，而且你知道，几乎没有人问过我想要什么。

治疗师：这就是治疗关系的特别之处。整个治疗都是关于你、你的生活以及你的成长的。

露丝决定将前面的治疗主要用于处理她的惊恐发作以及依赖性上："其他的事情相对不那么重要，不过我也希望能加以处理。"如果你认为来访者总是知道自己需要什么、什么对自己最好，那你未免太天真了。但是如果治疗师能够意识到，来访者往往知道自己怎样能获得更好的治疗，那么治疗过程就会少走弯路。

露丝的改变阶段　确切地讲，来治疗的人们一般都处在不同的改变阶段上。改变往往按照以下的顺序完成：打算转变前阶段、转变阶段、准备行动阶段、行动阶段、巩固阶段。露丝现在正处在转变阶段上：了解自己的问题并且认真地思考如何才能克服它们，但是还没有进行具体的行动。有些人可能会在转变阶段上滞留数年，露丝就是这样。转变阶段的特点是：知道希望发展的方向，但是还没有完全做好准备。

在进行心理治疗以前的很长一段时间里，露丝一直扮演着寻找行动之路的沉思者的角色。她无法下决心做出行动，她在成为小学教师的路上止步不前。总的来说，她拿着的似乎是一张生活的过期支票，她总是迟迟不肯去兑现。在她的自传中，她曾表达过自己的疑问："如果我打开了潘多拉的盒子，没想到有太多东西冒了出来，结果我变得更加痛苦该怎么办？"

当治疗关系和治疗策略符合来访者的改变阶段时，心理治疗将会更为有效并能帮助来访者走向下一个阶段。对于处在转变阶段的来访者，我这个治疗师的角色似乎更像是苏格拉底——鼓励来访者去了解自己当前的生活情境。当露丝进入行动阶段后，我的角色则更像是一个富有经验的、支持性的教练——为露丝提供一个好的计划。对于处在转变阶段的来访者而言，治疗方法的选择往往更具有试验性质，但是当露丝进入行动阶段后，这些试验性的方法往往就不再适合了。到那时，特定的认知和行为方法则会更加有效。露丝所处的改变阶段将系统地指引我去建立和露丝的治疗关系并选择不同的治疗方法。

露丝的阻抗水平　个体对外在影响的抵抗倾向是帮助治疗师决定自己应该采取怎样态度的重要指标。根据可靠的研究结果，指导性强的治疗方法更适合那些低阻抗水平的来访者，而非指示性的方法则更适用于那些高阻抗水平的来访者。露丝的毕生经历都显示她是一个依赖性的、低阻抗水平的个体，指导性的治疗师将会让她有更好的收获。此外，在治疗中对自身角色的选择也和治疗目标以及治疗师自身的偏好有关。

根据露丝的要求以及以往研究的结果，进行指导性的治疗将使露丝获得最佳的治疗效果。同时，我们要很小心不能出现（无论是有意还是无意）强大的治疗师和懦弱的露丝之间的那种屈从型治疗关系的局面。因此，我会在治疗早期就将这个问题与露丝进行探讨，并会对我们各自的角色加以协商，以便我们的治疗关系得以进一步发展。

治疗师：露丝，听到你说希望治疗师能给予你一定的行动计划并为你制定一些治疗间歇期的目标，我觉得很开心。研究证明，你的要求也很合理。不过我担心，频繁地这样做可能会强化你的依赖性和顺从性。我这样讲得通吗？

露　丝：嗯，是的，不过我之前并没有这样想过。

治疗师：那我是否能提个建议。短期内，我愿意更多地指导你，我会在治疗中起主导作用，以减少你的恐慌和抑郁。从长远来看，当你的恐慌和抑郁得到缓解后，我希望你能学会更加自信，并且担负起主导治疗的责任来，你觉得这样如何？

一直以来，人们都认为中期目标和终极目标往往有所不同。中期目标往往旨在减少个体的症状，而终极目标则往往旨在重构个体的人际关系行为。短期内，心理治疗可以更富指导性；但其目的在于帮助来访者成长得更为成熟和自信。

这些以证据为基础的手段——来访者的特点（治疗目标 / 要求、改变阶段、阻抗水平）以及治疗师的诊断——都是用以推进治疗并提高治疗有效性的方式。由于不同诊断方法的特点各不相同，因此这也从一定程度上强调了整合的重要性。治疗师究竟是否应该更具指导性？这要根据来访者本身的阻抗水平来决定。并且，治疗师要根据来访者所处的改变阶段来选择相应的技术（以增强觉察力为主或以行动为取向）。从这点来看，根据个体来访者的不同实际情况，那些表面上相互竞争甚至对立的治疗方法实际上往往可以互为补充。

治疗目标

那些秉持单一理论取向的治疗师常常会在不知不觉中将自己的治疗目标强加到来访者身上。这种行为很像希腊神话中的普罗克拉斯提斯(Procrustes)——一个旅馆主人，他的旅馆中只有一张床，如果他的客人比床短，他就会把客人拉长；如果客人太高，他就会让医生把客人砍短来适应床的长度。如果对不同来访者采用同样的评估和治疗手段，就相当于要求所有的来访者满足同一种尺寸——普罗克拉斯提斯的床。

相反，秉持整合型疗法的治疗师往往会根据来访者的特点来为其量身制定合适的治疗过程，并会为每个来访者准备不同的治疗方案。这是露丝的治疗，所以她的目标理应被放在首位。当然，我也重视临床理论以及治疗师本身的要求，但是和来访者的目标相比，这二者理应退居二线。

当然，对治疗的实时评估过程应该对露丝的目标达成情况进行明晰，露丝获得的早期收获能够引导我们去建立更深层次的目标。露丝的中期目标是减少自己的惊恐发作和依赖性，也就是说要变得更加积极，并提高自己的平静 / 放松和自信 / 自主的能力。这是我们治疗的起点，也是露丝的承诺和行动开始的地方，同时也是最初的成功等候我们的地方。

治疗过程和程序

在对露丝进行治疗的早期，我推荐采用惊恐控制治疗（Panic Control Therapy，PCT），这是一种包含认知疗法、行为疗法和暴露疗法等要素的多成分的疗法。我向露丝解释了惊恐的性质和生理基础，并训练她学会减慢呼吸，学会对那些和惊恐相关的消极认知进行重构，我还要求她不断地把自己暴露在那些令她恐慌的感受中。无数的临床实践已经证明了这种疗法的有效性：平均来看，在接受 PCT 的来访者中，治疗后大约有 80% 的来访者惊恐症状消失；相对的，对于那些接受放松训练的来访者，治疗后大约只有 40% 的来访者惊恐症状消失；对于那些没有接受任何处理的来访者，这个数字是 30%。这种方法也和露丝对治疗的要求——希望进行积极的治疗，希望获得治疗间歇期的目标，希望治疗师担负起指导者的角色——相一致。

在经过 8 ～ 10 次治疗之后，露丝就摆脱了惊恐的症状并开始对自己充满信心。她在没有药物——她认为可能是“最后一根救命稻草”——帮助的情况下，在短期内就战胜了自己的焦虑。她已经准备好直接面对自己的依赖性了——当然，其中还混有惊恐障碍的成分。我们以阅读治疗为开始，旨在帮助露丝了解自己这种优柔寡断、寻求赞同的行为模式。我给露丝推荐了一份心理健康专家提供的关于自信的自助书籍清单。根据存在主义疗法的主旨，我再次要求她积极地从中做出选择而不是被动地等待他人的指示。她从中选取了一个，于是我们开始了对露丝进行自信心训练的过程：探索自信与敌对之间的差异；对在自信过程中不可避免的内疚感进行认知重构；在治疗中对特定的行为反应进行角色扮演；通过对角色扮演的过程进行录音，来帮助她修正自己的声音和用词；以及共同为家庭中的其他成员布置家庭作业。

在第 15 次治疗中，露丝高兴地宣称：“我们居然一起做饭了。”她的惊恐症状有所缓解，即使她在自信受到挑战的情境中出现了焦虑，她也已经能成功地表达自己了。我强调了她获得的成功，并对她发现的新的自己进行了评论。我也再次重申了治疗开始时我们达成的一致观点：她应该在治疗中尝试更多角度的练习。

自信不只是我们在治疗过程外的目标，也是治疗过程中的目标。现在，我们的治疗关系已经十分稳固，露丝也已经变得更加自信了，那么要提高露丝在治疗内的自信，一个办法就是要求露丝对每次治疗提出一定的要求。我们的对话可能会按照以下方式进行。

治疗师：如果你同意的话，让我们花点时间来展示一下你的自信。你的治疗到目前为止都十分顺利，但是我们其实还可以做出一定的改进。根据你的愿望，你希望进行哪些改变？哪些事情我需要少做，哪些事情我可能要多做一些？

露　丝：治疗很顺利……我想不到需要怎样的改变。

治疗师：听到你说这很困难我很高兴，我也很开心你并不愿意让我不愉快。但是这是你的治疗，你的其中一个目标就是希望在这里学会更加自信。当我这样讲的时候，你有什么样的感觉？

露　丝：恐惧，我担心如果我有所抱怨你就会不喜欢我或抛弃我。

在这里，我们激发了露丝存在不足的那些认同感和图式。因此，在后续的5～6次的治疗中她需要进行情绪处理、认知重构以及主动练习。对于情绪的处理，我可能会采用经验主义或格式塔疗法的传统治疗方式——采用“空椅子”的对话方式。至于在治疗内外的主动练习，我们达成了一致——露丝在每次治疗中都要提出自己的希望——希望下次治疗在哪些方面能有所改变，而这并不意味着她对我或治疗存在不满。这些露丝都可以胜任，她要求我们用更多的时间来进行自信心的角色扮演反馈练习，并且希望我不会在每次治疗结束时都询问：“你认为我们下次该在什么时候见面？”她告诉我，她知道我为什么这样做——“这样可以帮助来访者掌控自己的治疗”——但是她觉得我这样的做法令她厌烦，因为她已经开始盼望着每周一次的治疗了。我感谢她做出了坦率的反馈，我也同意我可能做得有些过头了，我保证不会再在每次治疗结束时都问这个问题了。

露丝现在展现出的自我面临着（生活和治疗的）无限的选择。她是否应该继续留在学校？她的婚姻应该怎么办？她还希望在治疗中涉及什么问题？我会和她一起探讨这些问题。当然，最终做决定的人还是她自己。不过她知道我将支持她以及她所做出的决定。以下是露丝希望解决的问题。

- 婚姻满意度：既然令露丝痛苦的症状已经有所缓解，而她的自信心也有所增强，于是露丝选择让自己的丈夫和自己一起进行几次治疗，以便能改善他们之间的关系，同时也可以了解丈夫对自己学习和职业的预期。“我的学业即将完成，无论他喜欢与否，我都将成为一名教师。”露丝在和丈夫进行的第三次治疗中提出，下次治疗要探讨性生活，这让我和约翰都十分震惊（不过我可能更多的是惊喜）。

将露丝对心理治疗的目标进行排序十分重要。在前面的治疗过程中，我曾经随意地向露丝提出让约翰一起参与治疗的建议。露丝则敏锐地提出，如果我们过早进行这一过程，那么她还会以一个顺从的妻子的身份去谋求丈夫的许可，而不是像一个自信的伴侣那样和丈夫一起协商他们的夫妻关系。她的明智给我们的治疗指明了方向。

- 对詹妮弗进行教育：在进行了自信心训练以及和约翰的共同治疗之后，露丝表明自己决定，要更加自信地对子女们进行管教，并且坚持让约翰支持她。露丝花了几天阅读了一本关于有效教养孩子的自助性书籍，然后她要求詹妮弗也来参与三次治疗，每月一次。通过沟通和结构化的家庭治疗的方法，我帮助他们表达了自己的感受，弥补了彼此的裂痕并为可能出现的意外事件达成了协议。詹妮弗将遵守与母亲共同订立的行为契约：顺从的行为将得到一定的特权（比如获得更多的自由），而违反规定的行为将带来惩罚（比如被禁足）。之后，露丝和詹妮弗都认为她们的关系得到了持久的改善，整个家庭也更加和谐了。
- 减肥以及身体意象：露丝在这个目标上显得有些犹豫，她坦白地说明她对快速减轻体重的计划不抱任何希望。我建议也许先把目标放在制订锻炼的计划上，并且去挑战那些和性别相关的关于身体意象的刻板印象。为了节约开支，我们把每周一次的治疗改为了两周一次。露丝决定参加一个女性的减肥俱乐部，在那里她可以交到一些女性朋友并且每个月都可以向饮食专家进行咨询。我们还探讨了那些和女性身体意象相关的有害的社会压力——这些都是女权主义疗法的传统内容。作为一名充满渴望的学生，露丝还在积极寻求其他能探讨性别和暴饮暴食问题的自助型资源。
- 成长和快乐：随着治疗接近尾声——现在我们的治疗大约是每三周一次——露丝逐渐开始巩固自己的成长过程。我对她的未来十分关心。我温和地向露丝建议，防止她退回到原有状态——恐慌 / 抑郁、依赖性、糟糕的人际关系以及不知所措——的最佳办法就是学会自我成长。露丝就这个问题进行了几周的

> 思考，在后来的治疗过程中，她拿出了一份关于自我成长的方案。其中包括坚持进行体育锻炼，定期参与新教会的活动（在新教会中她觉得舒服而平静），并且每个月至少外出参与一次女性聚会活动。

在第35 ~ 45次的治疗中，露丝的努力和收获开始变得十分显著。她让自己从一个恐慌、疲劳、失意的农场马转化成为了一个充满信心、充满活力的珀加索斯神马*。心理治疗师所做的（以及没有做的）自然十分重要，但是露丝本人的行动才更加重要。我为她在治疗中取得的成功欢呼雀跃，这使我感受到了身为心理治疗师的幸福。我把我对露丝的钦佩——那种对她能够将治疗中的所学加以运用的能力的钦佩——传达给她。我猜在结束治疗的时候，我们都会很悲伤，但流下的必定是甜蜜的泪水。

结束性评论

露丝这个个案生动地显示出了整合型心理治疗的价值所在。她所接受的心理治疗结合了个别治疗、夫妻联合治疗、性功能治疗以及母女关系治疗。对露丝实施的整合型心理治疗融合了心理动力学疗法、体验式心理疗法、来访者中心疗法、行为疗法、暴露疗法、系统疗法以及女权主义疗法的相关治疗技术。其中还混合了心理治疗、自助、练习、社会支持以及精神性等方面的内容。在制订治疗计划时，将临床上的自由性和研究结果结合在一起可以提高治疗成功的可能。

露丝这个个案还警示我们，在面对复杂的来访者时，秉持狭窄的理论取向或单一的治疗方法必然会造成一定的危险性。如果露丝只是单纯地接受药物治疗、个别治疗、联合治疗或单纯进行自助，那么她都不可能像现在这样进步如此神速。请想想盲人摸象的故事，单一疗法就好像故事中所说的那样，我们只能摸到大象的躯体、腿或尾巴，这都是不全面的。让我们去发现、赞美并治疗那些来自复杂背景的来访者吧。

最后，让我来对整合型心理疗法这种系统的、有实证基础的疗法做最后几点说明。整合型心理疗法并非简单地从不同的治疗方法中借鉴技术，而是一种经过深思熟虑的、有研究支持的治疗技术，其目标在于提高治疗的有效性。那种任意性的折中主义已经

---

* 英文为“Pegasus”，古希腊神话中的神马——珀加索斯（有双翼的飞马，据说被其足蹄踩过的地方有泉水涌出，诗人饮之可获灵感）。——译者注

一去不复返了，现在我们可以利用自己的临床经验以及研究结果来指导我们更有针对性地——针对来访者的独特背景——为来访者更好地服务。现在的研究可以越来越多地告诉我们：除了诊断，我们还能以怎样的方式来为他们量身制定合适的治疗方案。我们在露丝这个个案中就涉及了其中的三个方面：来访者的要求/目标、改变阶段以及阻抗水平。

每位心理治疗师都会基于其价值观、人格以及生活经验来建立他自己的整合型治疗模式。让我们将研究结果和整合型疗法结合起来吧。最后，我要强调的是，从伦理上讲，来访者的福利是我们负有的责任；我们要努力为每位来访者量身制定适合的治疗过程。

➢ 思考题

(1) 如果你的文化背景和生活经历与露丝存在很大的不同，那么这是否会对你们治疗关系的建立造成影响？如果你在性别、种族、性取向、社会经济地位、年龄、价值观体系、民族这些维度上和露丝存在差异，你认为是否有必要和她对此进行探讨？你和露丝之间的差异会对你的治疗过程造成怎样的影响？这些差异是否会促使你决定向她推荐另外一位治疗师？在你将露丝转介给另外一位治疗师时，哪些伦理方面的问题是你必须加以考量的？

(2) 检验一下你自己的信念系统和生活经历，你认为自己在对来自特定种族、民族或文化团体的来访者进行治疗时，是否可能存在一定的困难？如果你认为自己可能存在这样的困难，那么，问题是怎样的，你打算如何加以解决？

(3) 在你形成和来访者的治疗同盟并进行治疗的过程中，你认为你需要了解哪些特定的文化特点？如果对此一无所知，你会如何想办法获取相关的知识？

(4) 你认为你和来访者在年龄、性别、种族、民族、文化、社会经济地位、宗教信仰、价值观体系、性取向、受教育水平、婚姻状态和家庭状态方面存在相似性是否重要？

(5) 你对来自不同种族和文化背景的来访者的转介源是否清楚？如果是的话，请你描述一下；如果你不清楚，你会如何想办法了解其转介源？

(6) 如果要了解来访者的文化背景，你可能会问哪些关键性的问题？你认为这些问题对于你了解来访者（在其所处文化中）对自身的定义是否有帮助？

(7) 治疗师的跨文化治疗能力涉及多个方面：治疗师对自身的偏见和刻板印象的了解程度，治疗师对文化群体及其习惯的了解程度，治疗师和来自不同文化的来访者形成治疗关系的能力等。在这些方面中，你认为哪些是你尚需改进的？你会怎么做？

(8) 你的生活经验是否足够丰富？面临什么文化群体的来访者会让你感到最为焦虑？这种焦虑从何而来？

(9) 作为露丝的治疗师，你如何面对露丝谈到的关于受歧视的问题？你怎样做才能更好地处理这个问题？

(10) 你对亚裔美国人群体有哪些直接经历、假设和看法？非裔美国人呢？拉丁美洲人呢？当你面对来自这些文化的来访者时，你的经历、假设和看法将会如何影响你的定义、评估以及治疗的过程？

(11) 当你面临的来访者——露丝——是一名非裔美国人、拉丁美洲人或亚裔美国人时，你会涉及哪些共同的问题？本章中所有的多元文化疗法和整合型疗法的治疗师是如何将这些问题整合在一起的？

(12) 假设你面对的是一个文化背景异于你的来访者，当你决定结合多元文化疗法和整合型疗法来进行治疗时，你认为你会遇到哪些挑战？

(13) 诺克劳斯博士认为，和采取单一疗法相比，采用整合型的疗法拥有其独特的优势。你认为采用整合型的疗法进行治疗存在哪些潜在的优点？又会存在哪些潜在的缺陷？

(14) 诺克劳斯博士认为，在对露丝的治疗过程中，诸如治疗目标、改变阶段以及阻抗水平这样的来访者特点都是需要加以考虑的因素。如果你在对露丝进行治疗，你是否会考虑这些因素呢？请加以解释。

(15) 本章中的每位治疗师都通过对露丝的治疗过程向大家呈现了他们各自的整合型疗法。如果你是露丝的治疗师，你能从这些治疗师身上学到哪些东西？

➢ 注释

[1] 为了能让露丝这个案例有更广的代表性，我们没有特别界定露丝父母的出生国籍，不过我们认为当面对一个真正的来访者时，了解这些信息绝对必要。

第十四章　综合各种治疗方法与形成自己的治疗风格

➢ 杰拉德·科里用整合型的方法对露丝进行治疗

本章将主要阐述我如何采用整合型方法来对露丝进行治疗。我会通过一系列不同的理论角度来阐释我会如何处理露丝生活中的一系列主要问题。在此，我需要强调一点——没有任何一种理论是唯一正确的。

在帮助露丝获得相关的洞察力并充分利用其资源方面，我们有很多种方式——治疗观点可选，从而帮助她为自己新的生活方向找到建设性的行为。这些治疗观点实际上是可以互为补充的。

在对露丝的理解方面，每种治疗方法都有其独到之处。在对露丝的治疗过程中，我会在处理露丝的想法、感受以及行为时将这些方法结合运用。在露丝的这个个案中，我会从每种治疗方法中借鉴相应的技术来解决露丝的问题，表14.1可以就此加以说明。在我说明自己的治疗过程时，基于露丝自传中的信息以及不同理论章节中的额外信息，我会在其中每个部分进行附加说明，说明我在从哪种理论取向中借鉴何种概念和技术。因此，除了能看到我对露丝这个个案的治疗模式的例子外，你还可以读到连续的评论，说明我在做什么，我为什么使用该种技术以及我正在引导的治疗方向。在你阅读的过程中，请思索一下如果你进行治疗，那么你的治疗方法和我的会有哪些相似，又有哪些不同。

表14.1　对露丝治疗的过程中主要涉及的治疗焦点

理论	治疗焦点领域
精神分析疗法	我治疗的焦点主要在于了解露丝如何将她的过去带进了她当前的人际关系中。我尤其感兴趣的是她会如何将她与父亲之间的经历带进和我的治疗过程中。我会聚焦她对我的感受，因为处理移情的过程就是帮助她加深领悟的主要渠道。我对露丝的梦，她在治疗过程中显示出的任何阻抗以及其他可以了解其无意识领域的线索也同样感兴趣。其中，我主要的治疗目标便是帮助她了解那些被她压抑了的记忆和经历，我认为这些记忆和经历现在依然对她有着重大的影响。
阿德勒疗法	我主要的治疗焦点就是要探索露丝的生活方式。为了达到这一目标，我会通过露丝的早期回忆以及其家庭系统排列来探讨她的儿时记忆。我最希望做的便是探索她的生活目标和任务。我认为她的过去经历和她现在为之奋斗的目标一样重要。对她的治疗过程将包括：进行广泛的评估、帮助她理解她的动态性以及帮助她找到新的目标。
存在主义疗法	我的焦点在于挑战露丝的生活意义。她希望从自己的生活中收获什么？我对她所感受到的焦虑、空虚以及她让别人为自己做出选择的做法都很有兴趣。她怎样才能开始实践自己的自由？我认为我们之间的治疗关系将是帮助她冒险开始改变的关键环节。
来访者中心疗法	我不会对治疗进行事先计划或组构，因为我相信露丝自己会引导治疗的方向。如果我能倾听、思考并对她做出回应，她将可以自己明晰自己面临的困境。尽管在治疗开始时，她可能对自己的感受感到模模糊糊，但是在我表现出我对她的完全的、不带批判的接纳之后，她就能对自己的感受逐渐明晰起来。我主要会把焦点放在制造开放、信任、关怀、理解以及接纳的治疗氛围上。那么她就能利用这种关系进步并成长。
格式塔疗法	我的焦点主要在于探讨露丝觉知范围内出现的内容。她的觉知的提升将为我们的治疗提供指引，我们将根据她的觉知和冲突一起进行实验。在治疗过程中，我们彼此的对话和交流将是关键所在。我要求露丝释放自己的那种不被接纳的感觉并将这种感觉带到当前，而不是仅仅停留在对过去的探讨上。我主要的焦点在于帮助她完全地体验自己的感受，而不是去探索或推测她当前行为的原因。治疗的主要焦点将被放在露丝的行为方式以及她的经历上。

表14.1　对露丝治疗的过程中主要涉及的治疗焦点（续）

理论	治疗焦点领域
行为主义疗法	我最主要的焦点在于对露丝当前的行为进行彻底的评估。我要求她记录自己当前的行为，以便我们可以获得她的基线水平。接着我们将会为后续的治疗工作制定更为具体的目标。我采用了很多的认知和行为的技术来帮助她达到这些目标：缓解压力策略、自信心训练、角色扮演、示范、教练技术、系统脱敏和放松技术。我特别强调这些新的应对技巧在她日常生活中的重要作用。她可以在治疗过程或其他任何场合来实践这些技巧。
认知行为疗法	我感兴趣的是露丝的内在对话以及她的思维过程。我将通过以下方式来对此进行探讨——她是如何通过自我灌输来给那些非理性或缺乏功能性的信念提供生存的土壤的？这又如何导致了她的种种问题？通过苏格拉底式对话的使用，我尝试帮助她去发现自己的错误思维，并学会修正自己的扭曲方式、替代以更为有效的自我陈述和信念。我采用了多种认知、行为以及情绪方面的技巧来达成我们的目标。
现实主义疗法	我们的治疗焦点将主要受到选择理论原则的引领。其核心问题在于“你现在在做什么？”以及“这种行为对你是否有所帮助？”。一旦露丝对自己当前的行为进行了评估并找到了自己希望改变的内容，我们将一起为此制订出计划来。我要求她承诺执行这些计划。
女权主义疗法	我希望可以提供一个背景，露丝可以在这个背景下评估自己被压迫的状态以及这个状态对自己当前生活的影响作用。作为一名女性，她学会了要照顾家人，这却阻碍了她识别并尊重自己真正的需要。因为这种被压迫的状态会在不知不觉中影响露丝的信念、选择以及知觉，因此我们会对露丝的性别角色社会化的文化背景及其对露丝当前行为的影响进行探讨。
后现代主义疗法	相对于聚焦问题，我更倾向于要求露丝寻找自己问题的例外情况或那些她不存在问题的情况。我还将努力帮助她将自己的问题客观化，而不是将问题聚焦于自己的内部。对露丝治疗的关键在于找到露丝希望的生活方式、一种不存在问题的生活。治疗的关键在于找到解决的办法，而不是纠结于问题本身。
家庭系统疗法	我的焦点将主要放在露丝和其重要他人的分化程度上。我们还会探讨其僵化的人际交往模式和家庭结构如何导致了焦虑感的产生和持续，我们还会探讨露丝应该通过怎样的方式来对做一个好母亲和做一个关爱自己的人这二者之间进行平衡。
多元文化疗法	在治疗的整个过程中，我会时刻铭记一点：露丝所在的文化会影响其当前的行为。我希望能在这个框架下理解露丝的世界。在治疗过程中，我会要求她评估自己从治疗中获得的收获，而我将根据她的反馈来对治疗加以调整。这样，治疗将不仅聚焦露丝的内在世界，同时还会关注外部世界对她的影响。

对露丝的治疗阶段

在我们会面之前，我阅读了露丝的自传，我为即将和她开始的治疗过程而感到激动万分。我欣赏她感知自己问题的能力，我欣赏她提供的充满各种可能的信息。单独就她的自传来看，我并不清楚我们的治疗之旅将会朝着怎样的方向进行，这大体上要取决于露丝希望探索的内容以及她希望在治疗的道路上走多远。然而，阅读露丝的自传给我提供了大量的信息，帮助我找到了很多推进治疗的途径，我将在下面对此进行介绍。

开始阶段 我假设露丝和我一样，都对开始时的治疗阶段感到些许焦虑。我希望能为她提供一个可以讲述她的治疗感受的机会。这本身其实也是指导我们治疗方向的一个部分。我的确想要知道是什么促使她来参与治疗的？她的生活中发生了什么使得她下决心来治疗？她最希望从这次治疗中收获什么？我们的第一次会面旨在让露丝谈论她自己的预期、恐惧、希望、矛盾等感受。因为露丝对我的信任将成为治疗过程中的重要组成部分，于是我给她机会让她询问我有关治疗的相关内容。我并不希望把治疗过程神秘化。我认为如果露丝能更清楚地了解治疗的过程、如果她能了解她和我各自的职责、如果她能清楚地了解自己希望从治疗中收获什么，她将从治疗中收获更多。

协议 我为指导治疗过程制定出了一份协议。作为这份协议的组成部分，我探讨了我的职责和功能以及露丝在治疗中的职责。我希望她一开始就知道，我希望她能成为治疗过程中一个积极的参与者。我还告诉她，我会以一种积极且指导性的方式执行我作为治疗师的机能（常见于大部分认知、行为以及行为导向疗法中）。

我把治疗视作一种重要的项目。如果你愿意，它本身将是一个非常好的投资。并且，我认为露丝有权利了解自己将从治疗中拥有怎样的收获以及治疗中存在的潜在风险。我将从了解她的治疗目标开始。虽然起初她自己也并不是很清楚，但是我将和她一起对此进行探讨，从而帮助她尽可能明确而具体地找到自己的目标。

露丝的自我呈现 作为治疗的开端，我认为先让露丝以她自己的方式来对自我进行呈现是个不错的选择。她走进办公室的姿势、她的非言语表达方式、她的特殊习惯、她的讲话风格、她展现出的种种细节以及她愿意及不愿意讲的内容都给我提供了了解她的很有价值的视角。我对露丝对其生活事件的感知方式以及她主观世界中的感受很感兴趣（这一点在存在主义疗法、来访者中心疗法以及后现代主义疗法中极其重要）。如果我在治疗的开始给出了过多的指导，那就会妨碍她以独有的方式来呈现自己。于是我会让自己全身心地去倾听，并让她意识到这一点。

我希望自己可以避免在第一次会面中说得过多。如果我能全身心地投入并给予露丝真诚的关注，这将对治疗过程大有好处。如果能很好地倾听，我将可以了解到她参与治疗的原因。如果我没有做到敏感且准确地倾听，那么我可能只会被她谈到的第一个问题牵着鼻子走，却忽视了对她的经历进行深层次的挖掘过程。

收集信息　我并没有以询问露丝生活史的方式开始治疗的过程，但是在露丝讲述了自己来治疗的原因之后——在这个特殊的时间点上，我询问了一些问题来填补这段治疗过程中的空白。这种方法将可以帮助我更全面地了解她对自己现在生活的看法以及对她而言重要的经历。我并不愿意采用那种单纯问答的形式，我更偏爱自传型的叙述方法，露丝可以在叙述中描绘自己从儿时一直到青少年期的生活、那些生活的转折点、她和父母 / 兄弟姐妹的关系、她的学校经历、她当前的困境、她对未来的目标和期望。我要求她思考什么东西能够帮助她进行回忆并集中注意力，我还要求她找到一些可以帮助我理解她主观世界的东西。这样，她就会进行积极的思考，并对自己治疗外的生活经验进行甄选，她就可能成为一个积极主动的决定者——自己决定治疗的目标，而我也能获得丰富的资料，从而帮助我思考如何继续我的治疗并为后续的治疗指明方向。

治疗的继续

我喜欢将认知方面的内容纳入到治疗工作中，我会向露丝推荐一些书籍作为对治疗的补充。这些可能是具有治疗性质的小说，以及那些可以帮助处理她个人问题的读物。例如，我建议她阅读一些关于女性面临中年危机的书籍、关于亲子关系的书籍、关于提高婚姻质量的书籍、关于性的书籍以及与她关心的特别问题有关的书籍。我发现这种类型的读物可以很好地催化个体的内省，尤其如果个体能按照自己的方式去阅读学习的话，这个效果将更加明显。在了解了这一点之后，露丝将更可能把阅读的收获运用到她的生活中。

明晰治疗目标 在治疗的初期阶段，我会帮助露丝明晰自己希望从治疗中收获什么。同时，我还会帮助她看到为达到这些目标她需要采取的步骤。和大多数的来访者一样，露丝在她的自传中提到的目标都十分概括化。由此，我将和她一起将这些目标具体化。露丝说当她看着镜子时，她不喜欢从镜子中看到的自己。她想要获得一个更好的自我意象并更加自信。我希望可以明确她不喜欢的东西、她缺乏自信的方面、她对于面对镜子中的自己以及和我谈及她看到的自己时的感受。

露丝报告说她希望自己的生活充满更多的乐趣。我可以帮助她找到那些由于她过度紧张而失去生活乐趣的例子。我们还可以进一步界定她认为哪些事情属于有乐趣的范畴。我们自始至终都在努力从一般化走向具体，目标越具体，她达成这些目标的可能就越大。

治疗师－来访者关系的重要性 决定露丝能否达成自己目标的最重要的因素就是她和我的治疗关系。治疗并不是治疗师采用技巧或技术对一位消极的来访者所做的事情。虽然我是治疗干预方面的专家，但是露丝显然是她自己生活的专家。我的治疗前提是：治疗只有在治疗师和来访者共同协作的背景下才能有好的收效。此外，露丝只有了解治疗的过程，才能从治疗中有最大的收获。我会努力通过提供有关的信息、努力获得她的知情同意、和她一起分享我对治疗关系发展的理解、让她成为评估和治疗过程的积极参与者来努力掀开治疗过程的神秘面纱。我担心在治疗关系中的权力动力学会对治疗有消极影响，因此我会努力在治疗过程中建立一种合作而平等的关系。

治疗是露丝在学习过程中可以利用的人际关系资源。我本身和我在治疗理论方面的知识和技能水平同样重要。虽然我重视对治疗技术的有效运用，我也拥有可衍生出一系列治疗技术的理论基础，但是如果我和露丝之间缺乏共同尊重和信任的治疗关系，那么这些能力都没有意义。我对治疗关系怀有一定的疑问：我对露丝的真诚能达到怎样的程度？我能在多大程度上倾听并不带批判地接纳她所说的内容？我对她的尊重和关怀能达到怎样的水平？我能允许自己在多大程度上进入她的主观世界？我在治疗过程中对自己的经历会有多大程度的知觉？我又会在多大程度上愿意和露丝分享我的感受和想法？在治疗开始时，真诚的关系至关重要，而如果要保证后续的治疗过程积极有效，那么这种真诚的关系就必须延续下去。

用认知、情绪以及行为治疗的方式来进行治疗过程

我自身整合型的治疗风格是对许多治疗理论的方法和技术的一种整合。我将露丝看作一个独立思考、感觉和行为的个体，并以此作为选择治疗技术的基础。虽然在这里我可能必须对我的某个治疗技术进行单独的描述，但是请记住我采用的还是整合型的治疗风格。因此，我不会按照先是露丝的认知、接着是感受、最后是行为（并制订详细的行为计划）的治疗进程，在我看来这些维度之间是彼此相关的，不应被单独处理。当我和露丝一起处理认知水平上的问题时（像是处理她已经做出的决定或她的某方面价值观），我也会注意到她当时产生的感受并会和她一起加以探索。而在她表达自己的想法和感受时，我还会考虑她在这种背景下可能做出的行为。这其中应该包含那些她在治疗情境中用以处理问题的新行为，以及那些她可以运用到现实生活中的问题的新技巧。（我的整合型治疗风格有众多理论基础：精神分析疗法中有关认知以及情绪的领悟方法、临床疗法中有关对感受的表达和体验的方法、认知疗法——关注的是来访者的思维过程及对行为和信念的影响，还有以行为为取向的理论——强调的是为行为的改变创造计划的重要性。）

探讨露丝对治疗的恐惧　露丝在开始时就讲述了自己对即将了解自己的恐惧以及她对治疗的矛盾感受。

露　丝：在我决定进行治疗之前，我曾尽全力让那些问题隐藏到我看不见的地方。我把自己的生活区分成不同的部分，这种方法不会让我感到窒息。但是当现在我看到自己的做法、记录日记、思考我的生活、谈及我的感受和经历时，所有的这些都使我不舒服。我变得越来越焦虑。我猜我在为自己可能的发现感到害怕。

从存在主义的观点来看，我认为这种焦虑是现实存在的，甚至是有用的。我当然不会只是向露丝保证，只要她信赖我并坚持治疗，所有事情都将往好的方向转变。我想

要更深入地和她探讨她必须做出的决定。诚实地面对自己的生活的确可能会产生令人恐惧的结果。虽然她现在的生活对她而言比较安全，尽管她其实在以厌倦感和低自尊作为获得这种安全的代价，然而这种受到限制的生活的确是安全的。能更好地了解自己、更好地做出选择并控制自己的生活，这些都令人激动，但同时也令人恐惧。在这一点上，我希望露丝能正视这些，明确自己希望得到什么以及她愿意为这些收获冒多大的风险。

露丝决定继续治疗 治疗其实由一系列的决定组成。治疗不仅可以通过扩展露丝的觉知领域来为她提供更多的新的可能——从而提升她选择的自由度，治疗还可以让她全权进行选择。我会尊重她的决定，当她的某个决定遇到困境的时候我也会提供支持。我还会温和地推动并鼓励她追求更多、冒更多的风险。最终，她将成为那个在治疗中决定治疗方向的人。

露丝努力争取自由 在一次治疗过程中，露丝表达了希望自己能得到解放的愿望。我建议她想象一下所有让她觉得不自由的情境并将自己获得的信息记录下来。我要求她以自己父亲的身份给自己写封信，之后再以母亲的身份这样做。

这是一种“布置家庭作业”的方式（从认知疗法和行为疗法中借鉴而来），但是我依然强调和这种练习相关的感受。通过这种方式，露丝可以回顾自己的早期经历，而我希望她可以回忆起和这些经历有关的感受，我们可以在后来的治疗中处理这些感受。

在之后的治疗过程中，露丝带来了她的日记并说她希望能谈谈自己给自己写信的感觉（以自己的父亲和母亲的身份），其中她写到了父母对自己的所有期望。我和她一起分享了这些感受，我在关注她言语的同时也注意着她的身体动作（和格式塔疗法的治疗师一样，我认为真相往往隐藏在个体的声音变化、身体姿势、面部表情等背后）。尽管我认为我的反应和澄清十分重要，但是我认为把自己带入和露丝的对话过程中更为重要。如果我对她的讲述做出反应，或者她触及到了我内心深处的某些东西，如果我当时能把自己的感受和她分享，这将更有利于治疗过程的继续。我适时适当的自我暴露可以帮助露丝深化自我探索过程。我要注意不能仅仅为了暴露而暴露，也不能把注意力从她身上移开。仅仅几个词语就能让她了解我的确理解她。

露丝谈到了“母亲”写给自己的信。在我倾听的时候，我注意到她的语气很苛刻，她的声音也尖锐起来，而且她还不时地出现了用手指指点点的动作，我知道我应该继续探讨哪个方向了。

科　里：你愿意坐到这张红色的摇椅中吗？最好能一边摇着摇椅一边用挑剔的语调——晃着手指指向这张椅子上的“露丝”——开始你的训诫。

露　丝：我希望你能努力工作从不抱怨。看看我多么辛苦多么有良心。生活本身就是辛苦的，你要牢记这一点。你之所以来到这个世界就是要看你能否经得住生活的考验。忍受所有生活的重担，你将在下辈子获得回报——这很值得！

在这里我们有很多方式继续我们的治疗过程（目前为止我一直采用格式塔疗法中的技术——要求她“成为”自己的母亲，我希望她能在重温这些情境时体验自己的感受）。我要求她坐到另外一张椅子上重新做回自己并回应母亲的训诫。这种对话将在露丝不断更换角色的过程中继续，最后我要求她停止，并对前面的内容进行探索。这项技术还可以继续运用——让露丝“变成”自己的父亲，而这一过程在更深入的治疗中进行比较好，因为她和父亲的关系对她的生活和行为依然有着重要的影响作用。

在这个阶段，我给露丝布置了一系列不同的作业。早期，我要求她写出生活中让自己觉得不自由的方面。这种个人记录可以推动她对自己的治疗过程进行有意义的探索。之后我则要求露丝思考生活中曾让她感到最大自由的情境。我问她：“如果你在睡觉，在你即将醒来时发生了一个奇迹——你获得了真正的自由，那么你的生活会是怎样？”通过使用这种奇迹问题（一种焦点解决的方法），我帮助露丝对自己希望获得的自由进行了规划。此外，我还有其他的选择，我可以采用阿德勒疗法中的“仿佛法”技术：“露丝，我知道你觉得自己大部分的生活都缺乏自由，但是我希望你能进行一个实验——我希望在这周中，你能假设自己仿佛已得到充分的自由，并按照这个假设去做出相应的行为。在这段时间中，切记按照你是一个自由人——按照‘你希望的那样’这个假设去行动。并将你这样做的感受写到日记中。”

我认为露丝的感受并非是绝对的自由或绝对的不自由，而是一种自由的连续统一体。当她描述自己曾有过的相对比较自由的时候，我会和她一起探讨她的什么行为使得她产生了自由感。此外，我还会要求她设想出能够且愿意让自己走向自由的小阶段与步骤。不同的作业可以帮助露丝在家中进行自我治疗，她也可以把自己希望探讨的内容带进治疗过程中。

处理露丝的认知　格式塔疗法的技术可以帮助露丝通过实践了解自己是如何不假思索地将各种信息和价值观加以内化的。我的目标在于帮助她将这种内向投射*进行外化，以便帮助她以批判的观点看待它们。我会帮助她看到自己内向投射的过程并形成自己的价值观。

我要求露丝识别自己成长过程中学到的家族规则。她回忆出了父母赋予她的一些信息，就像是："别只为自己着想""顺从上帝的旨意""永远不要质疑圣经""做一个有德行的人""不要和人们过于亲近，尤其在性的方面更要洁身自好""做个礼貌而有分寸的人"。我们还花费了一定时间去识别并处理那些仍然困扰露丝的性别角色方面的内容，就像是："你应该一心扑在你的家庭上""你得先做好女人的本分，工作的事情应该搁到一边""要听男人们的""要时刻准备好照顾那些需要关怀和关注的人们"。

除了处理露丝的感受，我认为处理露丝的认知结构也同样重要，这其中就包括露丝的信念系统、想法、观点和价值观（在行为主义疗法的观点看来，治疗师应该关注的是那些会对露丝的行为产生影响的信念和假设；而在理性情绪行为疗法中，人们认为注意力应该放在个体的不合理信念及自我灌输上；阿德勒疗法关注的是个体的基本错误；现实疗法中，价值观是其关注焦点；女权主义疗法则会评估那些性别角色信息对个体的影响）。我把注意力放在了探讨露丝当前生活中的问题的潜在信息上。我假设，她的自我对话对她的行为有着莫大的影响。

露丝谈到自己的精神信仰　尽管我没有打算把宗教或者精神上的价值观强加于露丝，但是我认为我应该评估精神信仰对她当前生活的作用，我应该评估她早期的信念、观点以及行为。露丝曾多次探讨自己在宗教方面的空虚感。她在一个严格信奉正统基督教的家庭中长大，她从小接受的教育便是永远不能质疑自己被赋予的宗教价值观和道德价值观。虽然露丝抵制了很多导致她内疚的宗教信仰，然而，即使她在认知上能够

* 所谓内向投射，就是把别人的欲望、人格特点不自觉地吸收成为自己的并表现出来。内向投射的对象，常常是所爱、所恨和所怕的人，尤其是父母。——译者注

挑战自己接受多年的众多宗教信条，但是在情绪水平上，她仍然因为没有找到替代父母赋予的宗教替代品而感到不安。

露丝让我了解到她早期从教会中得到的经历都让她感到内疚——她不够优秀，她总是无法满足教会和父母对她的期望。她不仅无法做一个父母满意的女儿，她还无法满足上帝的要求。

露丝正在努力去寻找能够赋予她精神生活意义的价值观。虽然现在正统的宗教不再是露丝生活中的核心问题了，但她还是在努力寻找自己在世界上的位置以及能够赋予她生活意义的精神价值。她现在有些挣扎，她认识到她生活中似乎缺少了什么东西。她还让我了解到，她对于我一直没有谈及宗教和精神感到十分惊讶和愉快，因为她并不确定把类似宗教和精神这样的内容带进治疗是否合适。她认为探讨自己有关宗教的经历，以及谈及她现在寻找有意义的精神支柱的过程对她而言大有好处。露丝告诉我她希望能更进一步地在治疗中探讨如何才能提升她的精神生活质量。

露丝谈到自己的父亲　我们花费了好几次治疗的时间来探讨露丝的父亲如何影响了她的道德和宗教价值观，导致她相信她必须讨父亲的“欢心”。最终，露丝意识到她不希望生活在父亲制定的宗教教条下，她也不希望继续接纳父亲持续赋予她的“如何才是正确的生活方式”的种种信息。

当我们探讨露丝的成长经历时，出现了一个问题：她的大部分生活都被用来博取父亲的赞同。她觉得除非她得到父亲的接纳和赞赏，否则她就会永远觉得无法满足。她说，如果她的父亲不爱她，那么就没有人会爱她了。如果这个男人不表达出对她的爱，她就会命中注定过着没有爱的生活！我通过采用认知行为疗法的概念和技术来帮助她批判地审视了自己的一些错误假设。

我尽可能地不去干扰露丝，而是让她自己去挑战她的思维和价值观体系——这似乎是导致她冲突的根源所在。我没有强迫她接纳我的价值观；相反，我让她自己去审视她所接纳的信念和价值观体系，以便决定自己是否依然希望让它们主宰自己的生活。她是否还希望把余生建立在“战胜”父亲的无用尝试上？她想要继续让所有的男人扮演她父亲的角色吗？她需要花费怎样的代价去获得父亲的爱和接纳（如果可能的话）？她如何描述这个自己必须博取其赞同的人？我尝试通过这一问题主线帮助她去思考、去挑战自己并决定自己的生活标准。

通过处理露丝的过去来理解她的决定 我已经谈论了露丝在早期为回应父母的要求而做出的一系列决定。我非常重视探索来访者的早期童年经验，我认为这是了解他们当前问题的重要基础（精神分析疗法中强调对过去经历进行重构、对被个体压抑的早期经历进行处理并最终找到解决这些无意识冲突的办法。家庭治疗则鼓励来访者和他们的父母直接解决冲突）。尽管我认为这些因素对她没有决定作用，她通过长期的分析重构过程后也不会固着在某些人格特点上，但是我仍然把露丝早期童年经验看作影响她现在发展的重要因素（我推荐采用格式塔疗法的技术来处理她的过去经历）。

我要求她采用想象和角色扮演的方法来把自己过去没有解决的冲突带到当前来。这样，通过将过去带到当前的问题中，她的过去就可以得到有效的处理。总的来说，露丝是比较配合且充满动机的来访者。她有洞察力、勇敢，而且能够将现在的行为和过去联系起来。此外，无论是在治疗中还是在现实生活中她都愿意尝试有风险的行为，她愿意面对她生活中的问题。即使在如此有利的（几乎理想的）环境之下，我仍然认为露丝将会存在一些阻抗。她曾经质疑自己是否需要继续治疗；有时她会把她现在的问题归咎于她的父母；因为她担心面对未知的领域，她有时也会选择留在自己原来的安全区。简而言之，我先指出这些抗拒的显著意义，然后要求她谈论并探究自己的恐惧，再和她一起处理在此过程中出现的任何阻抗。处理阻抗的有效方法就是面对它并直接处理它。我可以用一种温和但对质的方式来进行这项工作，同时，我也会在她面对那些她可能会回避的问题时提供支持。

帮助露丝重新做决定 我尝试着在治疗过程中建构出可以帮助露丝做出新决定的情境。她的新决定必须同时囊括情绪和认知两个方面（在鼓励露丝做出新决定时，我会利用认知、情绪以及行为方面的技术。我会使用角色扮演、幻想和想象、正念、自信心训练、格式塔疗法的技术、女权主义的社会行为策略、焦点解决疗法的策略、叙事疗法以及家庭治疗的技术等。由于篇幅所限，我只能涉及其中一部分）。她可能需要了解自己问题的成因，但是更为重要的是，她需要积极参与到那些旨在改变自我、改变环境的行动之中。

鼓励露丝行动起来　从很多方面来看，我都认为治疗是一个安全的场所，其中来访者可以对自己新的生活方式进行实验，以便了解自己真正希望得到的行为改变。其中关键的一点就在于他们能将在治疗中的所学付诸实践并运用到其现实生活中。我一直鼓励露丝通过其家庭作业在实际情境中挑战自己的恐惧和压抑。因此，如果她说她本希望能在周末和丈夫单独相处，但是又因恐惧而不敢提出要求——因为她担心自己会遭到拒绝（这种拒绝会让她很受伤），那么我就会对此提出挑战："如果你不提出要求，那么结果就会是你无法按照你的希望去和约翰共度周末。在治疗中你总是提到自己无法提出自己的要求，最终你就会因此觉得抑郁且缺乏被关爱的感受。现在就是你做出真正意义上的改变的好机会。"

在不同的时机下，我会温和地询问露丝，问她到底是真的希望在现实生活中有所改变，还是只是想单纯口头上谈及这些改变。她的确希望有所改变，因此我们就会在治疗中采用角色扮演和行为排练的技术。接着我会要求她将这些新学到的内容实践到现实生活中，尤其是在其家庭中加以实践。对我而言，将治疗中的所学转换到现实的日常生活中才是治疗的关键所在。

对露丝的治疗经历进行评估

我个人倾向于在治疗中不时地对我（作为治疗师）和露丝（作为来访者）进行评估。在我对露丝进行的治疗过程中，我会时不时在治疗中谈及她的进步。我们会开放地探讨她在多大程度上从治疗中（和我身上）获得了她所希望的东西。如果她没有达到她的预期目标，那么我们可以一起探讨是什么因素阻碍了这一过程。我本身可能就是这样一个因素。如果我对她要求过于严格并且我总是保留自己对她的反应，那么显然我就成为了那个阻碍因素。如果我在治疗中弄虚作假，那么我确信这种做法将严重阻碍她的进步，最明显的表现就是她无法达到她本应达到的目标。

我还会和露丝一起探讨她的生活环境，探讨其中的哪些因素可能会减缓甚至阻碍她的进步。她已经为改变付出了巨大的努力，这本身将可能给她的家庭关系带来新的问题，她自己可能会觉得需要有所退步来巩固自己的收获。那么在她准备好继续前进以进行其他重大的生活改变之前，她可能会出现一定的高原期。另外一个可能会对她的进步造成促进或阻碍作用的因素则来源于她自身——也就是，她对于自己希望在治疗中走多远的决定。她是否愿意在人格上做出本质的改变从而创造出新的自我认同感来？她是否愿意为自己的改变付出代价？她是否希望停留在人格的原点上，只是解决一些压迫性的表面问题？这些都是我们在治疗中探讨任何失败时必须考虑的问题。

我和露丝将如何评估她的进步？在我们进行评估时采用什么样的效标？我把露丝在治疗中的努力以及她在治疗外的实践视作衡量治疗效果的一个重要标准。还有另外一个重要的指标便是我们的治疗关系。如果我们之间是一种相互信任的治疗关系，如果她能在治疗中处理那些困难的个人问题并能在治疗外继续为此进行努力，那么治疗就是有效的。同样地，她自己对治疗效果的评价及感受也是一个评估治疗效果的重要变量。

露丝在什么时候可以决定结束治疗呢？同样地，这也会是一个在恰当的时候由我和露丝共同进行探讨的问题。最终，我将治疗终止看作露丝自己的选择。我认为当露丝的自我觉知有所提升，当她学到了足以应付她当前以及未来问题的技巧时，就应该鼓励她提出结束治疗——开始成为自己的治疗师。如果在这之后依然将她留在治疗中，将导致她对我产生不必要的依赖，这也和她当初参与治疗的初衷不符。

➢ 如何运用你自己的方法治疗露丝？

尝试吸收那些你认为对你有意义的、符合你人格特点的、符合你对人的观点以及符合你对治疗性质的认识的理论疗法，从而自己着手将前面章节中涉及的不同理论疗法进行整合。在形成自己的治疗风格时，以下这些问题可以帮助你。

(1) 在你开始和露丝进行接触的时候，你会有怎样的想法和感受？——你可以利用的线索有：在第一章中提到的她的自传，其他你收集到的有关她的任何信息，第二章到第十三章中不同治疗师对她的治疗介绍以及本章中提到的我对露丝的整合治疗过程。

(2) 简要地描述一下你如何看待露丝当前的问题和最具压力的冲突。面对她这样一位来访者，你的感受如何？你如何看待她了解自己、做出改变的能力？

(3) 你认为露丝需要哪些方面的指导？你会在多大程度上担负起建构整个治疗过程的责任？在完全的非指导到完全的指导的这一连续体上，你处于什么位置？

(4) 如果你对露丝进行的是短期治疗，那么你最感兴趣的治疗方法是哪些？

(5) 你认为你会关注露丝生活中的什么主要问题（尤其当你进行短期治疗时）？

(6) 你会以何种方式来收集她的生活史信息，并以此作为对她问题的评估和治疗程序的选择依据？

(7) 你会如何帮助露丝明晰她对治疗的目标？你会如何帮助她将这些目标具体化？你如何衡量她达成目标的情况？

(8) 你对探索露丝早期童年经历有多大的兴趣？她的当前问题呢？她对未来的预期和努力呢？你认为哪个部分更为关键，为什么？

(9) 你认为你和露丝关系的质量有多大的价值？作为决定治疗效果的决定因素，你认为治疗师－来访者关系有多重要？

(10) 你是否会更加关注露丝的感受？她的思维过程和其他的认知变量呢？以她的行为为依据的实施行动的能力如何呢？

(11) 你对露丝的支持程度如何？你会采取怎样的对质方式？你认为你在哪些方面会最具支持性？在哪些方面你又会采取对质的策略？

(12) 你会在多大程度上对她的人格进行重构？你会在多大程度上帮助她发展特定的技能或问题解决策略？你会在多大程度上帮助她发展社交能力策略？

(13) 你会如何探索露丝的恐惧（在治疗中和现实生活中）？

(14) 你的哪些生活经历可以最大程度地帮助你开展对露丝的治疗？什么样的人格特点会阻碍这一治疗过程？

(15) 你会如何处理露丝和她父母的关系以及父母在她生活中扮演的角色是怎样的？你认为聚焦于她对父母的观点和感受有多大的价值？

(16) 你会在多大程度上努力让露丝现有的家庭成员参与到治疗过程中？

(17) 你会为露丝设计多少治疗外的行为计划（家庭作业、阅读、记日记等）？

(18) 你会从精神分析疗法中借鉴哪些特定的技术和概念？体验式疗法呢？认知、行为、焦点解决疗法呢？后现代主义疗法呢？家庭系统疗法呢？多元文化疗法呢？

(19) 你会将治疗更多地侧重在行为上还是认知上？你将如何平衡认知和感受这两

个方面？

(20) 你会如何判断露丝是否已经准备好结束治疗了？

➢ 练习：露丝生活中的主要问题

看看以下露丝的叙述有哪些可供深入探索的治疗主题：

(1) 你看起来遥不可及，你很难接近。

(2) 尽管我十分努力，但是我始终觉得内疚，觉得自己做得还很不够。

(3) 我还是不相信自己能找到生活的答案。

(4) 我害怕改变会破坏我的婚姻。

(5) 我很难向别人提出我自己的要求。

(6) 我觉得十分紧张，我晚上很难入睡。

(7) 我终其一生都在努力获得父亲的赞同。

(8) 我很难享受乐趣，我肩负的责任太多。

(9) 我的体重总是很成问题，我似乎对此无能为力。

(10) 我害怕犯错误从而让自己看起来像个傻瓜。

(11) 我和女儿似乎就是无法好好相处。

(12) 我不断地付出，他们却总是不断索取。

(13) 我为别人生活太久了，我都不知道自己想要什么了。

(14) 我认为我的婚姻本不应该像现在这样，但是我的丈夫却认为没有问题。

(15) 我害怕告诉我的丈夫我希望他怎样，因为我害怕他会离开我。

(16) 我放弃了原有的宗教价值观，因此我害怕受到惩罚。

(17) 我肩负如此多的责任，以至于我觉得自己濒临枯竭。

(18) 我没有足够的时间去完成那些我认为应该完成的事情。

(19) 我为自己对其他男性的感觉感到恐惧。

(20) 当我的孩子们离开家庭后，我就没有生活的支柱了。

仔细看看这些露丝的叙述，找到你最感兴趣的一个。以下是针对解决这些问题的三个建议。你可以根据不同的问题来加以选择：①从前面谈到的12个观点分别入手，谈谈你会怎样开始对露丝的治疗；②选择两种存在反差的理论，然后分别探讨这些问题并对这两种理论的解决方法进行比较；或者③结合多个理论模型，使用这种整合后的结果开展对露丝的治疗过程。

在阅读了本章中谈到的我对露丝的整合型治疗过程之后，你可以尝试对露丝的几个叙述进行探讨。在小组中进行角色扮演和集体讨论将可以给你带来生动而有趣的信息和材料。其中一个成员可以“成为”露丝，而团体中的其他人则可以采用几种不同的理论观点对其进行治疗。对多种方法进行实践可以帮助你找到将你认为最好的理论观点加以整合的方式。

➢ 结束语

发展出适合你自己的治疗风格的确是一种挑战。这项工作远不止从不同理论中随意地截取碎片加以拼凑那么简单。当你努力发展出自己的整合型治疗方法时，请思考以下这些问题：哪些理论为你进行认知方面的探讨提供了基础？哪些理论可以帮助你探索情绪方面的内容？哪些理论可以帮助你探索行为这个维度？当你了解这些问题的答案之后，你就会发现你所学到的大部分理论方法主要还是将焦点放在了人类体验这一维度上。而你的任务就是根据不同类型的来访者来智慧地、创造性地选择治疗程序。了解来访者的独特需求、了解你自己的价值观和人格特点以及了解理论本身可以为你形成自己独特的理论方法提供基础。

这个过程需要知识、技能、艺术和经验，这样你才能知道什么技术会对特定来访者的特定问题最为有效。这个过程之所以是艺术性的，就是因为你需要知道什么时候、用什么方式来运用特定的理论技巧。在建立自己的治疗风格这条道路上，你一定会有很长的路要走，所以我希望你在阅读、思考以及通过实践获得经验的过程中，在你的自我奋斗和生活体验之路上一定要对自己充满耐心。